海上明医临证精粹

（一）

主编　朱抗美

上海科学技术出版社

内 容 提 要

本书主要收集了上海中医界老教授的临证独特诊疗技术 50 余项，包括他们多年临床实践过程中个人的独特治病理念，疗效确切的特色诊断技术、治疗技术、中药炮制技术，单方、药对、验方等，重点着眼于一法、一方、一技。技术类别有内服方药类、外治技术类、内服外治结合类等，涉及内、外、妇、儿及针灸推拿等各科疾病。全书按照老教授出生年月顺序排列，每篇分为"明医小传""绝技揭秘""临床体悟"三大板块。在"绝技揭秘"板块，对独特诊疗技术的渊源、适应病证、方药组成或操作方法、理论基础、注意事项等做了详细介绍，并进行典型病案的列举分析，使读者一目了然。本书所收集的技术不仅仅是"既明且名"老教授的一法、一方、一技，另有很多"但明非名"老教授的临证绝技，全都是老教授们行医生涯中最具特色的诊疗绝技，原创性好，可与课堂教学和教材相得益彰，启迪思路，开阔眼界。

本书可供中医临床医师、中医院校师生、中医爱好者参考阅读。

图书在版编目（CIP）数据

海上明医临证精粹. 一 / 朱抗美主编. -- 上海：
上海科学技术出版社，2022.1
    ISBN 978-7-5478-5612-3

    Ⅰ. ①海… Ⅱ. ①朱… Ⅲ. ①中医临床－经验－中国
－现代 Ⅳ. ①R249.7

    中国版本图书馆CIP数据核字(2021)第265699号

本书出版得到上海中医药大学老教授协会项目（SZYLJS2019‑1）
以及上海市进一步加快中医药事业发展三年行动计划项目
（ZY3JSFC‑3‑1001）基金资助

海上明医临证精粹（一）
    主编　朱抗美

上海世纪出版（集团）有限公司
上海 科 学 技 术 出 版 社 出版、发行
（上海市闵行区号景路 159 弄 A 座 9F‑10F）
邮政编码 201101　www. sstp. cn
上海商务联西印刷有限公司印刷
开本 787×1092　1/16　印张 21.75
字数 350 千字
2022 年 1 月第 1 版　2022 年 1 月第 1 次印刷
ISBN 978‑7‑5478‑5612‑3/R·2443
定价：68.00 元

编 委 会

参编人员 （按姓氏笔画排序）

王　臬　　王　琳　　王建东　　邓海滨　　叶秀兰　　丛　军

朱华英　　朱海清　　朱蕾蕾　　仲茂凤　　刘华骅　　齐丽珍

纪　军　　严　骅　　李晓锋　　杨　扬　　吴晶晶　　谷灿灿

汪存洲　　张　丹　　张先闻　　陈　静　　陈诗吟　　陈梦娇

郁　超　　周丽芳　　郑彦希　　单　玮　　封玉琳　　赵海音

俞　莹　　饶志璟　　顾思臻　　钱　赟　　徐春江　　唐晓红

黄琴峰　　梁宏涛　　屠思远　　董　莉　　薛永玲　　薛鸿浩

序　言

在中国中医药发展绵延数千余载的历史长河中，不仅形成了完整的理论体系，历代医家临证钻研，躬耕不辍，积累了无数宝贵经验，构建了底蕴深厚的中医药伟大宝库，光耀寰宇。是谓三代以降，汤液之兴，方论始备，十剂以准规矩，七方以明绳墨，浩如烟海的中医药经典名著，正是在维护中华民族繁衍生存的伟大实践中日积月累而令人望洋兴叹。

当今上海已是闻名世界的国际文化大都市，而追溯历史，早在5 000多年前新石器时代，青浦崧泽文化遗址已经揭示了先民们的生活轨迹。自公元991年南宋咸淳三年始设上海镇，1843年（道光二十二年）开埠。昔日上海处于古代吴越交汇之地，历来物茂民富，市井繁荣，呈现群贤毕至、名家汇聚的局面，更加之西学东进，一股发皇古义、融会新知的争鸣风气已见端倪，中医药亦在全国以海派之特色而见长。今日之上海中医人正是在前人传承创新的基础上继往开来，秉持深厚的历史积淀并用自己的实践彰显中医中药的特色和优势。诚如《褚氏遗书》曰："博涉知病，多诊识脉，屡用达药。"医学是一门应用科学，实践出真知，长期积累便形成医家独到的经验，缤彩纷呈，十分宝贵。

有鉴于此，我多次提出，我校众多退休教授有个人独特的经验，不同于教科书，应该搜罗整理成册。上海中医药大学老教授协会副会长、上海中医药大学附属曙光医院老教授协会会长朱抗美教授领衔的团队接受了这个任务，各单位老教授协会积极响应，广罗上海中医药大学系统诸多著名医家（也包括部分系统外专家）临证经验，并将其中疗效卓著、医技独特之内容编著成书，名曰《海上明医临证精粹》。今第一册已杀青，即将剞劂付梓。有幸拜读书稿，诚乃医家经验之谈，每多上承往圣，精思发微，药施有宗，圆机活法，内容丰富。

昔淳于公云，人之患患病多，医之患患方少。朱抗美教授此举其功不凡，书中内容理论联系实际，用之得当犹济世之航，可为同道提供宝贵借鉴。此书冠以"明医"之词，我以为寓意深切。明者，明白，清晰也。其说理清透无晦涩之词，而推介之术亦明白洞澈，皆为明镜可鉴，此其一也。又明医者，是指列入医家均明智明理，通晓明白医理，临证明察秋毫，此其二也。本书无论是内容或原创者皆可用"明医"归属，当合其义。

主编朱抗美教授乃上海中医药大学资深学者，曾先后任职上海中医药大学研究生处处长、附属曙光医院党委书记和特色诊疗技术研究所所长，为上海浦东新区名中医，曾师从著名老中医刘树农教授及张伯讷教授，为海派中医流派"张氏内科"第十三代传承人，于中医学理论造诣殊深，于内科学临床经验丰厚。全书经她爬罗剔抉整理成编，条分缕析，特色彰显，示人以"胜日寻芳泗水边，无限光景一时新。等闲识得东风面，万紫千红总是春"中医药百花齐放之盛况，正是贯彻习近平总书记关于中医药事业应坚持"守正创新，传承发展"重要指示的生动实践，为推动上海中医药事业发展做出了一份宝贵贡献。

此书不仅可供医者阅读参考，亦可为中医药爱好者了解中医药天地打开一扇门户，丰富阅读内涵，增添兴趣，深信面世后将广受欢迎。斯以为序。

施 杞

识于二〇二一年夏月

上海中医药大学老教授协会

前　言

《扁鹊·仓公列传》有云："人之所病，病疾多；而医之所病，病道少。"中医治病可从道、法、术三个层面去理解。道是顶层的、具有指导性的、形而上的哲学理念，比如中医的整体观念、天人合一、阴阳和谐等；法是在道的指导下发展而来的指导我们治病的法则，如辨证论治、标本兼治、治病求本、扶正祛邪等；术是形而下的看得见、摸得着的诊治疾病的具体方法技术，比如中医诊病方法如望、闻、问、切，治疗方法如中药、针灸、正骨、拔罐、刮痧、导引等，方法很多，是一代代中医人为了解决人体不同层面疾病，在不断实践过程中总结发明的。中医治病之道，至简为上；而中医治病之法与术，多多益善。

"传承精华，守正创新"，这是中医药传承发展的方向。名老中医是中医药人才的核心，是将理论与实践相结合解决临床疑难问题的典范，代表着中医学术和临床发展的最高水平，他们的学术经验是中医药学术特点、理论特质的集中体现。名老中医能够不断总结前人经验、反复提炼自身观点，形成自己鲜明的中医学术经验，与中医文献相比，具有更强的实用性和指导性。因此，名老中医的临床经验、学术思想和人文素养是中医药薪火相传的主轴。目前，对于名老中医学术经验的系统总结较多，但对其一法、一方、一技的挖掘尚不够，且对知名度不高的老中医经验挖掘较少，有些老中医虽非"名医"，却也有可能是诊治某类疾病方面的"明医"，他们在自己擅长的领域默默耕耘了一辈子，虽没有形成自己的经验体系，但总有拿得出手的一法、一方或一技，这也值得深入挖掘传承。或是有名，或是无名，我们将这些通晓中医理论知识，临床经验丰富，掌握着独特中医诊疗技术的老中医，统称为"明医"。

自中华人民共和国成立以来，上海地区涌现出无数明中医，有闻名于世的国医大师、全国名中医、上海市名中医，也有长期默默无闻耕耘于中医临床一线的老中医。目前，这些明中医有的已驾鹤成仙，有的已达耄耋甚至期颐之年，如何抓紧时间、传承创新，是迫在眉睫之事。多年来，上海中医药大学老教授协会的老教授们，有的还在临床第一线言传身教，有的还在讲台上诲人不倦，但比起历史与现实对我们的要求，毕竟传播广度与深度还不够，令人深感惋惜。众人拾柴火焰高，团队合作的力量是无穷的，在上海中医药大学老校长施杞教授的提议下，由本人负责挖掘收集上海中医界老教授的临证经验，如多年临床实践过程中个人的独特治病理念，疗效确切的特色诊断技术、治疗技术、炮制技术，单方、药对、验方等，重点着眼于一法、一方、一技。此处老教授职称均为副高及以上，年龄女性 55 周岁及以上，男性 60 周岁及以上。我们请这些老教授或其学生，将这些独特的诊疗技术整理撰写出来，编辑成册，最终形成《海上明医临证精粹》第一册，抛砖引玉，希望能供中医后学者学习参考。从开始策划到成书，老教授们积极参与，其中最年长的已有百岁高龄，几易其稿，奉献出自己的独门绝技，各附属医院老教授协会分会的老师们乐做嫁衣，纷纷在幕后奔波，付出了很多心血。

本书共收入上海地区明中医的独特诊疗技术 51 项，技术类别有内服方药类、外治技术类、内服外治结合类等，涉及内、外、妇、儿及针灸推拿等各科疾病，按照老教授年龄从大到小顺序排列，每篇分为"明医小传""绝技揭秘""临床体悟"三大板块。在"绝技揭秘"板块，对独特诊疗技术的渊源、适应病证、方药组成（或操作方法）、理论基础、注意事项等做了详细介绍，并进行典型病案的列举分析，使读者一目了然。本书挖掘传承的不仅仅是"既明且名"老中医的一法、一方、一技，另有很多"但明非名"老中医的临证绝技，都是老中医们几十年行医生涯中最具特色的诊疗技术，完全原创，可与课堂教学和教科书相得益彰，启迪思路，开阔眼界。

上海市名中医、上海中医药大学老校长施杞教授亲自作序，由上海中医药大学老教授协会张建中会长亲笔题写书名，为本书添色增彩。

本书的出版特别得到了上海中医药大学老教授协会、上海市中医药研究院特色诊疗技术研究所、上海中医药大学附属曙光医院科技处的大力支持，在此一并表示感谢！

朱抗美

二〇二一年六月二十二日

目　录

中　医　内　科

【中医内科】

保肺功功法锻炼治疗
慢性阻塞性肺疾病

【明医小传】

邵长荣（1925—2013年），男，浙江慈溪人。上海中医药大学附属龙华医院教授、主任医师。上海市首届名中医，上海中医药大学专家委员会委员兼副秘书长，龙华医院第一届专家委员会副主任委员，中国中西医结合学会呼吸病专业委员会顾问，上海市中西医结合学会呼吸病专业委员会名誉主任委员。上海市第一批名老中医学术经验继承班指导老师，全国第二批500名老中医药专家学术经验继承班指导老师。从医60年，先后研制了"芩部丹""三草片""复方功劳叶""八宝养肺汤""雪花片"等系列抗痨中成药，"川芎平喘合剂""三参养肺汤""三桑肾气汤""平咳化痰合剂""镇平片""保肺片"等治疗支气管哮喘、慢性支气管炎、肺气肿的系列中成药，其中"芩部丹"等作为成果资料，写入《中医内科学》教材，并在北京以及全国其他有关省市展出，"川芎平喘合剂防治支气管哮喘的临床及实验研究"获上海市中医科技进步奖。先后发表论文120篇，主编和参与编写《名医经典·邵长荣肺科经验集》《邵长荣实用中医肺病集》《邵长荣临床经验及科研历程》等16部专业书籍。

薛鸿浩（1982—　），男，主任医师，医学博士，上海中医药大学附属龙华医院肺病科行政副主任，上海市第九批援疆干部人才，曾经担任新疆喀什地区第二人民医院中医科主任，全国名老中医邵长荣工作室主要学术传承人兼学术秘书，上海市中医药学会呼吸病分会委员兼秘书，上海市中西医结合学会呼吸病分会委员，上海市呼吸病学会肺间质病学组成员。先后于上海市中山医院、胸科医院呼吸内科及内镜室进修学习，作为龙华医院首届优秀临床人才培养对象，跟师上海肺科医院李惠萍教授。发表论文 20 余篇，参编《邵长荣肺科临床经验及科研历程》等学术专著 5 部。第一负责人承担局级课题 3 项，参与多项国家科技重大专项、国家中医药管理局课题。先后获得上海市优秀共产党员、上海市抗击新冠肺炎疫情先进个人、第九批省市优秀援疆人才等荣誉。临床擅长于肺恶性肿瘤、肺纤维化、肺结节、肺感染性疾病、慢性咳喘病的中西医诊治，擅长肺部疾病诊断及鉴别诊断，及支气管镜检查、经皮肺穿刺活检等操作。

【绝技揭秘】

一、技术渊源

中国气功发展的历史悠久，它起源于四千多年前的唐尧时期，而从两千多年前的春秋战国时期起，便有了大量的文字记载，形成了众多的文献资料，出现了丰富多彩的气功功法及其有关的理论。医用气功作为中医系统的一部分，是我国古代人民在长期的生活、劳动之余，或与疾病、衰老作斗争的实践过程中逐渐形成的。在《素问·异法方宜论》中总结的 5 种医疗措施（砭石、毒药、灸焫、九针、导引按跷）中，导引按跷即为古代气功，此外在《素问·上古天真论》中的"恬淡虚无，真气从之；精神内守，病安从来"和"呼吸精气，独立守神，肌肉若一"，都是古代气功的内容、现代气功的雏形。

古今中外，练功的方法和名目繁多，概括言之可分为静功与动功两种。静功采取固定的姿势，或跏趺坐，或睡卧，或站桩等，通过调节呼吸、意守丹田或者意念导引等以调整体内气血运行，是静中求动，形虽静而意在动。动功如八段锦、五禽戏等采用一定的动作套路，运动全身的骨骼、肌肉，并带动气血的运行，但是过程中却注重意念的专一与内心的宁静，是于动中求静。各种功法的锻炼概言之皆由三部分组成——"调身""调息"与"调心"，一切功法不出此度。

调身即是采用某种特定的姿势或者有序的动作来锻炼身心，如站桩功、太极拳等，调身相对于调息和调心主要偏重于锻炼筋骨肌肉，但是并不等同于普通的体育锻炼，因为在调身的同时也注重调息与调神，比如太极拳与桩功同样都要求收敛心神、意不杂乱，且要呼吸调匀，尤其是站桩一类的静功对呼吸的要求更严格。在神静、息匀的状态下进行调身锻炼，更易使气血调和，比普通的体育运动能更好地锻炼筋骨肌肉。此外调身尚可作为调息与调心的手段与组成部分，因为人在专注于一个动作时意念更容易集中，呼吸自然调匀。

调息练气是气功的重要组成部分，尤其是各种静功的主要内容。人身各脏器的生理功能多不受主观意识的支配，而肢体的运动却又完全仰赖意识的操控，唯有肺的呼吸功能具有双重性，呼吸也就成为大多数功法锻炼身心、由外息带动内息的着手处。调息即是以主观意念调整、控制呼吸，以某一种特定的方式来呼吸吐纳，如胎息功、踵息功、六妙门等。调息的方法有多种，但大体的原则却是一致的，即调整表浅短促的呼吸变为深长细匀的呼吸，或者加上意念导引，最后达到闭气胎息或毫毛呼吸等调息之化境。调息与常规呼吸操有着巨大差别，调息每与调心相结合，或意守某处，或以意领气，最终达到调整内息真气的目的，其对全身气机的调整要优于普通呼吸操。

调心即是调整、控制心理活动，将散乱妄想心降伏为清净安宁心，调心的难度要大于调身与调息，因为人的心理活动没有一刻暂停，若要排除杂念、入静养神，不但需要适当的方法，更要持久地练习。调身与调息都可以成为调心的方法，比如将心念专注于某一动作或者呼吸，即意守，也可守于某窍，如意守丹田。调心的意义在于安养心神，心神为一身之主宰，主明则下安，主不明则十二官危。若心神宁静则各脏腑在心君治下能皆得其安，各司其职。而且神能驭气，气能行血，若调心得当必将气血运行顺畅，阴阳调和。

"邵氏保肺功"又称为"邵氏呼吸八法"，是邵氏于20世纪60年代根据现代医学呼吸生理病理理论，结合传统的气功养生功法与现代呼吸操原理而创制的呼吸锻炼功法，与传统气功一脉相承，早在1989年已经被收入人民卫生出版社出版的气功教材《中国医用气功学》。

二、适应病证

适用于慢性阻塞性肺疾病肺康复锻炼，同时也可应用于哮喘、支气管扩张、间质性肺病等慢性咳喘病的肺康复治疗。

三、操作方法

第一部分　静功（第一法）

第一节　静息坐功

操作要点：坐凳外半，两脚分开等肩宽，含胸挺腹，双手松放腿上，全身肌肉放松，心要静，意守丹田，眼半开看鼻尖，耳闻山根窍声，舌尖点上齿颚部，慢慢纳气，纳到丹田，纳毕吐气。重复20次。

第二节　静息立功

操作要点：立位，两脚分开等肩宽，右手放腹部，左手放胸部，全身肌肉放松，心要静，意守丹田，眼半开看鼻尖，耳闻山根窍声，舌尖点上齿颚部，慢慢纳气，纳到丹田，纳毕吐气。重复20次。

要点：纳气时，腹部挺起，尽力吸入，吐气时，腹部回收将气吐尽。

第二部分　动功

第一节　开肺纳气（第二法）

操作要点：立位，双拳紧握，靠身旁两侧，两脚分开等肩宽，两拳随纳气上举到顶，纳气毕，两脚跟踮起，双拳随呼气放开，收拳，向下，再紧靠身旁，逼余气吐尽。重复6次。

第二节　开合敛肺（第三法）

操作要点：立位，双脚八字分开等肩宽，双手叠放丹田（合），纳气，纳毕，随呼气双手展开向两侧（开），再纳气，双手向上划圈，到顶，双手随呼气向下，虎口拓两侧膈膜处（合），尽量将余气吐出。重复6次。

第三节　健中理气（第四法）

操作要点：立位，双脚八字分开等肩宽，双手下垂，随纳气上举，到顶，随呼气向下，两手交叉抱胸前，紧压胁肋，同时上身稍向前倾，尽量呼出余气。重复6次。

第四节　宽胸利膈（第五法）

操作要点：立位，双脚八字分开等肩宽，双手下垂，随纳气上举，到顶，随呼气向下，虎口叉腰，紧压两膈，同时上身稍向前倾，尽量呼出余气。重复6次。

第五节　转身抱膝（第六法）

操作要点：立位，两脚八字分开，如双拳宽，随纳气双手上举，到顶，随呼气向左下转，同时上身向同侧俯倾，左下肢屈曲，右腿伸直，两肘抱膝下，将余气呼尽，然后再纳气，恢复立位。右侧同左侧。各重复3次。

第六节　俯蹲归元（第七法）

操作要点：立位，两脚并拢，随纳气双手上举，到顶，随呼气双手向下，上身前倾，下蹲，双手抱膝下，尽量呼出余气。重复6次。

第七节　舒筋活络（第八法）

操作要点：① 松肩。肩部由前向后旋转一周，先左后右，重复8次。

② 甩手。双手放松，以肘关节为轴心，由上向下甩动，重复 16 次。③ 拍背。双手交替拍对侧肩背，先左后右，重复 8 次。④ 环腰。双手交替环绕拍击对侧腰部，先左后右，重复 8 次。

如需进一步了解该功法，请扫二维码关注"海上杏林寻珍"微信公众号，在"历史文章"中搜索"邵氏保肺功"，观看视频。

四、理论阐释

"邵氏保肺功"根植于中国传统气功保健功法，其锻炼内容同样包含了"调心""调息""调身"3 个部分。

调心。整个保肺功操练过程中，都要求放松身心，心要静。第一节"静息坐功"更是强调意守丹田，全身放松，心意纯一，守窍于小腹丹田。心神若宁静无杂虑妄念，则气血的运行不受妄念的强加与干扰，循全身经络自然运行，更易气血和畅。另外，意之所至，气之所至，若意守丹田，全身真气必定聚于丹田。元气之本根于肾，若能气聚丹田即是培其根、固其本，对肾不纳气而导致的呼吸浅促有培本固元之功。

调息。全部九节保肺功每一节都包含了调息的内容。要求呼吸均匀、细长，吸气深而吐气缓。第二节"静息立功"，吸气时左手按压胸部，限制了短而浅促的胸式呼吸，气息自然深达下腹丹田；呼气时右手按压腹部，辅助了深而长的腹式呼吸，排出更多浊气。中医认为呼吸深长调匀乃健康长寿之象，如《庄子·大宗师》曰："古之真人……其息深深。真人之息以踵，众人之息以喉。"此外"开肺纳气""开合敛肺""健中理气""宽胸利膈"等节，借助肢体的动作使肺部得以大开大合，吸入更多清气，排出深部浊气，深长的呼吸使清气直达下焦，合于元气之根。

调身。除第一部分静功外，动功中所有节段都含纳了调身的内容。"转身抱膝""俯蹲归元"通过腰部的转动、四肢的屈曲来舒展腰部及四肢经络，以畅通气血的运行，最后一节"舒筋活络"通过耸肩、甩手、拍打肩背腰部来畅通全身经络，改善气血流通。

通过"调心""调息""调身"三者的相互渗透与结合，保肺功可促进喘病患者全身经络的畅通和气血的运行；并能改善肺脏主气司呼吸的生理功能，提高其吸清泌浊的能力；还能培固元气，改善肾不纳气的病理状态，使气息深达下焦。

肺康复包含了锻炼、营养支持、精神治疗、健康教育等多方面措施，其中尤以呼吸锻炼、肢体运动锻炼为重要内容。"邵氏保肺功"既有呼吸锻炼，同时也有肢体运动锻炼。

"邵氏保肺功"的呼吸吐纳以腹式呼吸为主，全程要求深、长、细、匀的呼吸，吸气深长，呼气缓慢。缓慢的缩唇呼气可以使气道等压点下移，防止小气道过早陷闭，利于肺内残气的排出。其中静功第二节"静息立功"，以左手置于胸部，吸气时控制胸部起伏，此动作限制了肋间肌等辅助呼吸肌的不合理参与，使得在吸气中以膈肌的运动为主，使短促的胸式呼吸变成深而长的腹式呼吸，此法锻炼了膈肌的肌力，提高了膈肌的活动度，因此可以使深吸气量、肺活量等增加，并且因为呼吸肌肌力的增加，呼气速度加快，可以在同等时间内呼出更多气体，表现为第一秒用力呼气容积等的增加。动功第一节"开肺纳气"、第二节"开合敛肺"，吸气时通过上肢的伸展使胸腔充分扩张，一方面吸入足够氧气，另一方面也锻炼了呼吸肌的肌力，增加了胸廓的顺应性。呼气时上肢紧靠两侧身旁，在两侧挤压胸腔，使肺内残气充分排出。动功第三节"健中理气"要求呼气时两手交叉抱胸前，紧压胁肋，同时上身前倾，第四节"宽胸利膈"呼气时两手虎口叉腰，同样要求上身前倾。此两节通过上身前倾（半弯腰）使腹腔内脏器抬高，压迫胸腔，利于肺内残气排出。第八节"俯蹲归元"要求呼气时上身前倾下蹲，双手抱膝。此节动作以双膝关节压迫胸腔、腹腔，可使肺内残气充分排出。这种以外力压迫促进残气排出的方法，经长时间锻炼，其疗效即表现为功能残气量的降低。

运动锻炼是肺康复的核心部分，慢性阻塞性肺疾病患者的骨骼肌消耗和心肺功能的下降是影响其生活质量和运动耐力的主要原因。运动锻炼包括了下肢锻炼、上肢锻炼和全身锻炼，其中下肢锻炼为运动锻炼的主要组成部分。"邵氏保肺功"动功中每一节均以肢体运动配合呼吸，其中以上肢运动较多，共有两节涉及下肢运动。

动功部分前四节的运动以上肢为主，上举、伸展、用力按压躯体，配合吸气与呼气。上肢运动的作用体现在可以增加辅助呼吸肌的力量和耐力，与肌力相关的肺功能项目都能得以改善。动功第五节"转身抱膝"双腿呈弓步，身体前倾，第六节"俯蹲归元"下蹲双手抱膝，然后起立。此两节动作对下肢力量的要求较高，长时间锻炼可增加下肢肌肉力量。下肢肌肉力量的改善将对运动能力产生重要影响，可显著改善患者的活动能力和生活质量。

"邵氏保肺功"综合了呼吸锻炼和肢体运动锻炼，是一种全身性的锻炼方法，经过规范锻炼可使呼吸肌和骨骼肌的肌力及耐力增加，提高胸廓的顺应性，增加膈肌的活动范围，因此得以改善肺的通气功能，增加肺活量，降低残气量，相应提高患者的活动能力及生活质量。

五、注意事项

本功法包括呼吸静功与呼吸动功，对于肺功能严重减退患者，在锻炼过程中可能出现呼吸困难加重的表现，锻炼强度和频次可以适当减低，待肺功能或运动耐量有所改善，逐步增加锻炼量。

本法不适用于具有以下情况的患者：安静状态下动脉血氧饱和度<90%或$PaCO_2$>55 mmHg；心功能 NYHA 分级 IV 级；近期有未控制的活动后心绞痛；外周动脉病，如间歇性跛行，步行显著受限；骨关节病患者，步行距离<300 m；精神异常、认知障碍者；无自主活动能力者。

六、典型医案

患者：廖某，女，80 岁。

初诊时间：2009 年 4 月 28 日。

主诉：反复咳痰喘 37 年。

病史摘要：患者 37 年前始见咳嗽、咯痰，冬季多发，一直坚持中药治疗，效果可。近年来，咳嗽气促加剧，动则气促尤甚，咯痰色白，量较多，双下肢时有轻度浮肿。刻下：胸闷，动辄气促，咽痒口干，咳嗽有痰，咯痰色白，量较多，双下肢轻度浮肿，怕冷，纳寐一般，二便尚调，舌淡胖，苔白腻，脉沉。既往史：肺心病，心功能不全。2009 年 1 月 2 日我院胸片：肺气肿，慢性支气管炎改变，2009 年 1 月 2 日肺功能：阻塞性通气功能障碍。

西医诊断：慢性阻塞性肺疾病，肺源性心脏病。

中医诊断：喘病。

辨证：肺脾肾虚。

治则：温阳补肾，健脾化饮。

治法：处方用三桑补肾汤加减口服。药用桑叶9g，桑白皮9g，桑寄生9g，桑椹子9g，青皮9g，陈皮9g，姜半夏9g，姜竹茹9g，炙紫菀9g，炙款冬花9g，嫩射干9g，女贞子12g，杜仲9g，川楝子9g，炒延胡索9g，淮小麦30g，炙甘草9g，炒酸枣仁9g，黄芩12g。14剂，水煎服。

同时嘱患者进行保肺功锻炼。

效果：随访，中药补肾纳气，配合保肺功康复锻炼3个月后，患者气促胸闷情况明显减轻。

按：慢性支气管炎合并肺气肿、慢性阻塞性肺疾病、肺源性心脏病，临床上治疗颇为棘手。患者随着病情的进展，心肺功能不断恶化，严重影响生活质量，加上反复感染成为困扰临床治疗的难题。患者久病及肾，肺、脾、肾俱虚。肺为气之主，肾为气之根，肺主呼气，肾主纳气。咳喘之因：在肺为实，实则气逆，多因痰浊气阻；在肾为虚，虚不纳气，多因精气亏虚，而至肺、肾出纳失常。故咳喘之病主要在肺，有关乎肾，其治不离肺肾，中药治疗以补肾纳气为主。邵氏从20世纪60年代开始致力于慢性阻塞性肺疾病的康复研究，除了中药内服康复外，呼吸功法锻炼在其中发挥重要作用，并进行相关临床观察，显示出较好疗效，1966年即在《中华内科杂志》发表《以补肾法及保肺功为主治疗阻塞性肺气肿》一文，研究表明，保肺功锻炼可以改善患者气急状况，增加患者横膈运动幅度，增加潮气量，降低呼吸频率。该患者通过中药内服加功法锻炼这种联合康复方式取得较为满意的效果。

【临床体悟】

慢性阻塞性肺疾病可由多种慢性肺系疾病发展所致，其病程常进行性发展，肺功能进行性下降，且不完全可逆，严重降低生活质量。慢性阻塞性肺疾病患者在稳定期呼吸道症状相对平稳，无急剧变化，除维持基础药物治疗外，健康教育与管理、家庭氧疗、无创通气支持、康复治疗亦较为重要与必要，其中尤以康复治疗对患者的长远利益更有帮助。由于治疗慢性阻塞性肺疾病的药物研究进展有限，肺康复以其确切的疗效、超越药物治疗的价值，已得到医学界的广泛认同。2007年美国胸科医生学会/美国心肺康复协会（ACCP/AACVPR）在《肺康复循证实践联合指南》中，将肺康复治疗可改善气促症状、提高生活质量作为1A级推荐。中医在数千年的发展中，积累了丰富的关于养生保健的经验，特别是气功等非药物治疗手段，在维持健康及慢性疾病的恢复等方面都大有裨益，将其引入慢性阻塞性肺疾病的康复领域，将为肺康复提供全新的、独具中国医学特色的思路与方法。

邵氏保肺功由全国名老中医邵长荣教授创始于20世纪60年代，根据中医传统养生气功和西医学关于呼吸系统的生理病理研究成果结合编制。该功法动静结合，把练意志、练吐纳和手足躯体的体操活动配合起来，使呼吸运动深、长、细、匀，从而使肺气肿患者临床症状得到显著改善，肺功能提高，横膈活动度增大。邵氏保肺功曾经在临床上广为患者练习，用事实证明对肺气肿患者有确切的疗效，坚持练习可以明显改善生活质量，恢复劳动能力，是防治肺气肿的有效方法。相关的研究内容曾经在国家级医学期刊上发表，对肺气肿的治疗有重要意义。

【参考文献】

［1］马济人. 中国气功学［M］. 西安：陕西科学技术出版社，1983：14-17.

［2］宋天彬. 中医的预防医学与气功［J］. 山东中医杂志，1982，（2）：330-332.

［3］卓大宏. 试论中华医学气功的传统和特点［J］. 按摩与导引，1993，（1）：1-2.

［4］宋天彬. 谈气功的三调［J］. 气功杂志，1986，（3）：93-94.

［5］陈珑方，吴晓云. 气功疗法的特点及应用［J］. 中医药导报，2013，19（9）：6-10.

［6］宋天彬. 气功锻炼的基本原则和要领［J］. 北京中医杂志，1989，（3）：56-58.

［7］杜献琛. 内丹探秘［M］. 北京：中医古籍出版社，1994：8-11.

［8］宋天彬. 气功修炼的最高境界——调心练意［J］. 中国气功科学，1996，（3）：24-26.

［9］高鹤亭. 中国医用气功学［M］. 北京：人民卫生出版社，1989：425-427.

［10］张雯. 慢性阻塞性肺疾病肺康复治疗［J］. 中国实用内科杂志，2012，32（9）：663-666.

［11］ACCP/AACVPR Pulmonary Rehabilitation Guidelines. Pulmonary Rehabilitation Joint ACCP/AACVPR Evidence-Based Guidelines［J］. Chest，2007，131（4）：4-42.

（薛鸿浩）

泽漆化痰汤及泽漆片
治疗痰饮咳嗽

【明医小传】

　　黄吉赓（1929—　　），男，上海中医药大学附属曙光医院终身教授，主任医师，全国第二、三、四批名老中医经验继承班指导老师，上海市名中医。出生于江苏南通中药世家，先后毕业于上海中医专门学校和北京医学院，中西理论兼收并蓄，师从丁济万、黄文东、童少伯等名师，对肺系病痰饮理论有独到见解，深入探究中药泽漆的化痰机制及量效关系，使顽固性痰饮的临床疗效得到显著提高，创制泽漆片、复方龙星片等多种院内成药，广泛应用于临床，享誉沪上。创立"肺系疾病诊治十二定"，为辨证论治的医教结合提供了可靠的方法。荣获全国及校级科研成果奖各 2 项，出版学术专著 9 部，发表论文 27 篇，培养主要学术继承人 9 位。

【绝 技 揭 秘】

一、技术渊源

　　1971 年春，为了防治慢性支气管炎，寻找有效的止咳、化痰中草药，黄氏所在的曙光医院慢性支气管炎防治小组，深入农村采访赤脚医生和老药工，据当地人反映民间用泽漆治疗腿足部感染，感觉用鲜泽漆叶外敷有类似青霉素消炎的作用。但民间又有"羊吃百类草，独忌五台头"的说法，认为泽漆是有毒的野草。为此，黄氏查阅文献资料，发现泽漆最早在《神农本草经》中即有记载，而泽漆最早在方剂中的使用见于东汉张仲景《金匮要略》的"泽漆汤"，用于治疗"咳而上气""脉沉者，泽漆汤主之"。但此方相对张仲景的其他经方而言，其临床应用、传承、研究者不多，历代医家使用泽漆的医案记载也不多，主要原因可能与泽漆汤中泽漆的剂量很大及煎煮方式比较特殊有关，另外对泽漆毒性的认识也少有记载。

为了探究泽漆对慢性支气管炎等慢性咳喘病的有效性、有效剂量和不良反应，黄氏进行了大量的临床及药理研究。首先他与当地赤脚医生一同采药、煎药、服药，自身试验，初步得出一次服用泽漆鲜草 125 g 的水煎剂无特殊反应的结论。之后黄吉赓又咨询曙光医院的中医老前辈及肿瘤科、血液科医生应用泽漆的经验和常用剂量，他们介绍在处方中使用干泽漆 30 g，未见有明显不良反应。在此基础上，黄氏主持和参加了由曙光医院、瑞金医院、上海医药工业研究院及上海中药二厂等多单位联合研究项目"泽漆及泽漆制剂治疗慢性支气管炎的临床和实验研究"，通过临床观察发现泽漆通过化痰消饮而达到止咳、平喘目的，泽漆的化痰作用胜于利水渗湿作用。泽漆适于各种咳、喘伴痰量明显增多的患者，且疗效显著，是治疗痰饮咳喘的有效中药，可以用于急、慢性支气管炎和哮喘等。

二、适应病证

慢性支气管炎、慢性阻塞性肺病、哮喘等或肺部其他疾病以反复咳痰稀薄、量多为主要表现，中医辨证属痰饮咳喘证者。

三、方药组成

1. 泽漆化痰汤　泽漆 30 g，半夏 15 g，陈皮 10 g，苏子 15 g，白前 15 g，紫菀 15 g，柴胡 15 g，枳壳 9 g，桔梗 9 g，生甘草 9 g。

加减配伍：寒痰（饮）证用温开化饮，配麻黄、细辛、生姜；热痰证用凉开清化，合柴胡、金银花、连翘；兼哮喘甚合射干、炙麻黄；兼咳甚配紫菀、款冬花等；兼肺气不足，合玉屏风散；并脾胃虚弱，合香砂六君子汤；肾阳虚者，合淫羊藿、补骨脂等；肾阴虚者，合地黄、女贞子等。

服用方法：泽漆应用剂量与病情的轻重、疾病的性质、方药的配伍相关。首先泽漆主要用于寒痰（饮），其次根据痰量决定泽漆的用量。一般泽漆的常用量为每日 30～150 g；痰量（＋），即小于每日 10 口，泽漆用量为 30 g；痰量（＋＋），即为每日 20～30 口，泽漆用量为 60～90 g；痰量（＋＋＋），即大于每日 30 口，泽漆用量为 90～150 g。

2. 单味成药　泽漆片。

服用方法：每 4 片相当生药 30 g，日服 3～4 次，每次 2～5 片。可以单用或配合汤药共同使用。

四、理论阐释

中药泽漆为大戟科大戟属泽漆种植物泽漆（*Euphorbia heliscopia* L.）的全草，药用其茎叶。泽漆国内分布极广，长江流域山野遍生。其形态茎高尺余，叶互生倒卵圆形，茎顶于 4～5 月生五枝，开黄色小花，茎叶均含白汁，每年开花时采摘，去杂质晒干，茎叶切碎用。叶有特殊微臭。

泽漆始载于《神农本草经》，属《本经》下品："味苦，微寒，主治皮肤热、大腹水气、四肢面目浮肿、丈夫阴气不足。生太山川泽。"

《别录》："辛，无毒。利大小肠，明目，轻身。"

《唐本草》："有小毒，逐水。"

《日华子本草》："冷，微毒。止疟疾，消痰退热。"

《本草纲目》："漆茎（《别录》）、猫儿眼睛草（《纲目》）、绿叶绿花草（《纲目》）、五凤草。弘景曰：是大戟苗。生时摘叶有白汁，故名泽漆。"并对泽漆与大戟做了区分，讲道："《别录》、陶氏皆言泽漆是大戟苗，《日华子》又言是大戟花，其苗可食。然大戟苗泄人，不可为菜。今考《土宿本草》及《宝藏论》诸书，并云泽漆是猫儿眼睛草，一名绿叶绿花草，一名五凤草。江湖原泽平陆多有之。春生苗，一科分枝成丛，柔茎如马齿苋，绿叶如苜蓿叶，叶圆而黄绿，颇似猫睛，故名猫儿眼。茎头凡五叶，中分，中抽小茎五枝，每枝开细花，青绿色，复有小叶承之，齐整如一，故又名五凤草、绿叶绿花草。掐茎有白汁黏人，其根白色有硬骨。或以此为大戟苗者，误也。今方家用治水蛊、脚气有效，尤与《神农》本文相合。自汉人集《别录》，误以为大戟苗，故诸家袭之尔。用者宜审。"又说："泽漆利水，功类大戟，故人见其茎有白汁，遂误以为大戟，然大戟根苗皆有毒泄人，而泽漆根硬不可用，苗亦无毒，可作菜食而利丈夫阴气，甚不相侔也。"

《本草汇言》："泽漆，散蛊毒（苏恭），行痰积（《日华》），利水肿之药也（《本经》）。"主治功力与大戟同，较之大戟，泽漆稍和缓，而不甚伤元气也。然性亦喜走泄，如胃虚人亦宜少用。

《长沙药解》："泽漆苦寒之性，长于泻水，故能治痰饮阻格之咳。"

《中药大辞典》：别名五朵云、猫儿眼草、奶浆草。来源：为大戟科植物泽漆的全草。辛苦，凉，有毒。入肺、大、小肠三经，其有利水消肿、化痰止咳、散结杀虫等功效。主治：用于腹水、水肿、肺结核、颈淋巴结核、痰多喘咳、癣疮。内服：煎汤，1～3钱；熬膏或入丸、散。外用：煎水洗、熬膏涂或研末调敷。

张仲景《金匮要略·肺痿肺痈咳嗽上气病脉证治》曰："脉沉者，泽漆汤主之。其方组成：半夏半升，紫参五两（一作紫菀），泽漆三斤（以东流水五斗，煮取一斗五升），生姜五两，白前五两，甘草、黄芩、桂枝、人参各三两。上九味，㕮咀，内泽漆汁中，煮取五升，温服五合，至夜尽。"

仲景以泽漆为主药，取其行水消痰功能，以治水气泛壅之咳嗽。其方以泽漆、半夏化痰利水；白前降气祛痰；桂枝、生姜温肺化饮；紫参（石见穿）、黄芩清泄肺热；人参、甘草益气补虚。本方扶正祛邪，温清并用，适于久咳病邪入里，痰饮内盛挟有正虚，或有不同程度的痰饮化热之证。

五、注意事项

泽漆的毒性：运用泽漆水煎剂及浸膏，经长期观察，未见有攻泻逐水作用，并且通过对心、肝、肾、造血系统的功能进行治疗前后检验，亦未见有毒性影响。黄吉赓曾观察过部分患者，每日服干泽漆 150 g，维持剂量为每日 60～90 g，疗程长达 8 个月，也未发现明显毒性反应。

泽漆的不良反应：经临床研究，其不良反应以胃部不适、上腹部痛、口干、头晕等常见，不良反应发生率为 6.08%。所以对素有胃疾或年老体弱，脾胃功能虚弱者应慎用或减少剂量。曾有因泽漆用药不当，引起上消化道出血的报道。

六、典型医案

病案 1

患者：张某，男，42 岁。

初诊时间：1982 年 12 月 20 日。

主诉：每冬咳 3 年，复发 2 周。

病史摘要：每冬咳 3 年，复发 2 周，伴胸闷，咳（＋＋＋），喉痒，痰（＋＋＋）（中），色白沫易咯，喘（－），纳平，口干欲饮。苔微黄腻，舌暗红，脉小弦。曾用阿米卡星注射 3 日，口服头孢拉定胶囊 6 日，未见效。

西医诊断：慢性支气管炎（急性发作期）。

中医诊断：咳嗽。

辨证：痰饮化热证。

治则：清化痰热，宣肃并用。

治法：内服处方用泽漆化痰汤加减。泽漆 30 g，竹沥半夏 15 g，白前 15 g，陈皮 10 g，紫菀 15 g，款冬花 15 g，黄芩 15 g，柴胡 15 g，桔梗 9 g，甘草 9 g，枳壳 9 g，郁金 15 g，丹参 15 g，桃仁、杏仁各 10 g，生谷芽、生麦芽各 15 g。7 剂。

另：泽漆片 4 片，每日 3 次（相当于生药 90 g）。

二诊：服药 3 日后见效。刻诊：咳（＋）＞（＋＋）（↓1/2）痰（＋＋）（↓1/2），白黏易咯、左胸微闷、喘（－），纳平，大便正常。苔淡黄腻，质暗红，脉细弦。前法合度，守方再进。原方再服 7 剂。

效果：服药 2 周，症状缓解。

按：本案中，泽漆用量为每日 120 g，用药 3 日，痰量明显减少。虽有痰饮化热之势，经加减仍可使用泽漆。

病案 2

患者：徐某，女，33 岁。

初诊时间：1992 年 6 月 12 日。

主诉：反复咳痰 3 年，加重 9 月。

病史摘要：反复咳痰 3 年，常年发作，因夏天用空调受凉而症状加重，刻诊：咳（＋＋），日排痰量＞100 mL（＋＋＋），色白黏稠，曾反复轮流使用各种抗生素及服中药治疗，均无明显好转。胸部 X 线检查阴性。

西医诊断：慢性支气管炎。

中医诊断：咳嗽。

辨证：痰饮伏肺证。

治则：化痰止咳。

治法：处方用泽漆片，每次 4～8 片，每日 3 次（相当于生药每日 90～180 g）。并停用其他药物。

1 周后痰量减少，1 个月后痰液明显变稀，易于咯出，同时痰量继续减少，咳嗽也随之减轻。坚持服药共 3 个月，咳嗽痊愈。

按：在各种治法无效的情况下，单用泽漆也可获效。

【临床体悟】

传承创新。

泽漆是一味优良的化痰药物，但一直未得到中医界的普遍认同，究其原因，不能掌握适应证是其一，不明配伍方法是其二，不知有效剂量是其三，不知安全用药是其四。黄氏从 20 世纪 70 年代开始进行泽漆制剂及泽漆汤的临床疗效研究，探讨其机制、有效剂量及安全性，通过 20 余年坚持不懈的研究，证实《金匮要略》泽漆汤实属一首治疗痰饮、咳嗽、上气等证的良方，采用辨证施治的方法来使用泽漆，更是提高临床疗效的关键。此外，从主药泽漆中提取作用成分、改革剂型是一条有意义的探索途径。中医中药只有在继承中不断发扬，才能赋予它新的生命力。

【参考文献】

［1］黄吉赓. 泽漆片的临床研究［J］. 中成药研究，1981，(5)：27-29.

（余小萍　黄吉赓）

六安七味煎治疗肺间质纤维化

【明医小传】

姚楚芳（1949— ），女，副教授，副主任医师，上海中医药大学附属岳阳医院名老中医，师从周光英。多年研读《内经》《伤寒论》《千金方》《儒门事亲》等经典，潜心研究中医理论颇有心得。经四十多年的临床实践，对脉诊之辨，体会深刻，理病察原，治病求本。推崇张子和"邪念之加诸身……速去之可也……先论攻其邪，邪去而元气自复也"，形成自己"驱邪安正"的独特风格。对慢性支气管炎、支气管扩张、咳嗽、脱发、胃脘痛、便秘、不寐等病症的治疗经验丰富。对疑难病症的治疗，独树一帜，尤其对各种原因导致的肺间质纤维化、干燥综合征、声带息肉等颇有研究。副主编专著1部，参编专著1部。

【绝技揭秘】

一、技术渊源

肺间质纤维化是许多病因不同的间质性肺疾病的最终结局，发病率呈上升趋势，包括特发性肺间质纤维化和继发于某些自身免疫系统疾病的肺间质纤维化，也是发病率较高的老年慢性支气管炎的最终结局。肺间质纤维化亦可由SARS、新冠病毒肺炎等引起。肺间质纤维化病变主要发生于肺间质，具体发病机制尚不十分清楚，是呼吸系统疾病中的难治病。临床以活动性呼吸困难、呼吸浅快、动则气短、干咳喘憋为主要特征，预后不良，尤以特发性肺间质纤维化为甚。

对于肺纤维化，中医一般将其列入"咳嗽""喘证""肺痿""肺胀"等范畴。姚氏在长期的临床实践中，接触了为数不少的此类患者，通过临床观察总结，结合中医基础理论，认为本病属于中医学之"肺痹"范畴，《素问·痹论》曰："五脏皆有所合，病久而不去者，内舍于其合也……皮痹不已，复感于邪，内舍于肺。所谓痹者，各以其时重感于风寒湿之气也。"又云："凡痹之客五脏者，肺痹者，烦满喘而呕……淫气喘息，痹聚在肺……痹……其入脏者死。"通过古代文献记载并结合临床实践，姚氏认为，肺间质纤维化成因离不开一个"痹"字，由于邪气痹阻肺络，肺失宣肃，痰热内生而致病。其致病邪气包括六淫邪气、饮食失节、七情所伤等多种内外之邪。《内经》明言"痹"证之入脏者"死"，说明"肺痹"预后不良。

目前，关于肺间质纤维化的治疗方法仍很有限，尚未找到有效的治疗方案。传统的皮质激素和免疫抑制剂、细胞毒性药物治疗效果难以令人满意，且其副作用多，特异性小。肺移植则因肺源问题只能局限于极少数人且有并发症和后续问题。

近年来，中医药在防治肺纤维化方面取得了一定的效果，并且显示出良好的前景。姚氏从"肺痹"论治本病，认为本病的主要病机为肺络痹阻，气血凝滞，痰热闭肺，故以宣肺启痹、清热祛痰、健脾和胃作为本病的治疗原则。在方药的选择上，采用经验方——六安七味煎为主。临证多年，治疗上百例肺间质纤维化病例，总有效率超过 90%，患者呼吸困难、胸闷、咳嗽喘憋等症状明显改善，血气变化显著改善，部分患者肺部影像学、肺功能也发生改变，中药长期疗效也令人满意。

二、适应病证

呼吸系统疾病（肺间质纤维化、肺良/恶性肿瘤、急慢性支气管炎、咳嗽等）；免疫系统疾病（干燥综合征、更年期综合征等）；增生性疾病（声带息肉、肺结节等）。

三、方药组成

六安七味煎由陈皮、姜半夏、茯苓、甘草、杏仁、白芥子、浙贝母、前胡、桔梗、炒黄芩等 13 味中药组成。临证应用时根据患者情况辨证加减。

服药方法：煎服，每日 1 剂，分 2 次服（早饭及中饭后各服 1 次）。

四、理论阐释

从"肺痹"论治本病，认为本病的主要病机为肺络痹阻，气血凝滞，痰热闭肺，故以宣肺启痹、清热祛痰、健脾和胃作为本病的治疗原则。在方药的选择上，采用六安七味煎经验方。方中半夏辛温性燥，善消痰涎，下肺气，去胸中痰满；陈皮理气化痰，可助半夏化痰之力，又可使气顺痰消；茯苓健脾渗湿，可使湿去脾旺，痰无由生；杏仁疏利开通，破壅降逆，善于开闭而止喘，调理气分之郁，与陈皮合用，行气化痰，调中快膈；黄芩、金荞麦、桔梗、浙贝母之属，用之可清肺祛痰，宣肺启痹；方中更有白芥子一味，其味辛，其气温，辛能入肺，温能发散，能祛体内塞滞之痰，并可宽胸利气。《丹溪心法》曰："痰在胁下及皮里膜外，非白芥子不能达。"其颇具剽悍、猛利之性，实乃祛痰之劲旅，对于舒畅气机起到重要作用。诸药合用，共奏宣肺清肺、健脾化痰之功，使邪去痰消，肺气畅通，从而达到治疗本病的效果。

五、注意事项

治疗期间，原则上不用激素、抗生素，原用激素者逐渐撤停。若有严重感染或缺氧明显者，配合给予抗生素、吸氧、输液等疗法。

六、典型病案

患者：于某，男，17岁。

初诊时间：2003年11月1日。

主诉：非霍奇金淋巴瘤，自体干细胞移植术后8月余，活动后气促3日入院。

病史摘要：患者确诊非霍奇金淋巴瘤（弥漫大B细胞淋巴瘤，ⅡA期）近1年，自体干细胞移植术后8月余，因活动后气促3日，于2003年10月4日入院（上海市第一人民医院）。入院时呼吸急促，口唇、指端发绀，双肺听诊闻及两肺广泛哮鸣音和两中下肺湿啰音。胸部CT示：双肺各叶均可见散在分布线网状及毛玻璃影，双肺透亮度降低，同时在支气管动脉旁可见多数较小气泡影（间质性肺气肿），前纵膈内见气体影。血气分析显示，pH：7.437，PO_2：43.5 mmHg，PCO_2：45.8 mmHg，氧SAT：76.7%。胸部CT、血气等检查示：双肺间质性病变及炎症，低氧血症。患者入院后，先后给予吸氧、激素、抗感染等治疗，无明显好转。患者呼吸困难逐渐加重，病情急剧恶化，面罩加压吸氧维持呼吸。经患者家属要求，自2003年11月1日起，予以中医药治疗。当时症见患者呼吸困难，气急，喉中痰鸣，但咳吐无力，口干，大便干结，4日未行。舌质红，苔黄白腻，脉弦数有力。

西医诊断：急性间质性肺炎，非霍奇金淋巴瘤（弥漫大B细胞淋巴瘤，ⅡA期），自体干细胞移植后。

中医诊断：肺痹。

辨证：痰热闭肺，肺气不宣。

治则：清热化痰，宣肺开闭。

治法：内服方药，六安七味煎加味。药用陈皮9g，姜半夏9g，茯苓9g，甘草3g，杏仁9g，白芥子9g，浙贝母9g，前胡9g，桔梗6g，炒黄芩9g，拳参9g，金荞麦9g，鱼腥草15g。每日3剂，连用4周后改为每日1剂加减。

效果：治疗2日后，患者自觉呼吸明显舒畅，并大口吐出稠浊白痰，全身症状较前改善。后以六安七味煎为主方辨证加减治疗，症状明显好转。同时激素逐渐减量，并于2003年12月底停用。2003年12月29日，胸部CT检查显示：肺部网状及毛玻璃影较前吸收，纵膈积气量较前明显减少。2004年2月5日出院后，续以六安七味煎加减调治。2004年4月1日复查胸部CT显示：仅见右肺下叶前内基底段淡薄的小片状实变影，边缘模糊。余未见异常。

按：急性间质性肺炎（acute interstitial pneumonia，AIP）是一种病因不明、暴发起病的肺部弥漫性病变，并迅速发展为呼吸衰竭，病死率相当高，多数死于6个月内。组织学改变为弥漫性肺泡损伤，临床上以急性呼吸窘迫综合征（ARDS）为主要表现，但区别于有基础疾病或病因存在所引起的ARDS。目前西医主要以肾上腺皮质激素为主进行治疗，但效果不甚理想，且不良反应明显。

【临床体悟】

肺间质纤维化病因病机复杂，西医学对于弥漫性肺间质纤维化的治疗方法尚处于探索阶段，目前较公认的类固醇类药物，疗效并不十分肯定，且由于其不良反应多、缺少特异性及不确切的疗效，应用仍是有限的。中医药在辨治本病中显示出一定的优势，预示了中医药治疗本病的良好前景，很值得进一步深入研究。

六安煎见于《景岳全书》，姚氏自拟的六安七味煎是在六安煎的基础上加黄芩、浙贝母、桔梗等 7 味中药，以六安七味煎加减临证治疗上百例肺间质纤维化患者，疗效确切，显著改善了患者的症状和体征，减轻了患者家庭经济和精神负担。治疗肺间质纤维化，并不是机械照搬六安七味煎组方，临床上，强调不但要"辨证论治"，更要"审因论治"，灵活化裁，方有良效。

【参考文献】

［1］姚楚芳，蒋树龙. 六安七味煎治疗肺间质纤维化 32 例临床观察 [J]. 四川中医，2005，23（3）：52-53.

［2］姚楚芳，蒋树龙. 六安七味煎治愈急性间质性肺炎 1 例 [J]. 湖北中医杂志，2005，27（3）：37.

（徐春江　姚楚芳）

解痉通络治顽咳

【明医小传】

　　余小萍（1958—　），女，上海中医药大学附属曙光医院主任医师、教授、博士研究生导师，全国首届杰出女中医师。现任上海市民间中医特色诊疗技术评价中心主任，兼任中华中医药学会民间特色诊疗技术研究分会副主任委员，世界中医药学会联合会中医特色诊疗研究专业委员会第四届理事会副会长，世界中医药联合会中医临床思维研究分会副会长，世界中医药联合会呼吸病专业委员会常务理事，上海市中医药学会民间特色诊疗技术研究分会主任委员，上海市中医药学会老年病分会副主任委员、全科分会副主任委员。浦东新区名中医、曙光医院名中医，师从名老中医颜德馨、黄吉赓、邵长荣、蔡淦教授。长期从事中医内科疾病临床、教学和科研工作。擅长久咳、哮喘、慢性阻塞性肺疾病、肺间质疾病、支气管扩张、肺结核等肺系病的中医、中西医结合治疗及亚健康、易感人群的中医调治和膏方调理。培养硕、博士研究生50余人，主持和参与国家级等科研课题10余项，编写70多部医学专著，在国内外核心期刊上发表论文100余篇。

【绝技揭秘】

一、技术渊源

　　顽固性咳嗽，多指咳嗽难以控制，症状迁延难愈的一类临床表现。顽固性咳嗽多见于亚急性或慢性咳嗽的患者，常见于感染后咳嗽及咳嗽变异性哮喘，临床特征为"喉痒"或喉中如塞，伴有阵咳频频。外感风邪容易引动内风，内外合邪，炼液为痰，是咳嗽久治不愈的根源。中医病机为风邪入络，恋肺不解，肺气失于清肃，气机不畅。因此在常规辨病、辨证的基础上配伍虫类药，解痉通络，宣肃并用，往往取效明显。解痉通络法是中医治疗肺系疾病的一个行之有效的妙招。解痉通络常选用蝉蜕、僵蚕、全蝎等。

二、适应病证

慢性咳嗽中的感染后咳嗽、咳嗽变异性哮喘、慢性支气管炎、慢性阻塞性肺疾病、哮喘、肺间质纤维化等肺部疾病，以反复咳嗽难以控制、喉痒明显为主要表现，中医辨证属"风痰入络"证。

三、方药组成

以蝉蜕、炙僵蚕、全蝎粉合炙紫菀、款冬花、枳壳、桔梗、甘草、丹参、郁金为基本用方。寒证加桂枝、细辛、生姜；热证合柴胡、黄芩、金银花、连翘；咽痛盛，加射干、牛蒡子、赤芍；哮喘合射干、炙麻黄、杏仁；咳甚加天竺子、腊梅花；胸闷痰多加苏子、葶苈子；兼肺气不足，合玉屏风散；兼肺阴不足，加生脉饮；并脾胃虚弱，合香砂六君子汤；肾阳虚者，合淫羊藿、补骨脂等；肾阴虚者，合地黄、女贞子等。每日1剂，水煎服，早晚分服。

祛风解痉通络，一般用蝉蜕6g，炙僵蚕9g，全蝎粉1g（分吞）。在辨证用方中加入蝉蜕、僵蚕，同煎后服用，全蝎粉在服中药时吞服。

四、理论阐释

清代名医杨栗山在《伤寒温疫条辨》中记载，治疗流行性温病，他主张温病早期即以清热解毒为主，"里热一清，表气自透"，清热解毒必合僵蚕、蝉蜕：得天地清化之气，清轻而升浮，有辟秽、除戾气、解毒、散郁火、升清阳的重要作用。其治疫十五方中皆配僵蚕、蝉蜕，代表方为升降散，是方以僵蚕为君，蝉蜕为臣，姜黄为佐，大黄为使，米酒为引，蜂蜜为导，六法俱备，而方乃成。其他方中以僵蚕、蝉蜕、黄芩、黄连、栀子、黄柏为基础，或合辛凉宣透，或合咸寒攻下，或合活血化瘀。

黄吉赓教授在治疗久病顽咳时擅用蝉蜕配伍僵蚕，蝉蜕轻清宣肺散热，僵蚕解痉化痰，疏风散热。两药配合宣肺化痰，利咽止咳。国医大师朱良春教授用顿咳散治疗百日咳，该方有蝉蜕、僵蚕、前胡、生石膏、杏仁、川贝、海浮石、六轴子、细辛、陈胆星几味药组成，一般连服2日后可缓解，五六日后可向愈。治疗慢性咽炎属阴虚喉痹者用炙僵蚕、炙全蝎、黄连、炙蜂房、金银花、代赭石、生牡蛎共研细末，于餐后 2 h 用生地黄、麦冬、北沙参各 6 g，泡茶送服。

各医家在使用虫类药治疗肺系疾病过程中，常用的药物主要有全蝎、蜈蚣、僵蚕、蝉蜕、地龙，既有祛风解痉又有祛瘀通络之功效。

现代研究：蝉蜕、僵蚕既能清宣肺气，疏散风热，又能镇静解痉，并具有抗过敏、抗病毒的作用。

蝉蜕：甘，微寒，入肺、肝、肾经。散风热，透痘疹，利咽喉，退目翳，定惊痫。药理实验：有镇静作用，能降低横纹肌的紧张度，使反射迟钝，对交感神经节的传导有阻断作用，能抑制体温调节中枢的异常兴奋。常用剂量：透表托疹 3～6 g，祛风定惊 15～30 g，散剂则应减少剂量。

僵蚕：咸、辛，平，入肝、肺经。有祛风解痉、疏散风热、化痰散结之功。药理实验：僵蚕所含的蛋白质有刺激肾上腺皮质的作用，并有杀菌作用。常用剂量：4.5～9 g，散剂 1～1.5 g，一般多炙用。

全蝎：性平，入肝经，有小毒。祛风定痉，窜经透骨，开瘀解毒。现代药理：镇静，抗惊厥，扩张血管，对抗肾上腺素的升压作用，降压，镇痛及缓解呼吸道痉挛的作用。常用剂量：治哮喘 2～3 g，治顽咳 1～2 g，研粉，分 2 次服用。蝎尾较全蝎之功力为胜，粉剂内服又较煎剂为佳。

五、注意事项

（1）孕妇慎服。

（2）注意个体差异，少数患者对虫类药物（异性蛋白）不耐受，可以出现皮疹等过敏反应，宜及时停药。

（3）在历代应用中，有将僵蚕研细末调服的记载，但余氏已观察到多例服药散剂后发生严重不良反应的病例及报道，表现为头晕、抽搐、恶心、呕吐等，其程度与剂量相关。为此建议以煎服为宜，少用散剂吞服。

（4）全蝎有小毒，应用时应从小剂量开始。

六、典型医案

病案 1

患者：林某，女，44 岁。

初诊时间：2017 年 12 月 12 日。

主诉：咳嗽 3 个月余。

病史摘要：患者咳嗽 3 个月余，伴咽痒。初伴感冒，无发热。患者既往有慢性咳嗽史 10 余年，3 个月前因感冒咳嗽时作，他处屡治不效。咳嗽阵作（＋＋＋），咽痒甚，痰白黏，量少，喘（－），鼻（－）。纳平，二便（－）。舌暗红苔薄黄，脉细。

西医诊断：支气管炎。

中医诊断：咳嗽。

辨证：风痰阻肺证。

治则：清热化痰，养阴益肺。

治法：处方用清化治咳方加减。蝉蜕 6 g，炙僵蚕 10 g，射干 15 g，柴胡 15 g，前胡 15 g，竹沥半夏 15 g，黄芩 15 g，紫菀 15 g，款冬花 10 g，枳壳 9 g，桔梗 6 g，南沙参 15 g，芦根 15 g，杏仁 10 g，丹参 15 g，郁金 10 g，全蝎粉（分吞）1 g，乌梅 9 g，防风 6 g，黄连 3 g，吴茱萸 1 g，煅瓦楞子 30 g。7 剂。

二诊：诉药后 3 日咳嗽显减，咽痒，痰（－）。纳平，二便调。精神可。舌暗红，苔薄少津，脉细。治守原意。上方去款冬花，加麦冬 15 g，太子参 15 g。14 剂，水煎服。

效果：2 周后电话随访，告知已愈。

按：感冒诱发咳嗽迁延 3 个月余，喉痒较甚，虽经用各种抗生素、抗病毒药、止咳祛痰药治疗，疗效欠佳，咳嗽症状不易消除，特别是因非特异性炎症所致的"顽固性咳嗽"，治疗颇为棘手。此为风邪恋肺，内有痰浊，郁而化热，而拟搜风清热、宣肃并用、活血化痰的方法，药选蝉蜕、僵蚕为主要药，宣肺透邪，抗敏止咳，全蝎粉搜风祛痰通络，合以紫菀、款冬花肃肺化痰，柴胡、黄芩清泄肺热，半夏、桔梗、射干化痰利咽。因病久气血失调，舌质偏暗，参以桃仁、郁金、丹参、枳壳等理气、活血、宽胸。诸药合之，三日即获显效。二诊咳嗽明显减轻，原方去款冬花，加麦冬、太子参益气养阴。

病案 2

患者：林某，女，41 岁。

初诊时间：2013 年 12 月 12 日。

主诉：反复咳嗽 20 余年，加重 2 年。

病史摘要：反复咳嗽 20 余年，迁延不愈，逐渐加重 2 年，鼻塞流涕多，干咳少痰，咽痒，咳甚不能平卧，面部时发红疹，无明显盗汗，无发热，纳平，二便正常，食后胃脘不适，舌暗苔薄，脉细。体格检查：两肺呼吸音正常。实验室检查：肺功能＋呼出气一氧化氮（FeNO）示小气道功能重度受损。

西医诊断：慢性咳嗽（CVA）。

中医诊断：咳嗽。

辨证：风寒袭肺证。

治则：辛温解表，宣肺止咳。

治法：处方药用射干15 g，炙麻黄5 g，麻黄根9 g，黄芩15 g，蝉蜕6 g，炙僵蚕10 g，柴胡15 g，前胡15 g，紫菀15 g，款冬花10 g，枳壳9 g，桔梗6 g，徐长卿20 g，苍耳子9 g，辛夷9 g，丹参15 g，郁金10 g，牡丹皮9 g，黄连3 g，吴茱萸1 g，全蝎粉（分吞）1 g，煅瓦楞子30 g，秦皮9 g。7剂。

二诊：药后咳喘显减，无痰，气短，纳可寐安。苔薄白，质暗红，脉弦细。续以守方治疗。

效果：治疗1个月后，数年咳嗽几除。

按：《太平圣惠方》云："夫久咳嗽者，由肺虚极故也，肺气既虚为风寒所搏，连滞岁月而嗽也。此皆阴阳不调，气血虚弱，风冷之气搏于经络，留积于内，邪正相并，气道壅涩，则咳嗽而经久不瘥也。"《幼幼集成·咳嗽证治》也指出："大抵咳嗽属肺脾者居多，以肺主气脾主痰故也……咳而久不止，并无他证，乃肺虚也。"可见，治咳当以治肺为要。患者久咳不愈，肺肾两虚，治拟辛温解表，宣肺止咳。方用射干麻黄汤及止嗽散加减。方中射干清肺祛痰利咽，麻黄宣肺平喘，麻黄根与麻黄相配，一开一合，共起治肺之效。苍耳子、辛夷宣通鼻窍，前胡、紫菀、款冬花止咳化痰，柴胡通调表里。枳壳、桔梗一升一降，同起化痰效果。丹参、郁金、牡丹皮凉血活血，并加黄连、吴茱萸、煅瓦楞子以制酸和胃，蝉蜕、僵蚕等虫类药物搜剔通络。服药后诸症明显减轻，守方再服，巩固疗效。

【临床体悟】

勤求古训，博采众长，另辟蹊径治顽疾。

肺系疾病中的难治性病证包括：慢性咳嗽、慢性哮喘、慢性阻塞性肺疾病、肺间质纤维化、矽肺等。在临床有"顽痰不化""久咳不愈""喘促难止"等状况，在病机上有"久病入络""痰瘀阻络""虚实兼夹"等属性。在治疗上应精选方药。余氏在临证中有幸师从上海名老中医黄吉赓教授，他在中医生涯中坚持走"继承——传承——创新"之路，通过实践总结了一套行之有效的肺系病辨证思路及效方，在常规辨病、辨证的基础上配伍虫类药，常中寓奇，常获奇效。带着临床问题，余氏也拜读及拜访过国医大师朱良春先生，学习他应用虫类药物的经验，正如朱良春所说："中医之生命在临床，临床之生命在疗效。"他研究虫类药，善于使用虫类药，大力推广虫类药，都是为了提高临床疗效，提高中医药的服务能力。

【参考文献】

［1］吴眉，李斯斯，余小萍. 全一散急性毒性实验及临床观察中成药［J］. 2011，33（10）：1834－1836.

［2］吴宗芳，沈若冰，余小萍，等. 全蝎粉治疗慢性咳嗽"风痰入络"证的临床观察及其神经源性炎症机制的探究［J］. 贵州医药，2020，44（2）：282－284.

（余小萍）

坎离方（颗粒）治疗慢性心衰

蒋梅先（1950—　），上海中医药大学教授，上海中医药大学附属曙光医院主任医师。1982 年毕业于上海中医学院医疗系，继则跟随张伯臾教授攻读硕士研究生。毕业后在曙光医院工作，并继续跟随张伯臾先生学习，直至先师离世。曾任上海中医药大学附属曙光医院心内科主任（2000—2010 年），潜心临床 30 余年，从事医、教、研工作，擅长心血管疾病诊疗，尤其擅以中医药治疗心衰病、胸痹、心悸怔忡等心系病证。先后培养硕、博士 30 余名，完成各级基金项目 10 余项，研究成果获国家发明专利多项，并获上海市中西医结合科技二等奖以及全国中华中医药学会、全国中西医结合学会和上海市中医药学会等多项科学技术奖。目前为第六批全国老中医药专家学术经验继承工作指导老师，上海市丁氏内科流派张伯臾临床传承研究基地负责人及代表性传承人，兼任上海市中医药学会心病分会主任委员、世界中医药学会联合会内科专业委员会常务理事、中国中西医结合学会心血管疾病专业委员会心衰专业组顾问等学术职务。

【绝技揭秘】

一、技术渊源

慢性心衰以活动时呼吸困难、下垂性水肿以及心动过速等为主要临床表现，在中医学并无相关病名（近"国标"才单独定之为"心衰病"），但据其临床表现可归于喘证、水肿、心悸怔忡等多种病证。早在《内经》时代，就有诸多相关症状和体征描述，认为此乃水气之病，饮邪为患；《金匮要略》更是明确归之为"心水""水在心"，并将其归为"心水"证，以温药化饮治之，留下了"真武汤""苓桂术甘汤""葶苈大枣汤"等千古名方。

著名中医临床学家张伯臾教授善以益气温阳利水法治疗气阳两虚型心血管病证。蒋氏在随其攻读研究生时（1983—1986 年），学术论文的部分工作即为"益气温阳强心汤治疗气阳两虚型冠心病的临床和实验研究"。在完成学位论文的临床研究中，发现该方能改善入选冠心病患者的心脏收缩功能（以胸腔阻抗法检测）。毕业后就开始使用该方于心衰患者的治疗。在最初几年的使用中（当时曾为院内制剂"益气温阳强心汤"），发现效果不尽人意，于是在临床中不断完善处方，尤其是伴随着对慢性心衰"心肾阳气互资障碍"的中医病机认识的升华，先后创制了"坎离合剂"（亦曾为院内制剂）"坎离颗粒"（新药临床前研究），并定下了坎离方的最后处方。

该方在临床上反复使用，疗效出众。在多项临床研究中证实其对大部分慢性心衰患者（除心肾阴虚证）均有提高心功能和活动能力、改善临床症状、延缓心衰病程进展和减少急性加重住院、延长生存期的作用；研究发现其对左、右心衰及其带来的病理变化有良好作用，并能有效改善衰竭心肌的能量代谢。目前已完成中药新药临床前研究，获得国家发明专利。

二、适应病证

（1）慢性心衰气阳两虚，饮瘀内停证；慢性心衰其他中医证型（除心肾阴虚证）。

（2）高血压、冠心病、扩张型心肌病等心衰常见基础疾病属气阳两虚、饮瘀内停证的患者。

三、方药组成

方药组成：生黄芪、熟附片、白术、白芍、茯苓、葶苈子、车前子、三棱、麦冬等。

服用方法：每日 1 剂，水煎服，分 2 次，餐后 1.5～2 h 服用。

坎离颗粒（15 g/袋），每次 1 袋，每日 2 次，餐后 1.5～2 h 温开水冲服；症状严重者，每次 1 袋，每日 3～4 次。

四、理论阐释

人之五脏有着不可分割的联系，其中心肾间的生理关系尤为密切，正常的生理状态表现为"心肾相交"（肾阴上承于心，心阳下归于肾）和"心肾阳气互资"（心阳下归于肾，肾阳上助心阳），而阴平阳秘。

心肾间生理状态的破坏所产生的病理状态，一为"心肾不交"，乃肾阳不足，不能蒸腾肾水（肾阴）上承心阴，导致心阴不足，心火独亢于上，产生口糜、不寐等病证。其二则为"心肾阳气互资障碍"，其中因心阳式微，不能下归于肾，导致肾阳虚衰，无以主水，饮邪泛溢；另一方面，肾阳亏虚则无以上助心阳以主血脉，瘀血内停，血不利则为水而加重饮邪内羁，上凌心肺，外溢肌肤，由此发展为喘、肿、悸同时并见的心衰病。这第二种心肾间的病理状态正是慢性心衰发生发展的基本中医病机。

慢性心衰是诸多心血管疾病发展到后期的临床综合征，其进程中伴随着心肾阳气互资生理关系的不断破坏，以及饮瘀之邪的产生；瘀从气虚来，饮由阳虚生；血瘀气益虚，水泛阳更损，饮瘀的存在更加重了心肾阳气互资障碍。

坎离方针对慢性心衰"心肾阳气亏虚，饮瘀内停"的基本中医病机和益气温阳、蠲饮祛瘀的治则立方，以益气温阳为君温振心肾阳气，健脾助运为臣匡扶阳气，泻肺利水、活血软坚为佐祛邪以利心肾阳气互资，并以敛阴养心为使，以引药入心并冀阴平阳秘。研究证明，坎离方在增强心肌功能的同时可有效改善心衰时体、肺循环淤血。

五、注意事项

本方针对心衰病基本中医病机（心肾气阳两虚、饮瘀内停）立方，为心衰病的基本方。临证所治对象则皆为罹心衰病的病患，诊察时将呈现各自不同的证候表现，其所蕴含的中医病机应为心衰病基本病机与其个体特质病机之综合，后者乃决定于其体质、年龄、生活地域和临诊季节，以及心衰病程、基础病因和伴发疾病等，故当皆独一无二。在使用本方的基础上必合精致辨证施药，方得出色临床疗效。

六、典型医案

患者：张某，男，57岁。

初诊日期：2019年4月29日。

主诉：动则气促，反复胸闷2年余。

病史摘要：本患者2年前渐感动则气促，反复胸闷，经查获诊为"扩张型心肌病"；翌年秋日突发晕厥，急诊查有"阵发室速"，遂住院植入ICD。前不久超声心动图诊断为：扩张型心肌病，低排量心衰（HFrEF），LVEF 30%。近无黑矇或晕厥。顷诊，因节前操劳数日，动则气急汗出，胸闷绵绵，甚或隐痛，心悸阵作，形寒，尿少，然起夜频频，纳欠馨，便软日行，夜可一枕而卧，肢轻肿。舌偏淡暗，苔薄润，脉濡细带数，尺软，时结，重按无力。

西医诊断：扩张型心肌病，慢性心衰（HFrEF，NYHA 3~4级），阵发性室上性心动过速，ICD植入状态。

中医诊断：心衰病。

辨证：心肾阳虚，饮凌心肺。

治则：益气温阳，蠲饮平喘。

治法：处方用坎离方化裁，药用生黄芪30 g，人参粉（分吞）3 g，熟附片（先）10 g，茯苓15 g，猪苓15 g，葶苈子（包）20 g，生白术10 g，炒白芍10 g，川桂枝6 g，炙甘草4 g，三棱9 g，莪术9 g，紫丹参15 g，降香（后）6 g，白豆蔻（后）3 g，茶树根30 g，苦参片9 g，酸枣仁12 g，煅龙骨15 g，煅牡蛎15 g。7剂，水煎服。

二诊（2019年5月8日）：诉动则气急、汗出明显好转，胸闷隐痛十去八九，胸闷隐痛绵绵减而未已，心悸偶作，纳食进步，便欠实，起夜2次，寐时艰，肢无肿。舌淡红，苔薄白，脉细缓尺弱，前法进步。4月26日方改桂枝9 g，人参片（另炖）5 g；加知母9 g，川芎9 g，淫羊藿10 g，黄精12 g，补骨脂9 g。14剂，水煎服。

效果：随访病证已除。

按：初诊以坎离方为基础，益气温阳，活血蠲饮；并根据患者兼见胸闷、心悸，脉缓结（有室性心律失常），配以丹参饮理气活血宽胸，加桂枝、煅龙牡以化裁出桂枝加龙骨牡蛎汤，通阳宁心复脉，使心阳得振，肾阳得助，饮去血行。复诊时症已明显好转，肾亏征象未复，遂加淫羊藿、补骨脂、黄精以温肾填精，使精能生气，精能化阳；并加知母、川芎化裁出酸枣仁汤，养心安神。

【临床体悟】

阳气大虚之病，留得一分阳气，便有一分生机。心衰病属心病日久及肾、心肾同病的一类病证，在病程及临床表现上皆似少阴寒化证，阳气大虚是其最重要的病机特征，故心衰治疗中要切记留得一分阳气，便有一分生机。同时，因虚致实是心衰病兼有邪实的又一病机特点，鉴于心主血脉肾主水，故心衰病病程中的邪实主要是瘀血和饮邪，且饮邪为心衰病病程中最主要的邪实。心衰病常有胁下癥积，或"心下如杯盘"，此为瘀阻肝络，故活血祛瘀药宜选兼具软坚散结之功之味，三棱、莪术即是。

末治脾肾，能起沉疴。肾精乃阳气之源，精能生气，精能化阳，故心衰病治疗中，切不可忽视填精。凡病情趋稳，脾胃尚安，则应虑及益肾填精，使阳气有源，生生不竭。另外，脾胃化生之水谷精微亦为匡扶阳气的重要来源，且药食之入，必先脾胃，故心衰病治疗中亦需时时顾护健脾和胃。心衰病是一类心系病症病情进展的最后阶段，着眼脾肾，亦正遵"末治脾肾，能起沉疴"之意。

（蒋梅先）

肉桂粉外敷涌泉穴治疗失眠症

【明医小传】

朱抗美（1952—　），女，教授，研究员，硕士研究生导师，上海浦东新区名中医。师从著名老中医刘树农教授及张伯讷教授，从医 40 余年，临床擅长舌脉诊，用药轻灵，善于运用多种中医治疗手段，包括中医外治、膏方调治、饮食疗法、心理疗法等。对更年期综合征、心血管疾病、肥胖病、脾胃病、失眠、虚劳、亚健康等的诊治具有一定心得。在张伯讷"二仙汤"的基础上创立"二仙加葛参甘汤"，对更年期综合征的胸闷、胸痛、心律失常效果显著，提出并普及"中医七通养生法"。先后主持各级各类科研课题 10 余项，主编著作 20 余部，发表学术论文 40 余篇，获上海市科技进步奖等各类各级荣誉 20 余项。

【绝技揭秘】

一、技术渊源

中药外治法历史悠久，可以说最早开拓中医药神奇功效的就是外治法，外敷法属中医外治法中的一种。相传很久以前，古人在养牧狩猎中发现动物自己疗伤，在植物中采取药汁来止血和消炎，受到启发，才有中医学的起源。

早在公元前 1300 年的甲骨文中就有中医外治法的描述，《殷墟卜辞》曾记载有 22 种疾病运用外治法。马王堆出土的《五十二病方》所记载的 283 个方子中，敷方有 70 余个，写了熏浴、酒敷涂、熨等方法的应用。《灵枢·刺节真邪》提出"桂心渍酒，以熨寒痹"。东汉张仲景《伤寒论》记载有点药烙法、药摩顶法、熨法、扑粉法、吹喉法、嗅鼻法、灌耳法、坐药法、浸足法。晋代葛洪《肘后备急方》、唐代孙思邈《备急千金要方》及《千金翼方》、王焘《外台秘要》等都有很多用外治法的记载。明代《本草纲目》有用吴茱萸敷足心治疗复发性口腔炎的记载。清代叶天士有用平胃散炒熨脐部治下利的方法。吴鞠通《温病条辨》有用黄连水洗胸法，皮硝水溻胸法，芫花水拍胸治心等记载。吴师机《理瀹骈文》载录外治方法近百种，此书的问世标志着中医外治体系的成熟和完善。他提出："外治必如内治者，先求其本，本者何？明阴阳，识脏腑也。"可谓画龙点睛。日本丹波元坚《药治通义》中记载用肉桂、附子等药涂足心，称"能引上病而下之"。肉桂粉外敷涌泉穴治疗失眠症，是朱氏多年临床实践有效之法。

二、适应病证

下元亏虚、虚火上炎、火不归元之失眠、口腔溃疡、牙痛齿浮、口渴咽燥、畏寒足冷等症。

三、操作方法

每晚睡前，用温水泡脚半小时，然后取肉桂粉约 2 g，用酒或醋作引，调成黏糊状。也可以清水或蜂蜜调和，用生面捏一个薄饼，中间放上肉桂粉，入睡时用胶布贴敷于足心涌泉穴，第二日早上醒来后揭除，一般 7 日为 1 个疗程。

四、理论阐释

人之所以能寤能寐，就在于生理上阴阳的正常相通。失眠一症，原因虽多，然究其根本，是在于阴阳的"不通"。如《灵枢·大惑论》说："卫气不得入于阴，常留于阳。留于阳则阳气满，阳气满则阳跷盛，不得入于阴则阴气虚，故目不瞑矣。"《素问·逆调论》有"阳明者胃也，胃者六府之海，其气亦下行，阳明逆，不得从其道，故不得卧也"之说，都是由于阴阳的不交通或不在其位。原因不外乎虚实二端，实为痰湿中阻、瘀血内遏、饮食积滞、心肝火旺等，虚为心脾两虚、阴虚火旺、下元亏虚、虚阳浮越等。

此处运用肉桂粉外敷脚底涌泉穴，主要针对的是下元亏虚、虚阳浮越、火不归元而导致的失眠。肾为水火之宅，肾内寄元阴元阳，元阴元阳是肾精所化生的，对人体很重要。如果某些原因导致元阳无法继续居于肾中，流窜到身体其他经络中，就会出现各种上火的表现。流落到肝经，循经上扰双目，就会出现目赤；流落到胃经，就有可能口臭或者下牙痛；流落到大肠经，就会上牙痛；流窜扰动心经时，就会出现失眠、口腔溃疡等，往往表现为一派"上热下寒"之证。

涌泉穴，有"水如泉涌"之意，是足少阴肾经的第一穴，是肾经的井穴，位于足底前部凹陷处第二、三趾趾缝纹头端与足跟连线的前1/3处，为全身腧穴的最下部。按摩此穴有使人肾精充足、耳聪目明、精力充沛、腰膝壮实、行走有力的作用。清代沈青芝在《喉科集腋》中记载用附子外敷涌泉穴法以引火归元，讲道："盖涌泉虽是水穴，水之中实有火气存焉，火性炎上，而穴中正寒，忽然得火则水自沸温水，温则火自降，同气相交，必归于窟宅之中矣，火既归于窟宅，又何至沸腾于天上哉，此咽喉口齿之火，忽然消除有不知其然，而然之妙，此引治之巧又当知之者，此即外施引火归元之法也。"这与用肉桂粉外敷涌泉穴的奏效原理有异曲同工之妙，我们不用附子而选用肉桂粉，是因其具有芳香性，无毒，为药食两用之品，相对安全。肉桂，性味辛、甘、大热，归肾、脾、心、肝经，具有补火助阳、引火归元、散寒止痛、活血通经之功效，西医学研究表明其有扩张末梢血管、促进血液循环、帮助胃肠蠕动、缓解胃肠痉挛等作用。

中医学认为，中药外敷使药物切近皮肤，通彻于肌肉纹理之中，将药物的气味透达皮肤以至肌肉纹理而直达经络，传入脏腑，以调节脏腑气血阴阳，扶正祛邪，从而治愈疾病。现代研究认为，中药外敷，可以在皮肤局部形成一种汗水难以蒸发扩散的密闭状态，使皮肤角质层水量增加，同时使皮肤温度升高，血液循环加速。芳香性药物如肉桂、冰片、石菖蒲、沉香等敷于局部，可使皮质类固醇透皮能力提高8～10倍。所以，用具芳香性的肉桂粉外敷肾经涌泉穴治疗肾元亏虚、虚火上炎、火不归原的失眠，会有"四两拨千斤"的神效，且无任何不良反应。

五、注意事项

选用酒、醋、蜂蜜调敷肉桂粉，效果虽然相对较好，但有些患者可能会出现皮肤过敏现象，可以选择用水调敷，若用水调敷也发生过敏，则立即停用。

本法不适用于痰热内扰、瘀血内遏、饮食积滞、心肝火旺、心脾两虚、阴虚火旺、营卫不和等引起的失眠症。患者需在中医师辨证为下元亏虚、虚火上炎、火不归原后，方可使用此法。

六、典型医案

患者：胡某，女，55 岁。

初诊时间：2011 年 10 月 11 日。

主诉：失眠 1 年余。

病史摘要：患者失眠已有 1 年余，入睡困难，夜寐欠酣，脚底冷，自觉是上热下寒，白日无精打采，伴咽喉干燥。已停经近 1 年，乏力，时有面部烘热感，汗出阵阵，汗后微有怕冷，大便先干后溏，胃饥不能食。舌质暗，舌苔白，脉沉。胃镜示慢性浅表性胃炎，其他检查示各项指标均无异常。曾服过中药，效果不显，且服苦寒类药后胃不舒，服温热类药后口干咽燥。

西医诊断：更年期综合征，失眠。

中医诊断：不寐。

辨证：下元亏虚，虚火上炎。

治则：引火归元。

治法：用肉桂粉每包 2 g，共 7 包。每日晚上睡觉前，用温水泡脚半小时，然后取一包肉桂粉，用酒调成黏糊状，入睡时用胶布敷于足心涌泉穴，第二日早上醒来后揭除。

二诊：首诊后患者杳无音信。后来门诊上来了一位新患者，一坐下就要求配一种能治失眠的药粉，并告知是一个姓胡的朋友介绍来的。

效果：失眠好转，在南京路一家商店做营业员，一日站几个小时都没问题。

按：此案患者自述不愿口服中药，且家境困难，希望用药便宜一些，疗效要快些。其面部烘热、咽干口燥，脚底又冷，一派上热下寒之症，乃是更年期下元亏虚、虚火上炎引起的上下阴阳失调，导致失眠，用肉桂粉外敷涌泉穴法治疗，效如桴鼓。

【临床体悟】

大道至简。

朱氏曾在大学期间胃痛经常发作，何传毅老师根据其喜暖喜按的症状，配了一个方子，有高良姜、附子、三棱、莪术、肉桂等，捣碎后用纱布做成肚兜，紧贴中脘穴。令朱氏印象较深的是肉桂这味药，有非常浓郁的桂香，闻了就感觉舒服，敷上后胃脘部就辘辘有声，明显感觉里面有蠕动，多年的胃脘痛就此治愈了。后来朱氏跟随刘树农老师诊治患者时，也常见他用外敷法，比如对于哮喘肺寒患者，他嘱咐患者在大伏天将生姜捣汁浸透布质汗衫，在太阳下晒干后穿上，以散寒化痰，效果往往很好。又如对鼓胀腹水的患者，用鲜蟾皮外敷缓解症状。

耳闻目睹和切身体会，令朱氏深刻感受到中医外治法"大道至简"的魅力。朱氏平时临床使用汤药之余，也会适当结合运用中医外治法。肉桂粉外敷涌泉穴治疗失眠症，就是在多年临床实践中摸索出来的一个疗效确切的外治技术，其不仅用于失眠，也常用于一些下元亏虚、虚火上炎的口腔溃疡、牙痛齿浮、上热下寒等病证。中医外治法具有简、验、廉的优点，可避免内服药引起的不良反应，深受医患双方的欢迎，值得大力推广。

【参考文献】

[1] 朱抗美，蒋健. 诊余感悟 [M]. 上海：上海中医药大学出版社，2009：32-36.

[2] 范金成，李新明，郁东海. 上海浦东新区名中医集 [M]. 上海：上海科学技术出版社，2018：221-238.

（朱抗美　黄兰英）

健脑导眠汤治疗失眠症

【明医小传】

庞辉群（1963—　），女，主任医师，副教授，硕士研究生导师。师从著名老中医吴银根教授、熊旭东教授、吴正翔教授，从医 30 余年，善于运用中医辨证论治的方法治疗慢性咳嗽、哮喘、高血压病、骨质疏松、血液病、失眠等疾病，特别强调服药时注意精神调摄。先后主持及参与各级各类科研课题 10 余项，主编著作 1 部，副主编著作 3 部，参与编著 10 余部，发表学术论文 30 余篇。

【绝技揭秘】

一、技术渊源

失眠，是以经常不能获得正常睡眠为主要特征的一类疾病，主要表现为睡眠时间或睡眠深度的不足。轻者仅入睡困难，或寐而易醒，或醒后再难入寐，或时寐时醒；重者彻夜不寐。古称"目不瞑""不得卧"。失眠是临床上的常见疾病，发病率较高，可继发于躯体因素、环境因素、神经精神疾病等因素。失眠日久出现记忆力减退、头痛、自主神经功能紊乱、早衰，甚至可引起意外事故等诸多危害，严重影响患者的正常工作、学习和生活。

庞氏在论治本病时博采众长，同时，师古而不泥古，结合自身临证所得，认为本病的发生发展主要是以"气血"的虚实变化为核心。失眠患者多思虑过度，日久易伤及心脾，暗耗肝血，气滞血瘀，最终引起人体脏腑功能紊乱、邪气阻滞、气血阴阳平衡失调、神志不宁等使正常阴阳之气消长转换的节律破坏，导致失眠。治疗失眠，以活血、养血、行气及安神药为一体，阴阳同治，攻补兼施的方法，达到平衡阴阳治疗失眠的目的。故自创健脑导眠汤治疗失眠，取得了较好的临床疗效。

二、适应病证

心脾两虚、心虚胆怯、瘀血阻络之失眠健忘、惊悸多梦、头晕头痛等病症。

三、方药组成

健脑导眠汤由丹参、酸枣仁、桑椹、当归、小茴香组成。

服用方法：将药物混合，加水 600 mL，浸泡 1 h，煎煮取液约 300 mL，每日 1 剂，分 2 次服用，每次 150 mL，一般 7 日为 1 个疗程。结合患者体质、证型可加减。

四、理论阐释

人之阴阳正常相通，方可能寤能寐。如《灵枢·大惑论》说："卫气不得入于阴，常留于阳。留于阳则阳气满，阳气满则阳跷盛，不得入于阴则阴气虚，故目不瞑矣。"健脑导眠汤，即是为燮理阴阳而设，该方由丹参、酸枣仁、桑椹、当归、小茴香组成。

丹参，味苦性微寒，具有活血通经、祛瘀止痛、清心除烦、凉血消痈等作用，适用于血瘀、血热、瘀热夹杂所致的各种病症。民间有云"一味丹参散，功同四物汤"（语出《妇人明理论》），又如《本草纲目》云："按《妇人明理论》：四物汤治妇人病，不问产前产后，经水多少，皆可通用，唯一味丹参主治与之相同，盖丹参能破宿血……其功大类同当归、地黄、川芎、芍药故也。"丹参的补血作用是在祛瘀基础上而形成的。《滇南本草》载："补心定志，安神宁心。治健忘怔冲，惊悸不寐。"久病多瘀，长期失眠者常有血瘀现象，心脉瘀阻，血不养心，易神不守舍。故用丹参可祛瘀生新，养血安神，清心除烦，为君药。

炒酸枣仁，味甘酸性平，入心、肝、胆经。具有养心益肝、安神敛汗的功效。《本草再新》曰："平肝理气，润肺养阴，温中利湿，敛气止汗，益志定呵，聪耳明目。"《本草拾遗》曰："睡多生使，不得睡炒熟。"故用炒酸枣仁与丹参合用，旨在养血活血以增宁心除烦安神之效，为臣药。

桑椹，味甘酸性寒，入肝肾经。具有滋阴养血、生津润肠的功效。《本草蒙筌》:"椹收曝干,蜜和丸服。开关利窍,安魂镇神。久服不饥,聪耳明目。黑椹绞汁,系桑精英。入锅熬稀膏,加蜜搅稠浊。退火毒,贮磁瓶。夜卧将临,沸汤调下。解金石燥热止渴,染须发皓白成乌。"与丹参相配增加养心益智之效,为臣药。

当归,味甘辛性温,可升可降,阳中之阴。其性甚动,入之补气药中则补气,入之补血药中则补血,入之升提药中则提气,入之降逐药中则逐血也,且用之寒则寒,用之热则热。具有补血活血、调经止痛、润肠通便之功。协助君臣药以加强养血活血、宁心安神之力,为臣药。

小茴香,味辛性温。归肝、肾、脾、胃经。有散寒止痛、理气和胃的功效。能引方中诸药以达病所并具有调和君臣药物过凉作用,为使药。民间利用小茴香做香囊来提高睡眠质量。小茴香中含有茴香醇、茴香醚等一类挥发油的物质,这类物质有一定的镇静作用,因而能够治疗失眠。

五药合用共达调理气血、燮理阴阳、使人安睡的作用。

五、注意事项

本法不适用于实邪郁火,或脾肾阳虚等引起的失眠症。

使用该方需配合精神调摄方可巩固疗效。

六、典型医案

病案 1

患者:王某,男,50 岁。

初诊时间:2005 年 10 月 11 日。

主诉:失眠 3 年余。

病史摘要:患者失眠已有 3 年余,入睡困难,多梦易醒,白日无精打采,乏力,伴健忘、惊悸、头晕、头痛,痛在巅顶和两太阳穴,口味干苦,大便偏干,两日一行,小溲黄赤。舌暗红边有齿痕,苔薄微黄,脉象细弦。既往有高血压病史,长期服用苯磺酸氨氯地平片、富马酸比索洛尔片,血压控制较好。

西医诊断:高血压病,失眠。

中医诊断:不寐。

辨证:血虚血瘀,胆气横逆,心肾失交。

治则:养血化瘀,疏泄肝胆,交通心肾。

治法:内服处方,药用丹参 20 g,炒酸枣仁 30 g,桑椹 20 g,当归 8 g,小茴香 6 g，生地黄 15 g，柴胡 9 g，焦山栀 15 g，炙龟甲 15 g（先煎），玄参 15 g，牡蛎 30 g，磁石 30 g。共 7 剂。每日 1 剂，早晚温服，并嘱患者做好精神调摄。

效果：服药 7 剂，即见效果，21 剂时，除能每夜睡眠四五个小时外，其他症状基本消失。3 个月后已停用艾司唑仑片，之后根据症状轻重以及兼夹症状有无，在此方基础上进行调整，在服药期间及服药结束均配合精神调摄，调治 6 个月后至今一直保持良好的睡眠。

按：此案患者长期思虑，暗耗肝血，日久致肝肾阴虚，致瘀，非用养血化瘀之剂不能调和阴阳。见其健忘、惊悸、头晕、头痛，痛在巅顶和两太阳穴，口味干苦，一派血虚血瘀、胆气横逆、心肾失交之症。即用安魂镇魄药使患者入睡时间缩短，用养血安神药使患者睡眠安稳，用活血化瘀、疏肝行气药祛瘀生新、调和气血，用交通心肾的方法保证患者有充足的睡眠时间，用补肾健脑药使患者睡眠障碍改善后维持长久。

病案 2

患者：周某，女，66 岁。

初诊时间：2006 年 1 月 12 日。

主诉：头晕伴失眠 1 年。

病史摘要：患者 1 年前因丈夫患中风病后，家务事均由自己负担，劳心劳体，渐渐出现头晕，胸闷心悸，喜太息，入睡困难，入睡后易醒，梦幻纷纭，晨起乏力，偶有呃逆，心下痞满，反酸，大便日一行、黏腻，健忘，口干苦，夜间服用地西泮方可入眠，近 1 个月心烦焦虑，失眠加重，前往当地医院就诊，给予地西泮、氟哌噻吨美利曲辛片口服，心烦焦虑、睡眠症状略改善，余症同前，但口干加重，难以忍受，故求中医诊治。患者舌暗红边有齿痕，苔黄腻，脉象沉细弦。

西医诊断：睡眠障碍。

中医诊断：不寐病。

辨证：胆郁痰扰，心神失养。

治则：理气化痰，养血安神。

治法：内服处方，药用柴胡 12 g，姜半夏 10 g，黄芩 10 g，党参 15 g，黄连 3 g，竹茹 9 g，枳实 6 g，陈皮 9 g，茯苓 15 g，丹参 30 g，炒酸枣仁 15 g，当归 8 g，炙甘草 6 g，大枣 9 g，小茴香 3 g。14 剂，水煎服。并嘱患者做好精神调摄。

二诊：服药 14 剂，呃逆、心下痞满、反酸消失，大便质地正常，头晕、口干苦、胸闷心悸减轻，入睡轻度困难，但入睡后仍易醒，多梦，乏力。舌暗红边有齿痕，苔黄微腻，脉象沉细弦。处方药用柴胡 12 g，白芍 15 g，姜半夏 10 g，黄芩 10 g，党参 20 g，陈皮 9 g，茯苓 15 g，白术 15 g，丹参 30 g，炒酸枣仁 30 g，桑椹 20 g，当归 8 g，生地黄 15 g，小茴香 3 g，炙甘草 6 g，秫米 30 g。28 剂，水煎服。并嘱患者做好精神调摄。

效果：三诊时诉，服二诊中药 28 剂后，入睡不再困难，偶有入睡后易醒及多梦之象，轻度乏力，其他症状基本消失。之后根据症状轻重以及兼夹症状有无，在此方基础上进行调整，继续服用中药治疗 4 个月后，已停用地西泮、氟哌噻吨美利曲辛片，至今一直保持良好的睡眠状态。

按：此案为老年患者，本就气血之量不足，加之气血运行之通道枯涩，导致营卫之气运行失常，易出现"昼不精，夜不暝"之症，加之情志不遂，肝胆失于疏泄，气郁生痰，痰浊内扰，胆胃不和，加重心烦不眠、易醒多梦；胆胃不和，胃失和降，脾胃升降失调，不能斡旋上下，则呃逆，胸闷心悸，喜太息，心下痞满，大便黏腻；痰蒙清窍，气血不足，则头晕，健忘；痰热上扰故见口干苦。该患者在气血不足基础之上叠加胆郁痰扰，导致不寐，证属虚实夹杂，治疗上首先当选理气化痰、清胆和胃、养血安神之法以和阴阳、调升降、理虚实；待痰湿消散，脾胃得复，寒热得化后，继续舒肝健脾、益气活血、养血安神调理。该病案扶正与祛邪并用，根据正虚邪实的主次关系，灵活运用。先以邪实为主要矛盾，单攻邪又易伤正，单补正又易恋邪，此时治以祛邪为主兼扶正。后以正虚为主要矛盾，单纯用补法又恐恋邪，单纯攻邪又易伤正，此时则以扶正为主兼祛邪。收到较好的疗效。

病案 3

患者：马某，男，28 岁。

初诊时间：2009 年 5 月 6 日。

主诉：失眠 2 个月。

病史摘要：患者近半年总是加班、熬夜，3 个月前出现轻度乏力，渐渐入睡困难，出现轻微"熊猫眼"，白昼无精打采，乏力，注意力不能集中，大便偏干，动则汗出，手足畏寒，舌暗，苔薄白，脉细。曾服用艾司唑仑片可以入睡，但乏力等诸症不减，故求中医诊治。

西医诊断：睡眠障碍。

中医诊断：不寐病。

辨证：血虚血瘀，心神失养，表虚失固。

治则：养血化瘀，养心安神，固表止汗。

治法：内服处方，药用丹参30 g，炒酸枣仁15 g，桑椹15 g，当归10 g，小茴香3 g，生地黄15 g，火麻仁15 g，牡蛎30 g，玄参10 g，生黄芪15 g，白术30 g，防风9 g。7剂，水煎服。并嘱患者做好精神调摄，调整作息时间。

二诊：服药7剂，入睡困难较前略改善，大便正常，乏力减轻，但仍精神不佳，乏力，注意力不能集中，汗出同前，手足畏寒。舌暗红，苔薄白，脉细。

辨证：血虚血瘀，心神失养，营卫不和。

治则：养血化瘀，养心安神，调和营卫。

治法：内服处方，药用丹参20 g，炒酸枣仁20 g，桑椹15 g，当归15 g，小茴香3 g，生地黄15 g，白芍10 g，桂枝9 g，炙甘草6 g，生黄芪15 g，白术30 g，防风9 g，生姜6 g，大枣9 g。14剂。每日1剂，早晚温服，继续嘱患者做好精神调摄。

效果：三诊时患者睡眠正常，无明显乏力之感，手足畏寒消失，动则汗出减轻，不再服用中药治疗，嘱患者继续精神调摄，合理饮食，适当运动，避免过度劳累，以免复发。

按：一诊时，用常规思维辨治，认为此案为年轻患者，工作压力过大，长期熬夜，思虑伤脾，营血生化乏源，劳心太过，易使阴血暗耗，血虚则无以养心，心虚则神不守舍，血不养心而失眠；气血不足则白昼无精打采，乏力，注意力不能集中；日久致瘀，故见"熊猫眼"；气虚卫表不固，可见自汗，手足畏寒；汗出伤阴，肠道津亏，故大便干燥。故用养血化瘀、养心安神、固表止汗之法治疗，虽入睡时间较前缩短，但其余症状改善不明显，收效甚微，说明此患者不仅仅是气血不足、血瘀而致失眠，可能还存在营卫不调的发病机制，故在原法基础上加入桂枝汤调和营卫，结果收效颇丰，符合"营气衰少，卫气内乏，营卫不调"的发病机制。

【临床体悟】

失眠病位在心，但其发病与五脏六腑功能失调均有密切关系，病性不外虚实两端，即邪气之扰与营气不足，有邪者多实证，无邪者皆虚证，治疗以补虚泻实、调和营卫为法。无论失眠症病因千变万化，治疗疾病时需寻找发病的根本原因，从根本上治疗，这是我们辨证论治一贯遵循的法则，即"治病必求于本"。

治病求本，就是寻找疾病的根本原因，针对根本原因进行辨证论治。《素问·阴阳应象大论》曰："阴阳者，天地之道也，万物之纲纪，变化之父母，生杀之本始，神明之府也，治病必求于本。"由于疾病的证候表现多种多样，病机变化多端，病变过程有轻重缓急，天时、地利与人体对疾病的变化也会产生不同的影响。临床症状错综复杂，有真寒假热、真热假寒、真实假虚、真虚假实等疾病的现象与本质不相符的情况，因此，必须透过现象看本质，抓住疾病的本质，治病求本，这样才能真正达到治病求本、治病救人的目的。

研读清代医家叶天士在《临证指南医案》中的医案，受益匪浅，他提出"在肺为实，在肾为虚"的治喘之要，是对"治病必求于本"最好的诠释。治虚喘找其根本原因，责之于肾，围绕肾不纳气、肾不化水之病机，以扶正培本、温补纳气为法，方药加减运用灵活，体现了治病求本的虚喘证治经验。

失眠患者，大多期望值颇高，总希望服用数剂即可解决难寐之苦。冰冻三尺非一日之寒，因此治疗失眠也要像叶天士治疗虚喘一样，究其因，追其本，以活血、养血、行气及安神药为一体，加之精神调摄，养成良好的生活习惯，劳逸结合，达到阴平阳秘的状态，治疗应持之以恒，方可解决失眠之苦恼。

无论治疗何种疾病，只要找到疾病的本源，就可迎刃而解。

【参考文献】

［1］陈文鑫，陈锦东，潘才丕，等. 周来兴老中医从心脾相关治疗失眠的经验探析［J］. 基层医学论坛，2020，24（26）：3806-3808.

［2］朱潇旭，孔春芹，应力，等. 张超教授活血安神法治疗顽固性失眠临床经验初探［J］. 中国民族民间医药，2018，27（18）：62-63.

［3］冯广义，方英，张凤茹. 顽固性失眠辨证论治验案 3 则［J］. 中医临床研究，2018，10（23）：77-79.

［4］陈静，刘立华. 调和营卫外治法治疗失眠临床观察［J］. 世界中西医结合杂志，2017，12（01）：93-95+98.

［5］吉军. 审证求因对治疗的重要性［J］. 中医药导报，2017，23（22）：23-24.

［6］刘松楠，王庆国，王雪茜，等. 从"治病求本"探析叶天士辨治虚喘经验［J］. 中医药导报，2018，24（18）：7-10.

（庞辉群）

经方速愈肠易激综合征

蔡淦（1938— ），汉族，出生于上海。1962 年毕业于上海中医学院首届六年制本科医疗专业，在附属曙光医院工作至今。现任上海中医药大学及其附属曙光医院终身教授、博士研究生导师，中国中医科学院博士后导师，全国老中医药专家学术经验继承工作指导老师，中华中医药学会内科分会顾问等职务。兼任上海市中医脾胃病医疗协作中心主任、国家中医药管理局重点专科脾胃病学科带头人。1995 年成为上海市首届名中医，2017 年获评首批全国名中医。悬壶五十九载，始终工作在临床第一线，擅治各种脾胃疾病及内科疑难杂症。在国内率先提出健脾益气、清热活血和化痰解毒法治疗胃癌前病变以阻止癌变，并研制出曙光医院院内制剂"莪连颗粒"，疗效肯定。主持省部级课题 20 项，获省部级以上科技进步奖 8 项。撰写论文 116 篇，主编或编写教材、专著共 56 部，其中《高等中医院校教学参考丛书·中医内科学》获国家科技成果奖。

一、技术渊源

"经方"一词源于《汉书·艺文志》，初指当时的 11 种医籍，从汉至宋所云经方之意基本与《汉书·艺文志》同义；宋以后其含义逐渐变化，民国以后特指仲景方，约 260 首。仲景不仅善于博采众方，吸取前人的经验，更重要的是能理论密切结合临床实践，进行细致的平脉辨证施治。其辨证较为客观精确，施治药简效宏，对疑难杂病往往能取得非常好的疗效。

蔡氏临床擅于运用经方，在多年的临证过程中荟萃众家之长，逐渐形成了自己的学术思想和诊疗特色。提出了诊治脾胃病的"三观"理论，即整体观、动态观、平衡观；根据李东垣"内伤脾胃，百病由生"的理论，在治疗内科杂病时以脾胃为核心调摄五脏；对于反复发作的肠易激综合征，提出扶土抑木、柔肝缓急、酸敛收涩的治则，并荟萃古方精华研制专方"肠吉泰"，临床疗效可达87%。

二、适应病证

肠易激综合征、腹痛、泄泻、便秘等病证相符者。

三、方药组成

常用经方有五苓散、葛根芩连汤、四逆散、理中丸、四逆汤、桃花汤、赤石脂禹余粮汤、乌梅丸、芍药甘草汤、枳实芍药散、小承气汤、麻子仁丸等。

自创验方肠吉泰，由炒白术、炒白芍、防风、陈皮、乌梅、甘草等药组成。肝郁脾虚型，加柴胡、郁金、香附；脾虚湿阻型，加党参、山药、薏苡仁；脾肾阳虚型，加骨碎补、肉豆蔻；脾胃湿热型，加煨葛根、黄芩、黄连。

服药方法为每日1剂，加水500 mL，浸泡30 min以上，煎煮得约200 mL药液，重复再煎1次，将2次药液混合，分2次早晚分服。

四、理论阐释

肠易激综合征（irritable bowel syndrome，IBS）是一种非器质性功能性肠病，主要表现为反复腹痛并伴排便异常或排便习惯的改变。罗马Ⅳ标准根据Bristol粪便性状量表将IBS分为腹泻型IBS（IBS-D）、便秘型IBS（IBS-C）、混合型IBS（IBS-M）等。

IBS在中医学中没有与之对应的病名，属于中医学"腹痛""泄泻""便秘"等范畴。蔡氏在长期临床中认识到IBS的核心病机在于脾虚肝旺、土虚木乘、肝脾不和，导致肠道清浊不分，传导失司。《景岳全书》引刘草窗的白术芍药散，即痛泻要方，为目前IBS常规用方。然临证中尚有部分病例经过长期治疗效果不显，蔡氏根据辨证施治的原则，知常达变，运用经方可以取得意外的功效。如用五苓散利小便而实大便，葛根芩连升清燥湿止泻，四逆散疏泄厥阴、畅达气机，理中、四逆辈温阳健脾止泻，桃花汤温中涩肠止泻，赤石脂禹余粮汤及乌梅丸收敛固涩、平调寒热阴阳。对于便秘型肠易激综合征（IBS-C），采用芍药甘草汤、枳实芍药散、四逆散，加重枳实、白芍用量缓急止痛，破气通腑，也可适当采用轻下润下之法，如小承气汤、麻子仁丸等，中病即止。对于腹泻型肠易激综合征（IBS-D），通常采用自拟"肠吉泰"方。该方是蔡氏在继承传统名方"痛泻要方"的基础上，根据临床实践经验所创制的效方。方中以白芍、白术二药为君，白芍柔肝敛肝、缓急止痛，白术健脾益气、培土敦木；陈皮理气、疏肝、醒脾；配伍少量防风，具升散之性，其辛能散肝，香能舒脾，风能胜湿。以上四药相配，起到疏肝健脾、调气止痛之功效。再加乌梅味酸，能柔肝收涩止泻；甘草补气健脾，和中缓急，可使脾健肝平，气行湿祛，肝脾和调，则痛泻可止。蔡氏认为，IBS-D的基本病机为肝郁脾虚，临床中本病也以肝郁脾虚证最为多见，本病中的其他证型或由肝郁脾虚证发展而来，或在不同程度上兼见肝郁脾虚证。因此，肠吉泰因契合IBS-D的病机，可用于多数IBS-D的治疗。此外，由于IBS患者多合并精神紧张、焦虑、急躁易怒、失眠多梦等症，需要安神定志，可合用酸枣仁汤、百合知母汤、柴胡加龙骨牡蛎汤等经方，可收到更好的效果。临床当遵行仲景"观其脉症，知犯何逆，随证治之"主张。

五、注意事项

在治疗过程中以及平时生活中，应注意以下3个方面。

（1）IBS患者多伴有焦虑、抑郁等心神不宁的表现，即"百病生于气""因郁致病"，首次用药之前当耐心向患者解释IBS属于良性的功能性肠病，告知该病的复杂病因、简要发病机制以及可以采用的中西药治疗方法，消除患者对本病过度的不安和恐惧，使患者对疾病和医生建立信任和信心，此时再采用药物干预往往事半功倍。

（2）饮食因素可诱发或加重IBS症状，肠道感染更是中国人群患IBS的危险因素，因此格外需要注意选择饮食：如海鲜等过敏食物、豆制品等产气食物以及添加剂过多的高脂高糖食品等嘱患者尽量避免。还需要改变不良的进食习惯，进食时当细嚼慢咽，避免大量食物进入胃肠促进其快速蠕动导致腹泻加重。

（3）适当参加体育锻炼，增强体质，从整体调节有利于疾病康复。

六、典型病案

医案 1

患者：彭某，女，57 岁。

初诊日期：2003 年 3 月 27 日。

主诉：腹痛反复发作 1 年余。

病史摘要：患者腹痛反复发作已 1 年余，发作时脐腹剧烈挛痛，曾多次赴某医院急诊，经注射盐酸哌替啶针剂得以缓解，近因情绪波动，腹痛又作，并伴有胸胁胀满，哭叫不停，声音高亢，四肢厥冷。苔薄，脉弦紧。腹诊：腹软，左下腹按之疼痛，深部触诊可扪及粪块。追问病史：大便已 7 日未行。

西医诊断：便秘型肠易激综合征。

中医诊断：腹痛，便秘。

辨证：厥阴失于疏泄，阳明腑气不利。

治则：疏泄厥阴，通利阳明。

治法：内服处方，药用柴胡 9 g，枳实 15 g，白芍 30 g，生甘草 6 g，厚朴 12 g，生大黄 6 g（后下），延胡索 9 g，火麻仁 30 g，桃仁 9 g，路路通 15 g。3 剂，水煎服。

二诊：服药次日更衣 2 次，始则大便坚硬如栗，继则大便呈条、量多，腹痛大减。刻下：脐腹仍有隐痛，四肢转温，胸胁胀满消失，夜寐不酣，乱梦纷扰。苔薄，脉弦。

辨证：肝郁气滞，心神不宁。

治则：疏肝理气，养心安神。

治法：内服处方，柴胡疏肝散合酸枣仁汤加减。药用柴胡 9 g，枳实 15 g，白芍 9 g，生甘草 6 g，酸枣仁 30 g，知母 15 g，川芎 10 g，茯神 15 g，制香附 9 g。14 剂，水煎服。

效果：随访未再发病。

按：该患者腹痛经年，依赖于镇痛剂，然前医多不知为"燥屎"所为，蔡氏腹诊明确腹痛病因，诊断为 IBS - C，且该患者有四肢厥逆、胸胁胀满、哭叫不停、声音高亢、脉弦紧等厥阴疏泄不利之象，故采用四逆散、小承气汤合方急则治其标，缓急止痛，顺气通腑，一剂知，二剂已，然攻下之法，中病即止。二诊针对患者情绪不稳定的情况，抓住疾病病因，即《丹溪心法·卷三·六郁》言"气血冲和，万病不生，一有怫郁，诸病生焉，故人身之病，多生于郁"，采用柴胡疏肝散合用酸枣仁汤疏肝理气、安神定志而收功。蔡氏认为在临证中常见"四肢厥逆"之证，其中有"阳气虚衰"的"四逆汤"证以及"气郁不达"的"四逆散"证，当仔细区分，其中脉象是辨别虚实的重要一环。若脉弦紧有力为实，当以四逆散开达气机，脉象沉细无力，当以四逆汤"救其里"，不可犯虚虚实实之戒。

医案 2

患者：黄某，男，42 岁。

初诊日期：2014 年 2 月 22 日。

主诉：腹泻反复发作近 2 年。

病史摘要：患者近两年来腹泻反复发作，发作时大便稀溏，伴有不消化食物残渣及少许黏冻，每日 2～3 次，圊前腹痛、肠鸣，便后消失。曾服用多种中药，效果不显，翻阅病历处方，均为参苓白术散、痛泻要方、四神丸一类补益药物，进一步追问病史，患者因工作需要，晚间饭局频繁，泄泻多次发生在宴会之后，观其形体丰盛，体检尚有脂肪肝和高脂血症。苔根薄腻，舌暗红，脉弦滑。

西医诊断：腹泻型肠易激综合征。

中医诊断：泄泻。

辨证：湿热夹滞，蕴结肠腑。

治则：清热化湿，消食导滞。

治法：内服处方，葛根芩连汤合保和丸加减。药用煨葛根 30 g，黄芩 9 g，黄连 3 g，生甘草 6 g，焦山楂 15 g，焦神曲 15 g，木香 6 g，连翘 9 g，葛花 9 g，荷叶 9 g。14 剂，水煎服。

二诊：患者泄泻未作，余症均除，苔薄脉弦。守方加扁豆衣 9 g。14 剂。

效果：随访痊愈。

按：对于腹泻型肠易激综合征，常常采用调和肝脾法，多以痛泻要方为主加减进退，此为常法，然临床对于常法无效者，当不囿于固定思维，特别叠经治疗不瘥者，当着眼于既往所用理法方药、全身情况、相关病史以及生活起居。该患者遍服前医健脾补肾之剂改善不显，蔡氏观其体形丰盛，仔细追问病史得知其应酬甚多且有脂肪肝、高脂血症病史，膏粱厚味，损伤脾胃在先，无法运化，日久湿热食积，蕴结不化，下注肠道，采用葛根芩连、保和丸加减清热利湿，消食导滞，方中重用煨葛根为君，鼓舞清阳，配合葛花、荷叶降脂解酒，升清止泻，服用 2 周诸症悉除，收效迅速。

【临床体悟】

知常达变的灵活性。IBS 作为临床常见的功能性肠病，因其反复发作，影响患者的生活质量，中医药对于该病治验丰富，2020 年国内《IBS 共识》已将"中医药对改善 IBS 症状有效"纳入条目中。蔡氏在脾胃病诊治方面享誉沪上，对于 IBS 的诊治见解独到。蔡氏指出无论哪种类型的 IBS，需牢记脾虚为致病之本，肝郁为发病之标，再根据 IBS 分型及证型针对性地采用温清消补、升清降浊等法进行常规的治疗。但在临证中还会遇到一些久治不愈的病例，尚需细致辨证，运用经方治疗，知常达变，往往能取得较好的效果。

四诊合参的必要性。在临床治疗肠易激综合征中，需四诊合参，辨证施治，如医案 1 的脐腹剧烈挛痛，哭叫不停，声音高亢，大便 7 日未行，脉弦紧；医案 2 的形体丰盛，平时应酬频繁，且有脂肪肝、高脂血症，脉弦滑，四诊合参辨证均为实证，而非虚证。

【参考文献】

［1］丛军，李莉，张正利，等. 肠吉泰加味治疗腹泻型肠易激综合征远期疗效及生活质量评价［J］. 世界中西医结合杂志，2016，11（5）：671-674.

［2］张正利，王莹，李典典. 肠吉泰治疗腹泻型肠易激综合征临床观察［J］. 上海中医药大学学报，2012，26（5）：41-44.

（顾思臻 丛 军）

肝舒贴治疗慢性肝病胁痛

【明医小传】

　　王灵台（1940—　　），男，教授，博士研究生导师，上海市名中医。从事中医药、中西医结合防治肝病工作 50 余年，在中医药治疗肝病的理论、临床、科研方面做出非常突出的贡献。率先提出"补肾为主、清化为辅"治疗慢性乙型肝炎，并创建院内制剂补肾方，建立黄疸"介黄"中医辨治体系和黄疸"七分"理论，丰富了中医理论；提出肝阴亏虚、瘀血阻络是肝纤维化发生、发展的关键病机，创立院内制剂柔肝方治疗早期肝硬化；成功研制清开冲剂治疗肝性脑病和中药穴位敷贴透皮剂肝舒贴治疗慢性肝病胁肋疼痛。研究成果获得上海市科技进步奖、教育部科技进步奖、中国中西医结合学会科技进步奖、华夏医学科技奖、中华中医药学会科技奖、上海中医药学会科技奖、上海市医学会科技奖二等及三等奖。

【绝技揭秘】

一、技术渊源

　　早在原始社会，人们就发现使用树叶、草茎等涂敷伤口，可以减轻与野兽搏斗或日常劳作后造成的疼痛。我国现存最早的医方专著《五十二病方》中就记载了将芥子泥贴敷在百会穴来治疗毒蛇咬伤的办法。《灵枢·经脉》中记有"足阳明之筋……颊筋有寒，则急引颊日移口，有热则筋缓，不胜则手僻，治之以马膏，膏其急者，以白酒和桂，以涂其缓者……"这便是现代膏药之始。医圣张仲景记述了许多外治法，包括熨、外敷、药浴等，如治劳损的玉泉膏一直沿用至今。

发展至晋唐，穴位贴敷疗法已经被普遍使用。《肘后备急方》中对断续膏、雄黄膏等外用膏药做了介绍，并详细解释了制作和应用方法。孙思邈提出小儿夜哭可用膏摩囟上和足，这也是治未病的先驱。宋代《太平圣惠方》记载："治疗腰腿脚风痹冷痛有风，川乌头三个去皮脐，为散，涂帛贴，须臾即止。"《圣济总录》载："膏取其膏润，以祛邪毒，凡皮肤蕴蓄之气，膏能消之，又能摩之也。"《普济方》中记载用生附子研磨成粉，加葱汁成泥，敷于涌泉穴以治鼻渊。

穴位贴敷疗法在清朝更趋成熟。程鹏之的《急救广生集》收录了自汉以来近两千年有关穴位外敷治病的方法和经验。《伤寒证治准绳》亦有"贴脐下关元气海，自晚至晓，其活力可代灸百壮，腰痛亦可贴之"。吴师机的《理瀹骈文》系统整理了外治法的原理、选方用药和临床运用，"外治之理，即内治之理，外治之药，亦即内治之药。所异者，法耳"，被称为"外治之宗"。王氏得先哲之启发，考察了国内外多种给药途径和方法，比较了中医传统穴位敷贴疗法与现代透皮给药系统各自的特点，成功研制了肝舒贴并广泛应用于临床。

二、适应病证

主要治疗慢性肝病引起的胁肋疼痛，多见于西医学的急慢性肝炎、急慢性胆囊炎等病，以慢性肝病最为多见，对肝郁脾虚兼有血瘀型患者尤其适宜，症见胁肋胀痛、食后腹胀、食欲不振、神疲乏力、便溏等。

三、方药组成

方药组成：黄芪、郁金、莪术、没药、王不留行、夏枯草。

操作方法：将肝舒贴贴于肝区胁肋疼痛部位（期门、日月、章门）和肝俞、足三里处，每2～3日1次，2周为1个疗程。

四、理论阐释

《内经》云："邪在肝，则两胁中痛。"肝为将军之官，其性动而主疏泄，若因情志抑郁，或暴怒伤肝，使肝失调达，疏泄不利，气阻络痹。气郁日久，血流不畅，逐渐积滞而成瘀血，阻塞胁络，发生胁痛。因此疏肝理气、活血化瘀、通络止痛成为医家辨证论治胁痛之准则。

慢性肝病患者大多病程较久，气血虚弱，脏腑功能失调，病机整体为"虚"，局部为"实"，重在"瘀滞不通"。其治则当以益气通络、活血化瘀、行气止痛为要，不应再拘泥于理气、活血通络法。正如戴元礼《证治要诀》等著作中所提到的"胁痛各有所感，治法亦自有殊"。王氏求于古训，结合病机特色，提出了"益气、行气、活血化瘀"的外用治疗法则，以黄芪益气健脾，夏枯草行气止痛，莪术等活血化瘀，全方共奏益气健脾、疏肝理气、行气止痛、活血化瘀、软坚散结之功效。

穴位是脏腑气血汇集之处，是人体经络脏腑之气聚集和出入体表的部位。《医学源流论》曰："使药性从皮肤入腠理，通经贯络，较之服药尤有力，此致妙之法也。"当药物敷贴于相应穴位之后，通过渗透作用，透过皮肤，进入血液循环，达到脏腑经气失调的病所，发挥药物"归经"和功能效应。同时通过间接作用即药物对机体特定部位的刺激，调整阴阳平衡，以改善和增强机体的免疫力。现代研究还证明，经络腧穴对药物的理化刺激有特殊的敏感性、作用的放大性、整体的调节性和药物的储存性，这是中医"内病外治"的重要机制。

"内病外治"乃中医学中一个有待发掘的宝贵财富。人体是一个统一的整体，内外相合，经脉相通，肝居胁下，胆附于肝，肝胆有经脉络属互为表里。肝脉起于足大趾，上行环阴器，过少腹，布胸胁，上巅顶。肝区的期门、日月、章门穴为足少阳胆经、足厥阴肝经之要穴，肝俞穴为治肝病之要穴。"见肝之病，当先实脾"，治疗肝病尤需顾护中州，另加选胃之合穴足三里。三穴合用，以益气健脾、疏肝理气、行气止痛、活血化瘀、软坚散结之中药外敷，使中药之性达疾病之所而发挥最佳治疗作用。

中药外治具有简便易行，不良反应小，发挥药效快，避免消化道、肝脏消化酶的灭活作用等优点。特别适应于气血虚弱、脏腑功能失调者。

五、注意事项

易过敏者慎用。局部皮肤破溃感染者禁用。

六、典型医案

患者：赵某，男，56 岁。

初诊时间：2019 年 9 月 25 日。

主诉：右胁隐痛近半年。

病史摘要：患者患乙型肝炎后肝硬化病史 20 余年，肝功能反复波动，面色晦暗，颈有赤缕红丝，多方治疗无明显疗效，遂来我院就诊。自诉半年来自觉右胁反复隐痛，口苦目涩，胃纳不香，乏力体瘦，腰膝酸软。舌红、有瘀斑，脉滑。实验室检查：肝功能：ALT 59 U/L，AST 47 U/L，总胆红素 29.3 μmol/L，直接胆红素 14.2 μmol/L，白蛋白 32 g/L，白蛋白/球蛋白 1.13，HBsAg（＋）。B超提示：肝硬化，脾肿大。予中药辨证施治后症状稍缓，食纳增加，但右胁隐痛仍有，伴口干口苦。

西医诊断：乙型肝炎后肝硬化。

中医诊断：积聚。

辨证：肝郁脾虚，兼有血瘀。

治则：疏肝健脾，活血化瘀，行气止痛。

治法：在中药辨证施治的基础上予肝舒贴，贴于肝区胁肋疼痛部位（期门、日月、章门）和肝俞、足三里处，每3日1次。

二诊：联合肝舒贴治疗后，患者自诉右胁隐痛症状有所改善，目睛干涩不适也较前减轻，口干口苦仍有。继续肝舒贴取穴外敷，改2日1次。

三诊：患者诉右胁隐痛明显缓解，口干口苦亦有减轻。患者困扰已久的症状得到改善，精神面貌也变得积极。予肝舒贴继续贴敷使用。

按：此案患者病程日久，证属肝郁脾虚，兼有血瘀，余邪未尽。经口服中药后，症状虽有改善，但胁痛仍有反复，恰是肝舒贴的适应证。相较于口服中药的苦涩，中药贴敷无痛无创，使药物发挥最大治疗效果的同时也提高了患者的生活质量，患者更易于接受。

【临床体悟】

在临床实际工作中发现，用理气、活血的治疗方法对病程短的急慢性肝病胁痛者均有明显的止痛效果，而病程超过半年以上的慢性肝病胁痛者用理气、活血之法有时止痛效果欠佳。针对这部分患者的治疗若一味拘泥于用理气、活血法恐难以取效，应当拓宽思路，另辟蹊径，寻觅新法。国内外西医治疗慢性肝病胁痛方法大致相同，而王氏取中医药独擅之长，运用中药穴位敷贴疗法治疗疾病，可使中药发挥最佳的治疗作用。

中医治疗慢性肝病多以传统的汤剂内服为主，这固然可以发挥辨证用药的优势，但慢性肝病患者大多病程较久，气血虚弱，脏腑功能失调，且内服方剂中某些药物有伤胃之弊，使内服用药受到了一定的限制。中药穴位敷贴疗法是结合穴位和药物作用创建和发展起来的一种独特的治疗方法，具有超出一般给药方法的独特优点，它避免了胃肠道及肝的首过作用，比口服给药更稳定地直接进入血流，并能使血药水平稳定在治疗有效浓度范围内。王氏研制的肝舒贴在继承传统用药的同时，将传统经络学说和先进制剂技术的优势结合起来，并将透皮给药与穴位功能结合起来，更有利于提高治疗效果。这种辅助治疗肝病的方法值得在临床上推广。

【参考文献】

［1］高月求，孙学华. 王灵台教授治疗慢性肝病临床经验［J］. 中医药通报，2003，2（2）：86-88.

［2］聂红明，王灵台. 王灵台教授肝病辨证论治特色［J］. 上海中医药大学学报，2006，20（2）：32-34.

［3］赵钢，陈建杰. 王灵台教授论中药透皮剂肝舒贴的研制思路［J］. 上海中医药大学学报，2003，17（1）：30-32.

［4］姚譞，张艳红，韩润，等. 王氏肝舒贴对肝郁血瘀证及急性肝损伤大鼠影响的研究［J］. 上海中医药杂志，2019，53（5）：84-87.

（郑彦希）

健胃茶治疗慢性萎缩性胃炎

━━━━━━━━━━━ 【 明 医 小 传 】 ━━━━━━━━━━━

徐明光（1944— ），男，生于上海，师从国医大师裘沛然、针灸大师杨永璇。从事中医针灸 50 余年，创立远道取穴的对应疗法，善用养老穴治疗多种病证，有"徐养老"之称誉。编撰《杨永璇中医针灸经验选》，获上海市卫生局科技成果三等奖；研发健胃茶治疗慢性萎缩性胃炎，获上海中医学院科研成果二等奖；发明智能型经络诊疗仪，获第五届全国发明展铜牌。2019 年 11 月，对应疗法获选第十一届杏林寻宝大会。著有《徐氏对应疗法》，由中国中医药出版社 2019 年 12 月出版，发表学术论文 20 余篇。现任上海中医药大学附属曙光医院海派中医杨氏针灸流派传承研究基地顾问，杨氏针灸第二代传人，澳大利亚墨尔本国医堂首席专家。擅长针灸治疗血管性偏头痛、眼疲劳、视模糊、飞蚊症、内耳眩晕症、胃窦炎、萎缩性胃炎、假性截瘫、颈肩背腰腿痛及软组织损伤等。

━━━━━━━━━━━ 【 绝 技 揭 秘 】 ━━━━━━━━━━━

一、技术渊源

慢性萎缩性胃炎（简称 CAG），是难治的胃病之一，1978 年世界卫生组织将其确定为胃癌前状态之一，对本病的治疗已引起国内外医学界的广泛重视。徐氏于 1980 年在上海中医学院附属岳阳医院开设胃窦炎专科，研制健胃茶治疗许多 CAG 患者，取得了良好疗效。经过 6 年的临床研究，撰写了《健胃茶治疗慢性萎缩性胃炎的临床研究》论文，报道该病 42 例治疗前后均经纤维胃镜和病理活检对照，病理总有效率为 80.95%，胃腺体萎缩转为浅表者 32

例，逆转率达 76.19％，经上海市五家三甲医院同行专家鉴定评审后认为：按西医辨病与中医辨证相结合研制的健胃茶，服用方便，疗效显著，在社会上已有相当良好的影响，对防治癌前期病变的 CAG 提供了验、便、廉的药物剂型，是国内外首创，值得推广应用。本课题获得上海中医学院 1986 年度科研成果二等奖。

二、适应病证

健胃茶适用于慢性萎缩性胃炎，辨证分为两型，分别适宜于偏虚寒型和偏虚热型两种证型。

三、方药组成

有两款健胃茶，即 3 号健胃茶与 4 号健胃茶。

3 号健胃茶处方：生黄芪 4.5 g，徐长卿 3 g，麦冬或北沙参 3 g，当归 3 g，乌梅肉 1.5 g，生甘草 1.5 g，红茶末 1.5 g。适宜于偏虚寒型。

4 号健胃茶处方：生黄芪 4.5 g，徐长卿 3 g，麦冬或北沙参 3 g，丹参 3 g，乌梅肉 1.5 g，生甘草 1.5 g，绿茶末 1.5 g。适宜于偏虚热型。

若虚寒、虚热夹杂型，可交替服用 3 号、4 号健胃茶。

四、理论阐述

慢性萎缩性胃炎是由多种病因引起的，以胃黏膜的慢性炎症和固有腺体萎缩，常伴有不同类型的胃黏膜上皮和腺体化生为主要病理特征，以上腹部不适、饱胀疼痛、恶心嗳气及食欲不振等为主要临床表现的慢性胃部疾病，归属于中医的痞满、胃痞、胃脘痛、嘈杂等，有肝胃气滞、脾胃虚弱、胃阴不足、胃络瘀血等证型。

徐氏认为 CAG 从中医辨证而言，病变虽在胃腑，但亦累及肝、脾等脏腑，而其主要临床表现是气阴两虚、气滞血瘀、寒热夹杂，常迁延日久。李东垣指出："若胃气之本弱，饮食自倍，则脾胃之气既伤，而元气亦不能充，而诸病之所由生也。"可见虚证当补，因六腑以通为用，宜通补而不宜守补。针对胃喜润、以通为用、得降则和的特点，采取了通补兼施、补而不滞、温凉并用、温而不燥的治则及益气健脾、养阴润胃、行气消滞、活血化瘀、酸甘生津等治法。运用八纲辨证将其简分为偏虚寒、偏虚热及虚寒虚热兼夹三型。根据中药的功用及性味，研制了专治 CAG 的 3 号、4 号健胃茶。方中黄芪性温、味甘，功能益气补中，并可托毒生肌；徐长卿性温，味辛，有行气止痛、通络化湿之功；麦冬或北沙参性微寒，味甘，有养阴润胃的作用；当归性温，味甘辛，功能补血活血，适宜于偏虚寒型患者；丹参一味，功同"四物"，因其药性微寒，具有活血祛瘀作用，尤宜于偏虚热型患者；乌梅性平，味酸涩，能酸甘生津；甘草性平味甘，可补脾气，调和诸药。另茶叶味苦、甘，有消食、利尿、收敛、解毒等作用，其中红茶偏温，绿茶偏凉，分别辨证选用。

五、注意事项

服用健胃茶，贵在坚持，须温服。日常饮食要有规律，一日三餐，定时定量，勿过饥，勿过饱，忌食冰冷及过硬、油腻食物。

六、典型医案

病案 1

患者：林某，男，24 岁。

初诊时间：1980 年 6 月 25 日。

主诉：中上腹闷胀隐痛 5 年余。

病史摘要：5 年多来中上腹闷胀隐痛，曾服西药无显效，来看中医。治疗前胃镜检查为萎缩性胃炎，病理诊断为轻度萎缩性胃炎。今症见上腹胀痛，伴有嗳气，嘈杂，胃纳不香，夜眠不安，消瘦乏力，口渴欲饮，怕热。脉细数，苔薄，舌偏红。穴位压痛：中脘（＋），下脘（＋）。胃镜检查为萎缩性胃炎。

西医诊断：萎缩性胃炎。

中医诊断：胃脘痛，嘈杂。

辨证：肝胃气滞，胃络瘀滞，属偏虚热型。

治法：宜通补兼施，行气活血。

处方：给予 4 号健胃茶，每日 2 包，开水冲泡代茶饮。

效果：共服 4 号健胃茶 180 包，3 号健胃茶 10 包，症状明显好转，体征消失，胃纳已香。治疗后胃镜复查：慢性浅表性胃炎。病理报告：胃黏膜慢性炎症，病理疗效评为显效。随访 5 年半，胃无不适，纳好，告愈。

按：此例萎缩性胃炎患者，证属偏虚热型，给予 4 号健胃茶，有通补兼施、养阴润胃等功效，坚持服用而获得显效。

病案 2

患者：李某，男，50 岁。

初诊日期：1982 年 12 月 23 日。

主诉：有胃病史已 10 余年。

病史摘要：胃不适已 10 余年，胃镜及病理诊断为胃窦慢性萎缩性胃炎，肠化（＋）。症见上腹隐痛，食后腹胀，纳差，胃酸缺乏，吃碱性食物如面条等胃脘不舒，形寒，手足怕冷，脉细，苔薄白。穴位压痛：中脘（＋）；胃镜及病理诊断为胃窦慢性萎缩性胃炎，肠化（＋）。

西医诊断：慢性萎缩性胃炎。

中医诊断：胃脘痛，胃痞。

辨证：脾胃虚寒、气滞血瘀，属偏虚寒型。

治则：宜温补脾胃，行气活血。

治法：处方给予 3 号健胃茶，每日 1～2 包，开水冲泡代茶饮。

效果：服 230 包后，腹胀明显好转，胃纳已香。1983 年 5 月 3 日胃镜复查，病理报告示胃窦前壁轻度慢性萎缩性胃炎，静止期。继续服 3 号健胃茶 210 包，其间因大便较干，2～3 日一次，苔薄黄，改服 4 号健胃茶，每日 2 包，计 110 包，服后大便正常，日行一次，苔薄。共治疗 10 个月，症状、体征均消失。1983 年 11 月 3 日胃镜再复查，病理报告示胃窦黏膜慢性炎，病理疗效评为显效。1986 年再做胃镜复查，病理报告示轻度胃窦慢性浅表性胃炎，随访 3 年零 3 个月，胃无不适，饮食正常，告愈。

按：此例萎缩性胃炎，证属偏虚寒型，给予 3 号健胃茶，有通补兼治、行气消滞等功效，坚持服用而获得显效。

【临床体悟】

目前西医治疗慢性萎缩性胃炎尚无特效药物，而中医药有较好的疗效。但一些患者常因此病尚未发展到胃癌阶段，所以患者大多仍因需要其他的工作、生活的原因要上班谋生，就没有耐心坚持服药，以至症状有所好转即停用中药，常发展到胃癌阶段，这时才引起重视，可惜已经晚了。徐氏采用泡茶治病，颇受患者欢迎，因疗效可靠。徐氏在澳大利亚也用此法治疗了数位 CAG 患者，服药 2～3 个月后症状消失，胃镜及病理检验均为正常。

健胃茶每小袋总重量仅 18 g，选药多属甘味，其中徐长卿含有挥发成分，不宜久煎，而适宜于泡茶，可长期饮服，且无副作用。据对患者服用后作 CAG 患者的肝功能、HBsAg、血常规等检验，未发现有任何异常。而且茶剂有利于胃的吸收，无固体药物对胃黏膜的损伤之虑，值得进一步推广验证。

【参考文献】

［1］高树俊，徐明光，姚丽平，等. 健胃茶治疗胃窦炎 111 例疗效观察 ［J］. 中医杂志，1984，(4)：34 - 35.

［2］高树俊，徐明光，李思德，等. 健胃茶治疗胃窦炎 122 例 ［J］. 新中医，1981，(9)：33 - 35.

（徐明光）

疏肝和胃法治疗难治性
胃食管反流病

【明医小传】

朱生樑（1948—　），男，主任医师，二级教授，博士研究生导师，上海中医药大学附属岳阳医院消化内科首席专家，上海近代中医流派传承中心丁氏内科流派传人，海派中医丁氏内科流派陈存仁学术思想研究基地传承人，全国第六批名老中医药专家学术经验继承指导老师。兼任中华中医药学会脾胃病分会常委，世界中医药联合会消化病分会常务理事，上海中医药学会脾胃病分会副主任委员，上海中西医结合学会消化病分会副主任委员等职。擅长中医药治疗胃食管反流病、慢性胃炎、胃癌前病变、溃疡性结肠炎、肠易激综合征、胆囊炎、胆石症、肝硬化、消化系肿瘤手术后的中医扶正抗癌等消化系统疑难杂症，尤其对胃食管反流病的中医诊治做出了较大贡献，学术水平达到国内领先地位。先后主持了国家自然科学基金项目、省部级项目8项，市局级项目10余项。获得国家级、省部级科技成果一等奖1项、三等奖5项，出版专著3部，获得专利4项，培养硕博士研究生53人。

【绝技揭秘】

一、技术渊源

中医学中并无难治性胃食管反流病（refractory gastroesophageal reflux disease，rGERD）病名，根据其临床症状可将其归属于"吐酸病""嘈杂""胸痛"等疾病范畴。吐酸是指酸水上泛吐出酸苦水，它与胃食管反流病症状类似，《医林绳墨》认为："吞酸为胃口酸水攻激于上，以致咽嗌之间不及吐出而咽下，酸味刺心，自若吞酸之状也，吐酸为吐出酸苦之水。"

《景岳全书》中对嘈杂进行了全面论述："嘈杂一证，或作或止，其为病也，则腹中空空，若无一物，似饥非饥，似辣非辣，似痛非痛，而胸膈懊恼，莫可名状。""胸痹门"曰："胸膺两乳间刺痛，甚则引背胛。"这与胃酸反流至食管引起的胸痛、背痛颇为相似。根据 2009 年《胃食管反流病中医诊疗共识意见》将本病命名为"吐酸病"，目前使用较多。

综合各家观点，难治性胃食管反流病的病因不外乎外邪、饮食、情志、痰浊及脾胃虚弱，其主要病理因素不外乎"热""火""痰"。《素问玄机原病式·吐酸》云："酸者，肝木之味也。由火盛制金，不能平木，则肝木自甚，故为酸也。"肝木生发太过，乘脾犯胃，影响脾之运化、胃之和降，亦可导致浊阴不降反升，上冲食管，乃至咽喉，可见难治性胃食管反流病病位虽在食管，但其发生与肝脏关系密切。肝主疏泄，肝气疏通则上通下达，调运中州。脾胃者后天之本，位居中州，为全身气机调畅的枢纽。由于各种因素导致肝胆脾胃气机升降失调，则可出现胃气上逆，甚则上冲食管的反流相关症状。古代医家对本病病机的认识，不外乎肝胆脾胃功能失调，胃气上逆，上犯食管导致酸水上溢。

朱氏经过多年临床经验总结得出肝失疏泄、胃失和降是难治性胃食管反流病的病理基础。《素问·宝命全形论》提出："土得木而达。"脾胃运化正常需要肝气疏泄正常，而情志内伤、饮食不节皆可引起肝失疏泄，脾胃运化失调，痰湿内阻，气机郁滞，升降失司，出现烧心、反酸等症状。在证型方面，难治性胃食管反流病分为肝胃郁热、胆热犯胃、中虚气逆、气郁痰阻、瘀血阻络 5个证型。肝气郁滞、气郁化火横逆犯胃，或肝胆湿热，伤及脾胃，或素体脾胃虚弱，土虚木乘等都与肝胃不和有关。

二、适应病证

难治性胃食管反流病，反流性食管炎，非糜烂性胃食管反流病。

三、方药组成

基本方由旋覆梗、代赭石、黄连、吴茱萸、生姜、煅瓦楞子、柴胡、延胡索、香附、焦栀子、枳壳、黄精、厚朴组成。

随证加减：咽喉不适者加苏叶、苏梗、玉蝴蝶、连翘；胸痛者加当归、砂仁、浙贝母、海蛤壳；口苦者加焦山栀、金钱草、茵陈等。

服用方法：水煎，每日 1 剂，早晚分服，每次 200 mL，餐后 30 min 到 1 h 口服。

四、理论阐释

难治性胃食管反流病是指经标准剂量质子泵（PPI）抑制剂治疗失败的胃食管反流病患者，约占患病人群的 40%，究其疗效不佳的原因十分复杂，可能与胃酸反流、内脏高敏、中枢感应以及对 PPI 本身不敏感等单个或多个因素有关。并且 rGERD 可能与反流引起的食管狭窄、出血、癌变等严重并发症更为相关，严重影响患者的身心健康和生活质量，是临床诊疗中棘手的问题。目前临床中治疗方案主要以 PPI 抑制剂为主，同时它存在着长期服药难以停药，停药后易复发等特点，在一定程度上加重了患者的经济负担。

朱氏经多年临床与实验研究，就难治性胃食管反流病的临床特征、发病因素及临床疗效观察方面做了大量研究，率先提出难治性胃食管反流病"肝失疏泄，胃失和降"的中医病机，并针对此病机以疏肝和胃法治疗 rGERD。先后在上海市科学技术委员会科技支撑项目（13401902800）和上海市卫生健康委员会科研项目（2012L018A）的资助下，通过多中心、随机、双盲、对照试验，证实了与西药 PPI 抑制剂相比，疏肝和胃法可以更明显地改善 rGERD 患者的临床症状、食管黏膜炎症和生活质量，安全性更高，解决了难治性胃食管反流病临床治疗的难题。在此基础上构建了 rGERD 客观的疗效评价方法和指标，形成了临床易于推广的中西医结合治疗方案。项目组先后在 3 项国家自然科学基金项目（81072788、81102567、81202810）资助下，分别从中枢 GABA 受体、内脏高敏、气道神经源性炎症等角度探讨疏肝和胃法的作用机制，提示该方可能通过调节 NMDA 通路、中枢 A 型 GABA 受体与 B 型 GABA 受体活化，降低气道神经肽等方面改善难治性胃食管反流病的食管高敏感，抑制反流，减轻食管炎症，完善了"疏肝和胃法"临床效应机制的研究，为该治疗法则的优势作用提供了实验室依据。近 20 年来反复在临床实践中验证疏肝和胃法治疗 rGERD 的疗效，逐步达到了全面优于西药的水平。

疏肝和胃法作为治疗难治性胃食管反流病的基本大法，谨守难治性胃食管反流病基本病机，选方用药精良必备，燮理脏腑升降，斡旋气机。

五、注意事项

控制饮食，睡前不宜进食，避免食用辛辣刺激之品，限制生冷瓜果的摄入，避免食用引起食管下括约肌松弛的药物及食物（抗胆碱能药物、巧克力、咖啡等）；抬高床头；避风寒，畅情志，适当运动。

六、典型医案

患者：季某，女，49岁。

初诊日期：2018年4月14日。

主诉：泛酸、烧心反复发作1年余。

病史摘要：患者泛酸、烧心反复发作1年余，伴胸骨后灼痛，咽喉疼痛，口臭，胃纳可，多食反胃。胃镜（2017年9月2日）示：反流性食管炎（A），胆汁反流性胃炎伴糜烂。经制酸治疗4个月无明显疗效。刻诊：胸骨后闷堵不适，咽喉不利，口臭，时有泛酸烧心。舌红，苔薄黄，脉弦。

西医诊断：难治性胃食管反流病。

中医诊断：吐酸病。

辨证：肝胃郁热证。

治则：疏肝泄热，和胃降逆。方拟疏肝和胃方加减。

治法：内服处方，药用旋覆梗12 g，代赭石15 g，煅瓦楞子30 g，黄连3 g，吴茱萸3 g，柴胡9 g，延胡索9 g，香附9 g，当归9 g，焦山栀9 g，赤芍12 g，白芍12 g，焦山楂12 g，神曲12 g，枳壳12 g，海螵蛸10 g，陈皮6 g，生姜3 g，厚朴12 g。14剂。

二诊：咽喉不适已除，烧心泛酸稍好转，口臭减轻，舌红苔薄黄，脉弦。原方去焦山栀、焦山楂、神曲，加黄芩15 g，砂仁3 g。14剂。

三诊：烧心泛酸减轻，胸骨后疼痛好转，无口臭，舌淡红苔薄白，脉细。上方加怀山药15 g，健脾善后。14剂。

效果：患者服药后，诸症大减，虽偶有发作，但症状轻微，可不服药，亦不影响生活。

按：中医病名常根据患者的主症来确定，本病的主症为烧心、泛酸、胸骨后灼痛不适、吞咽困难、咽部不适或异物感等，因此可分别属于中医学之"吐酸""嘈杂""胸痹""噎膈""梅核气"等病范畴。《素问·至真要大论》最早指出："少阳之胜，热客于胃，烦心心痛，目赤欲呕，呕酸善饥。"又说："诸冲上，皆属于火""诸呕吐酸，暴注下迫，皆属于热。"首先提出吐酸属于火、热的主要病机。《素问玄机原病式》云："气逆冲上，火气炎上故也。"认为吐酸之病为胃火上逆、炎上之证。后世《四明心法·吞酸》指出肝气郁滞是发病的关键因素。肝气失于疏泄，气机郁滞，因郁而从阳化热为酸是主要病机，故对本证病例首先应着眼于调肝，采用疏肝、柔肝、平肝、泄肝、清肝诸法，使肝之疏泄功能恢复正常，处方中旋覆梗、代赭石重镇降逆，黄连、吴茱萸泄肝清热，半夏、生姜和胃化痰，厚朴除胀散满、燥湿化痰、快膈畅中。再配以柴胡、焦山栀、香附等疏肝理气、调畅气机之品，其功益彰。柴胡与枳壳配伍，助脾气升清，胃腑降浊，恢复中焦斡旋之功。煅瓦楞子配伍海螵蛸制酸止痛，修复黏膜损伤之效倍增。黄连配伍吴茱萸为相反相成之制，取法于"和"，无过寒伤胃阳、热劫胃阴之弊。半夏配伍生姜取小半夏汤之意，功擅化痰开痞散结，对于本病所致胸膺满闷获效甚捷，且生姜解半夏毒，为相须相畏之制。

【临床体悟】

1977 年，朱氏被分配到了上海中医药大学附属岳阳医院工作，师从内科大家章庆云先生。章氏为海派名医陈存仁先生的首席门人，他工作严谨，医德高尚。受老师的熏陶，朱氏在从医过程中也形成了严谨的工作态度。后朱氏调到了脾胃病科工作，当时各家学派都集中研究慢性胃炎、幽门螺杆菌感染等常见病，胃食管反流病还比较少见，中医治疗胃食管反流病研究更是空白。挑战与机遇并存，朱氏开始了长达几十年的胃食管反流病的研究，并获得了一些感悟。

难治性胃食管反流病属于胃食管反流病的范畴，是临床中常见的胃肠道疾病。该类患者对 PPI 抑制剂不敏感，存在着无西药可治的窘境，多处求医不仅增加了患者的经济负担，也加重了患者的心理负担。更多的患者开始寻求中医治疗。

经过多年临床诊治，朱氏发现难治性胃食管反流病多见于肝气怫郁、情志不舒的患者，或有饮食不节、嗜食辛辣之好，遂成肝胃郁热之证。临床症状多为泛酸，胸骨后或剑突下烧灼感伴疼痛，进食热、酸、辣等刺激性食物时加重，胁肋胀痛，胃脘灼痛，口苦口干，大便秘结，小便短赤。舌质红、苔薄黄，脉弦数。治以疏肝和胃、泄热降逆之法。随症加减：两胁胀痛甚者，加延胡索、川楝子以清泻肝热，理气止痛；胀闷嗳气者，加青皮、佛手以理气消胀；大便秘结者，加虎杖、全瓜蒌，可改枳壳为枳实以润燥通便；失眠多梦者，加合欢皮、夜交藤以解郁安神；头昏目胀者，加珍珠母、夏枯草以平肝泄热；咽喉疼痛，火热上攻而伤阴者，加射干、玄参以解毒利咽，养阴散结。疏肝和胃法不仅能改善临床症状，也可以疏肝解郁，缓解患者的焦虑抑郁情绪，防止恶性循环，疗效显著，值得推广。

【参考文献】

［1］中华中医药学会脾胃病分会. 胃食管反流病中医诊疗共识意见（2009，深圳）［J］. 中医杂志，2010，51（9）：844-847.

［2］El-Serag H，Becher A，Jones R. Systematic review：persistent reflux symptoms on proton pump inhibitor therapy in primary care and community studies［J］. Aliment Pharmacol Ther，2010，32（6）：720-737.

［3］谢胜，李建锋，李娟，等. 难治性胃食管反流病临床指南的系统评价［J］. 中国全科医学，2019，22（8）：901-908.

［4］阙任烨，沈艳婷，林柳兵，等. 疏肝和胃方联合雷贝拉唑治疗肝胃不和型难治性反流性食管炎的临床疗效观察［J］. 中华中医药学刊，2017，35（8）：1948-1953.

［5］孙永顺，朱生樑，王宏伟，等. 疏肝和胃方治疗难治性胃食管反流病的临床观察［J］. 时珍国医国药，2016（10）：2457-2459.

（朱生樑）

四逆散复方调理气机
升降法辨治胃脘痛

【明医小传】

李其忠（1950— ），上海中医药大学教授、主任医师、博士研究生导师，老教授协会副会长，海派中医传承人指导老师。曾任上海中医药大学基础医学院院长、中医基础理论研究所所长。多次应邀赴法国、澳大利亚、日本、泰国及我国台湾、香港等地讲学、应诊。发表专业论文百余篇，出版学术著作10余部，其中2部著作分获中华中医药学会学术著作奖一等奖、二等奖。从事中医教学、科研、临床工作40余载，主持完成多项科研课题，先后指导硕士生、博士生、博士后计50余人。近年来致力于中医养生文化研究及中医养生科普创作，出版相关科普书籍10余部，获上海市人民政府颁发的科学技术普及奖一等奖。长期在上海中医药大学附属曙光医院、岳阳医院、市中医医院专家门诊、特需门诊应诊。师从叶怡庭、金寿山、张伯讷等名家，临床擅长诊治急慢性喘咳病证、肝胆脾胃疾病，对心脑血管疾病的治疗及慢性虚损性病证的调治也素有研究。

【绝技揭秘】

一、技术渊源

李氏治疗胃脘痛之主方四逆散取自于《伤寒论》，复方组方原则崇于丁氏内科丁甘仁先生。李氏近年致力于丁甘仁学术成就与教学思想的研究，为上海市卫生健康委员会海派中医流派传承研究基地建设项目"丁氏内科流派基地——丁甘仁学术成就与教学思想研究"课题组负责人，同时为丁氏内科海派中医传承人指导老师，主编相关书籍2部，分别为《海派中医内科丁甘仁流派系列丛书——丁甘仁学术经验集》《丁甘仁医学全集》。

李氏对丁甘仁医案的学术经验和用药特色有较为深切的感悟，故制方多推甘仁之法。严以君、臣、佐、使为序，小复方组合，配伍合理。丁氏主张："复方者，重复之意。两证并见，则两方合用。数证相杂，则化合数方而为一方也……病之繁重者，药亦繁重也。"临证多见寒热错杂、纷繁难明之疾，仲景时期不同的疾病往往分型单一明确，医家也需顺势而为。故李氏沿袭丁氏复方之意，但亦有发展。大复方联合，药味甚多，然汤水有限，其有效成分难以溶出，故其虽承甘仁复方之法，却以小复方为组合，药仅十余味，圆机活法，灵活运用，收效显著。复方组合遵循和法，取阴阳调和之意，不致太过与不及，并针对纷繁复杂之症情综合调治。

四逆散一方四味药，主要用于疏肝理气。仲景曾在《金匮要略》中言："见肝之病，知肝传脾，当先实脾。"肝的疏泄功能失调，可直接影响脾胃的气机升降，而变生出种种脾胃疾病，胃脘痛就是其中较为常见的症状之一。故李氏在治疗胃脘痛时一般强调肝失疏泄因素而选用四逆散为主方，但仅用四逆散往往还不够，通常根据具体病情辨证论治，酌加其他小方如左金丸、半夏泻心汤、理中丸、旋覆代赭汤、金铃子散、平胃散等组成小复方进行治疗，旨在使脾胃气机升降复常而药到病除。

二、适应病证

急慢性胃炎、消化性溃疡、胃黏膜脱垂、胃食管反流病、胆囊炎等病所致的各种胃脘痛。

三、方药组成

1. 主方　四逆散：由柴胡、枳实、芍药、甘草四味药组成，可疏肝理脾，调节气机。

2. 辅方

（1）左金丸：由吴茱萸、黄连组成，可清肝泻火，行湿开痞。

（2）金铃子散：由川楝子、延胡索组成，可疏肝泄热，活血止痛。

（3）良附丸：由高良姜、香附组成，可疏肝理气，温胃散寒。

（4）半夏泻心汤：由半夏、黄连、黄芩、干姜、人参、甘草、大枣组成，可调和肝脾，寒热平调。

（5）旋覆代赭汤：由旋覆花、半夏、甘草、人参、代赭石、生姜、大枣组成，可降逆化痰，益气和胃。

（6）平胃散：由苍术、厚朴、陈皮、炙甘草、生姜、大枣组成，可燥湿运脾，行气和胃。

（7）二陈汤：由半夏、陈皮、茯苓、甘草组成，可燥湿化痰，理气和中。

（8）黄芪建中汤：由黄芪、桂枝、白芍、生姜、炙甘草、大枣、饴糖组成，可温中补虚，缓急止痛。

（9）理中丸：由人参、白术、干姜、炙甘草组成，可温中祛寒，补气健脾。

服药方法：每日1剂，煎煮2次，早晚分服，一般在饭后1 h后服药。

四、理论阐释

胃脘痛，或因于寒热之邪，或起于忧思恼怒，或源于饮食失当，或缘于素体禀赋亏虚，或咎于误治药毒等，一般多见于急慢性胃炎、消化性溃疡、胃黏膜脱垂、胃食管反流、胆囊炎等病。李氏将其病因归纳为"不通不荣"四字，总不外虚实两端而致的脾胃气机升降失常，诚如《临证指南医案·脾胃》所言："脾胃之病，虚实寒热，宜燥宜润，固当详辨，其于升降二字，尤为紧要。"故其治疗总不忘"气机"二字，往往以恢复脾胃气机升降为要，实者不通则疏之泻之，虚者不荣则补之养之，常以疏肝理气之四逆散为主方，结合其他小方组成复方以辨治。

主方四逆散药虽四味，却可拨千斤。君药柴胡，质轻味辛，有升散之性，入肝胆经，具有疏散气机、宣通腠理之效。臣药枳实，苦寒降泄，归脾胃经，具有行气散结、泄壅导滞之功。柴胡与枳实为伍，升清降浊，肝脾同调。白芍酸收苦泄，养脾柔肝，与柴胡、枳实相配则气机得运，肝脾得和。甘草益脾和中，调和诸药。四药配合，疏肝理脾，调节气机，助运气血，则脾胃之病可愈。是方用药，亦有讲究。临证多用炒白芍，因其长于疏肝解郁；若遇气血不足者，有时改用生白芍；若遇瘀热明显者，改用赤芍；若遇反酸者，因白芍味酸而减量使用；大便偏干者，用枳实以通腑气；大便欠实者，易枳实为枳壳。

四逆散合左金丸。胃属土而主受纳，肝属木而主疏泄；土得木疏则健，木得土养则达。肝司疏泄，可促进脾胃气机升降及运化腐熟功能，但肝性刚烈，好恃强凌弱，复因忧思恼怒，所愿不遂，气郁伤肝，失其疏泄条达之性，则肝气横逆乘脾犯胃者，临床最为多见。若胃脘胀痛，连及两胁，或见嘈杂、泛酸、嗳气、口苦、易怒等症，治当疏肝清火、健脾和胃，用四逆散合左金丸加减治疗；若疼痛剧烈，酌加金铃子散，增强疏肝泄热、理气止痛之效。

四逆散合半夏泻心汤。脾病多寒而胃病多热，往往寒热错杂，见心下痞闷较重而痛稍轻者，用四逆散合半夏泻心汤，在四逆散疏肝理气止痛的基础上，再取半夏、干姜之辛热，黄连、黄芩之苦寒，辛开苦降，寒热并调，以复中焦升降。

四逆散合旋覆花代赭石汤。若胃脘痛不甚，而以嗳气痞闷为主者，考虑合旋覆花代赭石汤，以降逆化痰、益气和胃。痰湿重者，酌加二陈汤或平胃散。

四逆散合黄芪建中汤。胃脘痛日久不愈，难免肝郁，又可累及中阳，甚或伤及元阳，而有脾肾阳虚之虑。临床所见，年迈体虚或素体阳虚之人，患胃脘痛者更易出现此类病证特点，如痛势隐隐缠绵，喜温喜按，疲乏畏寒，纳少便溏，则多合张仲景甘温之剂黄芪建中汤加减治之。若寒痛甚者，酌加良附丸，以增强疏肝理气、温胃止痛之效。虚泻甚者，多参合理中丸类方，增强温中散寒、止痛止泻之效。

李氏以四逆散为主方治疗胃脘痛，不仅限于单一合方，常常根据具体病情辨证论治，结合运用一个或一个以上辅方组成小复方进行加减治疗。不同体质，不同病因，所患胃脘痛，常寒热虚实杂见。胃中嘈杂灼热，急躁易怒者，系肝火犯胃，李氏处方常加蒲公英、白花蛇舌草、焦栀子等。舌质偏红，苔少欠润，口干口苦者，多为胃阴本虚，或火旺伤阴，加用甘凉濡润之品，如川石斛、北沙参、麦冬、制玉竹、制黄精。肠腑津亏，大便干结者，加火麻仁、郁李仁、杏仁、瓜蒌仁。伴胆汁反流，时有泛酸，胸前区有烧灼感者，每加金钱草以清利胆腑，海螵蛸、煅瓦楞子以制酸止痛。常有泛恶者，加旋覆花、姜半夏、姜竹茹。久病多虚而见疲乏无力，甚者脘腹、后阴重坠者，常用李东垣之补中益气汤或张景岳的举元煎加减，且方中常加仙鹤草，该药民间俗称"脱力草"，擅治脱力劳伤。便溏较重者，加煨木香、煨葛根、怀山药、扁豆衣、干姜等健脾益气、温中实便之品。

五、注意事项

服药期间，饮食宜清淡，忌生冷、辛辣、过酸、肥甘、厚腻、过饥、过饱等。

六、典型医案

病案1

患者：侯某，女，52岁。

初诊时间：2015 年 5 月 30 日。

主诉：胃脘胀痛数年。

病史摘要：患者病发多年，久治不愈，胃脘胀痛，连及胁肋，情绪易怒，晨起口苦，时有泛酸，嗳气频作。舌偏红，苔薄白，脉弦细略数。胃镜检查提示：慢性浅表性胃炎，胃黏膜糜烂、充血，近贲门处有一息肉样隆起。

西医诊断：慢性浅表性胃炎，胃息肉。

中医诊断：胃脘痛。

辨证：肝火犯胃，胃失和降。

治则：疏肝泻火，降逆和胃。

治法：处方用四逆散合左金丸加减。药用柴胡 9g，枳实 6g，枳壳 6g，炒白芍 12g，黄连 6g，制香附 9g，佛手 9g，吴茱萸 6g，白花蛇舌草 30g，代赭石（先煎）30g，煅瓦楞子 18g，乌贼骨 18g，茯苓 15g，蒲公英 15g，制半夏 9g，旋覆花 9g，炙甘草 6g。7 剂，水煎服。

二诊：药后胃痛缓解，泛酸几除，近觉口干咽燥、夜寐欠安，舌脉同上。守前方去乌贼骨、代赭石，加石斛、酸枣仁各 15g，麦冬 9g。14 剂，水煎服。

效果：随访胃脘痛未再发作，口干、口苦、泛酸已无。

按：胃脘疼痛，连及两胁，伴泛酸、嗳气、口苦、易怒等症，显系肝火犯胃、胃失和降。法从疏肝泄热、和胃止痛，以冀热除气行、升降复常。方中四逆散合左金丸，以疏肝和胃泄热；加香附、佛手，以增行气止痛之功；加蒲公英、白花蛇舌草，以增强清胃泄热之力；加半夏、旋覆花、代赭石，以和胃降逆；配合乌贼骨、瓦楞子，以治酸止痛。其中，制香附一味，李氏认为其疏肝利胆、和胃止痛，且理气不伤阴，用之最为合宜。佛手苦温，能疏肝健脾、理气消胀、和胃止痛，促进消化，用之亦颇妥帖。二诊加入石斛、麦冬以养胃生津，效果显著。

病案 2

患者：黄某，女，32 岁。

初诊时间：2019 年 3 月 9 日。

主诉：胃脘隐痛半年余。

病史摘要：患者胃脘隐痛半年余，有时连至后背，空腹为甚，按之痛减，胃中作冷。平素易焦虑抑郁，神怠乏力，夜寐欠酣。舌淡红稍胖，苔根薄腻，脉细数。胃镜检查示：慢性浅表性胃炎伴十二指肠球炎。

西医诊断：慢性非萎缩性胃炎，十二指肠球炎。

中医诊断：胃脘痛。

辨证：肝气犯胃，中焦虚寒。

治则：疏肝行气，温养中州。

治法：处方用四逆散合黄芪建中汤、金铃子散、良附丸加减。药用柴胡9 g，炒白芍 18 g，枳壳 9 g，炙黄芪 15 g，桂枝 9 g，干姜 6 g，炒川楝子 9 g，醋延胡索 12 g，制香附 9 g，高良姜 9 g，制半夏 9 g，茯神 15 g，炒酸枣仁15 g，大枣 9 g，炙甘草 6 g。7 剂，水煎服。

二诊：胃脘隐痛好转，睡眠亦有改善，舌苔根薄腻已化。前法奏效。近感下肢无力，守方去半夏，加杜仲、怀牛膝各 15 g。14 剂，水煎服。

效果：随访胃脘疼痛已无。

按：胃脘隐痛，空腹为甚，按之则减，胃中作冷，素多焦虑，均为肝胃气滞、中阳不振之象。方用四逆散合黄芪建中汤以疏肝行气、温中散寒。悟建中之意，重用白芍以缓急止痛。方中以干姜易生姜，取其温中散寒之功。加金铃子散（延胡索、川楝子）、良附丸（高良姜、制香附）以加强行气止痛温中和胃之效。另加制半夏、茯神、炒酸枣仁以养心安神。方证相对，故收速效。

【临床体悟】

情志疗法，贯穿始终。

胃脘痛一病，从发病到演变和预后都与情志因素密切相关，李氏倡导叙事医学，常在临床实际诊疗过程中采用情志疗法，除对患者进行心理疏导以缓解其就诊的紧张情绪外，还认为耐心倾听、积极开导、解释病情、破除盲区，让患者积极安心治疗也尤为重要，这是李氏临床治病的一大特色。

中国古代之情志疗法妙趣横生，千百年流传下来许多诊疗奇闻佳话，是一种深具智慧的中医特色诊疗法。情志疗法，按照不同的思路，可分为以情胜情法、移情易性法、抑情顺理法、解除心因法、移精变气法、占梦祝由法等，其中以"以情胜情法"及"移情易性法"最为常用。

如金元医家张子和在《儒门事亲》中讲道："悲可以治怒，以怆恻苦楚之言感之；喜可以治悲，以谑浪亵狎之言娱之；恐可以治喜，以恐惧死亡之言怖之；怒可以治思，以辱侮欺罔之言触之；思可以治恐，以虑彼忘此之言夺之。"讲的是"以情胜情法"，其以五行相胜的制约关系为指导。又如叶天士门人华岫云在《临证指南医案》中批注："情志之郁，由于隐情曲意不仲……郁症全在病者能移情易性。"吴师机《理瀹骈文》又言："七情之病者，看书解闷，听曲消愁，有胜于服药者矣。"讲的都是"移情易性法"，即是通过转移注意力来改变心性的一种疗法。

医生若将情志疗法潜移默化于中医临床诊治过程中，或许能在一定程度上提高治病效率，可达事半功倍之效。

【参考文献】

［1］屠思远，原淳淳，李其忠. 李其忠以四逆散为主复方组合辨治胃脘痛验案 4 则［J］. 上海中医药杂志，2020，54（11）：29-31.

［2］杨扬，李其忠. 李其忠运用调理气机升降法治疗胃脘痛经验［J］. 安徽中医药大学学报，2016，35（4）：49-51.

（黄兰英　杨　扬　屠思远）

中药穴位敷贴治疗高血压病

【明医小传】

殷之放（1950—　），男，主任医师，医学硕士。1983年7月毕业于上海中医学院中医系，1988年获医学硕士。长期从事中医针灸领域的医疗（临床）教学和科研工作，师从沪上名医金舒白和陈汉平教授，擅长治疗高血压病、中风、头痛、精神障碍和颈腰椎病等疑难杂症，在针灸临床方面造诣颇深。在学术期刊上发表论文40余篇。撰写论文在第一届国际中西医结合防治老年病及疑难病研讨会上获得金奖（德国，1999年12月）。

【绝技揭秘】

一、技术渊源

高血压病属中医"头痛""眩晕"等范畴，其分型多见肝阳上亢、肝肾阴虚和痰湿内阻，主要病机为肝肾阴阳失调。

高血压是以体循环动脉血压增高为主要表现的临床综合征。主要临床表现有头痛眩晕、心悸失眠、腰酸肢软等，是最常见的心血管疾病。可分为原发性和继发性两大类。其中，原发性高血压占高血压患者的95%以上。

长期的高血压可以成为多种心血管疾病的重要危险因素，并影响重要脏器如心、脑、肾的功能，最终可导致这些器官的功能衰竭。当前，控制原发性高血压的方法有两种，一是非药物疗法，二是药物疗法。

非药物疗法主要包括中医学中的传统疗法，如针灸、推拿等，以及改变生活方式，如控制饮食和食盐的摄入、降低体重、加强体育锻炼、戒烟限酒等。针灸、推拿以其操作简便、疗效确切、毒副反应而具独特优势，已经越来越受到医生和患者的关注。

二、适应病证

适合肝阳上亢型、肝肾阴虚型、痰湿内阻型高血压病。适宜 1 级高血压病，可改善临床症状、降血压，同时可以降血脂和改善血流动力学。

三、操作方法

外用膏药方由益肾养肝、活血通络的吴茱萸、钩藤、天麻、菊花、川芎、夏枯草中药混合后研成细末，根据《中国药典》方法炮制后，置干燥处备用。

取仰卧位，治疗时将神阙穴、涌泉穴常规消毒，取药末 5～10 g 放在穴位上，使药物贴稳，再用香桂活血膏或纱布和胶布固定，每星期敷药 2 次，治疗 10 次观察疗效。

一般患者经过 5～10 次治疗后，头痛、眩晕、心悸、乏力、四肢麻木等症状减轻或消失，血压明显下降并逐步稳定。其中部分伴有高脂血症的患者，血脂大多降低，同时还有较好的减肥作用。穴位敷贴对病程较短的早中期高血压患者疗效好，对严重的高血压病也能起到缓解症状的作用。

四、理论阐述

《理瀹骈文》讲："外治之理即内治之理，外治之药即内治之药，所异者法耳。"神阙穴位于脐正中，与诸经百脉相通。脐处于这个正中位置，与任督带脉相连接，又与冲脉相交会，任、督、冲合称为"一源三歧"，神阙是任脉的要穴，任脉为阴脉之海，总任一身之阴经。《灵枢·经脉》中就有"足阳明下挟脐""足太阳筋结于脐""手太阴之筋下系于脐""冲脉者，起于气冲，并足少阴之筋挟脐上行，至胸中而散""其（督脉）少腹直上者，贯脐中央"等记载。可见，脐是与诸经密切相关的重要部位。故药敷神阙穴可调和阴阳，达阴平阳秘，又可通过静脉的作用，使药物直达病所。

西医学认为，脐位于腹部前正中线上，从剑突至耻骨联合线的中点。因为脐在胚胎发育中为腹壁的最后闭合处，所以脐部皮肤深部没有皮下脂肪层，表皮角质层较薄，有致密的结缔组织，脐中央部呈瘢痕化，脐部动脉壁具有特殊结构。脐部的屏障功能最弱，敏感度高，渗透力强，渗透性快，易于药物穿透、弥散和吸收，不经口服，就不会被消化液部分破坏，使血内保持全部有效成分，充分发挥其药力，故降压疗效明显。

《黄帝内经》曰："肾出于涌泉，涌泉者足心也。"意思是说：肾经之气犹如源泉之水，来源于足下，涌出灌溉周身四肢各处。涌泉穴是足少阴肾经穴，在人体足底穴位，位于足前部凹陷处第2、3趾趾缝纹头端与足跟连线的前1/3处，为全身腧穴的最下部，乃是肾经的首穴。敷贴涌泉穴，能振奋肾气，引导肾经虚火及上身浊气下降，有利于调节自主神经系统，扩张血管，促进血液循环，还可促进机体新陈代谢。

通过间接作用即药物对机体特定腧穴的刺激，以及药物的直接作用，当药物敷贴神阙、涌泉穴位后，通过渗透作用，透过皮肤，进入血液循环，发挥药物"归经"和功能效应，调整阴阳平衡，使上亢之阳得以平降，虚损之阴得以调补，循环往复，阴阳贯通，从而达到止晕宁神、降低血压的目的。

现代研究证明，药物从体外作用于人体穴位，该穴位的组织结构、皮肤、神经、血管、淋巴等均发生一系列的变化。穴位贴药，还可能通过刺激穴位，以及药物的吸收、代谢，对机体的有关物理化学感受器产生影响，直接反射性地调整大脑皮层和自主神经系统的功能从而达到防治的目的。药物敷贴避免了药物在消化道的破坏，同时也避免了肝脏首过效应和药物对胃肠的刺激。

穴位敷贴疗法既有穴位刺激效应，又能通过经络发挥明显的药理作用，穴位敷贴在改善临床症状、降压、降血脂和改善血流动力学方面均有一定的疗效。在改善症状和降血脂方面，穴位敷贴具有降压效果好、维持时间长、不良反应少等特点，且能保护脑心肾等重要脏器，同时又有与针刺相似的疗效，是不宜多服降压药或久服不能耐受者的可取疗法。

临床观察结果表明，穴位敷贴的降压作用主要也是通过降低细小动脉的外周阻力实现的，但不能排除大中动脉顺应性增加的可能性。

五、注意事项

穴位敷贴主要适用于原发性高血压病，对其他原因引起的高血压效果不佳。其方法简便，降压效果既快又好，未见不良反应，是体弱多病、不宜多服降压药或久服不能耐受者的可试之法。

另外，在接受治疗期间，应避免精神刺激和情绪波动，多吃蔬菜、水果，提倡低盐、低脂肪饮食，戒烟酒和其他刺激性食物，同时力求劳逸结合，保证足够的睡眠，并适当参加力所能及的体育活动。如果血压较高，还可同时配合其他方法治疗，以提高疗效。

六、典型医案

患者：李某，男，53 岁。

初诊时间：1992 年 12 月上旬。

主诉：高血压 8 年，血压经常在 160/100 mmHg 左右。

病史摘要：眩晕头痛，上肢麻木，夜寐多梦，大便干燥，舌苔薄黄，脉弦而细。

西医诊断：高血压病。

中医诊断：眩晕。

辨证：肝阳上亢，肝肾阴阳失调。

治则：平肝潜阳，调和脏腑。

治法：选用吴茱萸、钩藤、天麻、菊花、川芎、夏枯草中药，混合后研成细末备用，将神阙和涌泉穴常规消毒，取药膏敷穴位，以桑皮纸和橡皮膏固定，每星期敷贴 2 次。

效果：治疗 10 次后，患者眩晕头痛、肢麻乏力、寐少梦多、便秘等症状均有减轻或消失，血压下降至 140/90 mmHg 左右，测试心血流图和脉象等指标也有明显改善，血压随访 2 个月保持稳定。

按：高血压是一种常见的慢性疾病，且发病率有不断上升的趋势。本病属中医的"眩晕""头痛""肝风"等范畴。此为肝阳上亢，肝肾阴阳失调所致，治拟平肝潜阳，调和脏腑。选用吴茱萸、钩藤、天麻、菊花、川芎、夏枯草中药制成膏药，敷贴神阙、涌泉穴，透过皮肤，进入血液循环，发挥药物功效，调整阴阳平衡，使上亢之阳得以平降，虚损之阴得以调补，循环往复，阴阳贯通，从而达到止晕宁神、降低血压的目的。

【临床体悟】

高血压病是一种常见病、多发病，对心、脑、肾等重要器官都会产生损害。中医将其纳入"头痛""眩晕"等范围，认为是肝肾阴阳失调所致。根据中医理论和经络学说，运用辨证和辨病相结合的方法，经过多年的研究和实践，选用益肾养肝、活血通络的吴茱萸、钩藤、天麻、菊花、川芎、夏枯草中药，此药可入肝肾之经，能养肝益肾、活血通络，具有调和气血运行、改善新陈代谢的作用；精选出有降压之效的中药，敷贴在诸经百脉相通的神阙穴（即脐中）和涌泉穴，以调和阴阳而达阴平阳秘。同时，通过经脉的作用，使药物直至患病的部位，达到防治高血压病和脑血管病的目的。

【参考文献】

［1］殷之放.针刺治疗高血压病疗效观察［J］.四川中医，1994，12（9）：52-53.

［2］殷之放，汪司右.中药穴位敷贴治疗高血压［J］.上海针灸杂志，1995，14（5）：200-201.

［3］殷之放，汪司右.针刺与穴位敷贴治疗高血压病的临床比较［J］.上海针灸杂志，2000，19（5）：9-10.

［4］殷之放，汪司右，肖达.项针疗法治疗高血压病临床观察［J］.上海针灸杂志，2002，21（5）：10-11.

［5］殷之放，汪司右.针刺加穴位贴敷治疗难治性高血压病临床初探［J］.上海针灸杂志，2005，24（12）：16-17.

［6］殷之放.穴位贴药能治高血压［J］.医药与保健，2004（7）：9.

（黄琴峰）

芍药甘草汤加减治疗视疲劳干眼

【明医小传】

缪晚虹（1958—　），女，主任医师，副教授，博士研究生导师。从事眼科中西医结合临床工作 30 余年，搭建了中西并举的上海中医药大学系统的眼科专科平台。精中通西，拥有精湛的白内障、玻璃体手术技术，同时致力于中医眼科的传承与发展。擅长中医外治法的应用及中医药在眼科功能性疾病领域的应用（视疲劳、干眼）。主持相关国家级、省部级课题 4 项，主编"十二五"创新教材《实用中医眼科学》，副主编"十三五"全国高等院校规划教材《中西医结合眼科学》，主编、参编学术著作 2 部，发表论文 60 余篇。

【绝技揭秘】

一、技术渊源

视疲劳相当于中医学中的"肝劳"。这个词第一次出现在唐代孙思邈所著《备急千金要方·卷六·上七窍病上》"其读书博弈等过度患目者，名曰肝劳"。明代医家李梴的《医学入门·杂病分类·眼》也曾指出"读书针刺过度而（目）痛者，名曰肝劳"。目窍于肝，生于肾，用于心，其病机主要与肝、肾、心有关。《审视瑶函·内外二障论》曰："（眼）如屋之有天窗也，皆从肝胆发源，内有脉道孔窍，上通于目，而为光明。""凡读书作字，与夫妇女描刺，匠做雕鉴，凡此皆以目不转睛而视，又必留心内营。心主火，内营不熄则心火动，心火一动，则眼珠隐隐作痛，诸疾之所由起也。"由此总结此病的基本病机为：一是久视劳心伤神，耗气伤血，目中经络涩滞，无以濡养发为本病。二是劳瞻竭视，筋脉张而不弛，肝肾精血亏耗，筋脉失养，调节失司发为本病。因此，肝劳发病主要为筋脉失濡，眼肌拘挛紧张，调节使司，这与西医学的眼睫状肌痉挛而致调节痉挛不谋而合。针对治疗，《备急千金要方·卷六·上七窍病上》曰："若欲治之，非三年闭目不视，不可得瘥。"《医学入门·杂病分类·眼》谓："但需闭目调养。"说明古代医家与现代医家一样除建议患者休息以外，尚无其他理想的治疗药物和方法。芍药甘草汤治疗视疲劳或合并干眼者，是经典方在眼科的拓展应用，是在多年临床实践中而得，并经过了反复的实验研究验证。

二、适应病证

久视而双眼疼痛、干涩的白涩症、眉棱骨痛者。尤其适用于长期注视视频终端工作，精神压力大，而出现双眼干涩，酸胀，头晕健忘，肋间时有胀痛不舒，或伴有胃脘不适等症状者。

三、操作方法

每日口服芍药 20 g，甘草 9 g。每日 1 剂。如睡眠不佳，则加入五味子 6 g；如胁肋胀痛明显，加入柴胡 6 g。

四、理论阐释

芍药甘草汤是张仲景《伤寒杂病论》解痉止痛、舒挛缓急的代表方。方中之芍药味道酸苦，性味微寒，归属于肝、脾二经，有养血、柔筋、和营、缓急、止痛、敛阴、平肝、柔肝的功效；甘草的性味比较平和，味道偏于甘甜，归属于脾、胃、心、肺四经，有补脾、益气、疏挛、缓急、止痛的功效。两药配伍可缓解眼调节肌的痉挛。针对传统中医病证"肝劳"之病机——肝血亏耗，筋脉失濡，拘挛收紧，调节紊乱，应用芍药甘草汤可使肝血充盈，上濡养目，目涩不再，可极大地缓解干眼的症状。现代医学研究已发现芍药甘草汤具有明显的解痉作用，可以使内脏平滑肌松弛，芍药苷和甘草酸合在一起，可以起到协同增效的效果。研究表明，运用芍药甘草汤治疗眼调节痉挛患者的部分作用机制，可能是通过抑制睫状肌组织中 IP_3 受体的表达，影响 CICR 内钙释放通路的活化从而下调睫状肌组织内 Ca^{2+} 的表达来实现的。

五、注意事项

少量患者口服后出现大便溏薄，次数增多，则需要将芍药用量减为 10 g。

六、典型医案

患者：李某，女，39岁。

主诉：右眼视力下降3周。

病史摘要：于2017年12月5日首诊我院眼科门诊。患者自诉近期视物模糊，无明显眼痛。眼科查体：视力右眼0.2，矫正0.8（复方托吡卡胺眼药水散瞳前－1.50DS/－1.25DC×40°，散瞳后－0.25DS/－1.25DC×40°），左眼1.0，矫正1.0（＋0.50DS），眼压正常范围。双眼前节无明显异常，玻璃体透明，视网膜平伏。OCT检查示黄斑区结构正常。既往无近视病史。

初步诊断：① 视疲劳；② 屈光不正。

治疗：无特殊用药，建议其注意用眼。

二诊：2017年12月13日，患者二诊于"上海市第一人民医院"。主诉"右眼视物模糊近1个月"。眼科查体：视力右眼0.5，左眼1.0，眼压正常范围。诊断：① 右眼视疲劳；② 双眼屈光不正。

治疗：信流丁眼药水，每日2次。

三诊：2018年8月22日，患者三诊于我院眼科门诊。主诉"右眼视力下降8个月余"。眼科查体：视力右眼0.6，矫正1.0（＋1.25DS/－1.25DC×30°），左眼1.0，矫正1.0（＋0.75DS），眼压正常范围。诊断同前。

治疗：信流丁眼药水，每日2次。

四诊：2018年10月9日，患者四诊于我院眼科，主诉同前。眼科查体：视力右眼0.6，矫正1.0（＋1.25DS/－1.25DC×30°），左眼1.0，矫正1.0（＋0.75DS），眼压正常范围。诊断同前。

治疗：① 复方托吡卡胺眼药水散瞳验光：右眼：散瞳前＋1.50DS/－0.75DC×125°，散瞳后＋1.00DS/－0.75DC×125°；② 视近附加＋1.00DS。

五诊：2018年10月31日，患者五诊于上海其他医院，具体不详，诊断：右眼调节痉挛。

治疗：信流丁眼药水，每日2次。

六诊：2018年12月14日，患者自觉症状改善不明显，六诊于我院。患者裸眼视力，右眼0.5，左眼1.0。眼球生物学参数——眼轴：右眼21.94 mm，左眼21.95 mm；角膜曲率：右眼K1为42.40×171°，K2为43.95×81°，左眼K1为42.24×178°，K2为43.60×88°。视功能检查数据见表1（右眼＋1.00DS/－0.75DC×125°➔1.0，左眼＋0.75DS➔1.0）。患者视功能检查数据均在正常范围值内，右眼为主视眼，右眼调节幅度大于左眼，考虑右眼视力下降的原因为调节痉挛引起的功能性视力下降。

治疗：① 信流丁眼药水，每日 2 次；② 视近附加＋1.00DS；③ 加味芍药甘草汤，药用芍药 20 g，炙甘草 20 g，柴胡 10 g。14 剂。每剂煎 400 mL，每次服 200 mL，每日 2 次。

表 1　双眼视功能检查

	Phoria（隐斜）	Base-In	Base-Out	Plus to blur	Minus to blur
5M	＋4.0△	X/16/8	24/36/20	NA	NA
40CM	−7.5△	16/24/22	14/24/8	＋2.50D	−3.75D

注：调节幅度：右眼 9.75D，左眼 6.75D，双眼 7.75D；调节灵敏度：右眼 14 cpm，左眼 11 cpm，双眼 17 cpm，负片相对通过困难，工作距离：33 cm；瞳距：60 mm；AC/A＝4；主视眼：右眼。

七诊：2018 年 12 月 18 日，患者七诊于我院眼科门诊，眼科查体：视力右眼 0.4，矫正 0.6（＋1.50DS/−1.00DC×150°），左眼 1.0，矫正 1.0（＋0.75DS），眼压正常范围。

处理：同六诊。

八诊：2019 年 6 月 25 日，患者八诊于我院眼科门诊，目前治疗双眼视近附加＋1.00DS。眼科查体：裸眼视力：右眼 1.0，左眼 1.0，眼压正常范围。

处理：坚持视近双眼佩戴＋1.00DS附加镜。

患者历次就诊右眼裸眼视力及矫正视力随时间的变化曲线如图 1 所示。

效果：随访病情稳定。

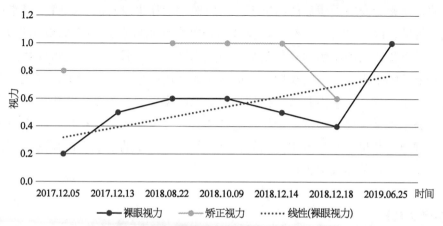

图 1　右眼裸眼及矫正视力随时间的变化趋势

按：本病例为典型的功能性视力下降，与睫状肌调节痉挛关系密切。调节痉挛（accommodation spasm，AS）、调节过度、假性近视或睫状肌痉挛通常是一种自我限制的状态，指在没有屈光刺激的情况下，无意识地倾向于维持调节。由长时间的近距离工作和压力引发，可进入慢性状态，最常见的症状包括远视力模糊，视力波动以及眼眶区域和头部疼痛。功能性视力下降，古代医书未见著述，唐代孙思邈之《备急千金要方》载："读书、博弈过度而伤目者，谓肝劳。"这与本病有共同的病因即过度用眼。现代中医眼科认为本病的病因病机为"劳瞻竭视，筋经张而不弛，肝肾精血亏耗，精血不足，筋失所养，调节失司，发为本病"。本病例劳瞻竭视导致筋脉挛滞，筋经张而不弛，舌脉无异常，辨证为肝郁血虚，经络挛滞证，治宜疏肝解郁，柔肝解痉。方用加味芍药甘草汤（柴胡 10 g，芍药 20 g，甘草 20 g）。方中芍药甘草汤出自张仲景《伤寒杂病论》，其中芍药、甘草柔肝解痉为君，配伍柴胡疏肝解郁，合方滋养肝体而助肝用，体用并调。病机中的关键发病环节为"筋经张而不弛"，缪氏认为可能和久视导致的睫状肌痉挛相对应，同时现代药理学研究表明芍药甘草汤对全身不同部位的平滑肌、横纹肌的痉挛、松弛抑或蠕动节律紊乱都有调节作用，因此将此方应用于调节痉挛引起的功能性眼病，收效满意。

【临床体悟】

领悟经典，活学活用。

随着生活方式的改变，人们越来越离不开电脑终端等电子设备，随之而来的是视疲劳及眼干燥症的高发态势。西医学治疗手段有限，患者常寻求中医的帮助。缪氏研习中医经典，发现芍药甘草汤治疗肠道痉挛的效果很好。继而思考我们眼内调焦的睫状肌与肠道肌肉同属平滑肌，是否也可应用这一方药来缓解眼内肌肉因为长期超负荷工作而造成的痉挛呢？于是，缪氏大胆使用，小心求证。果不其然，得到了很好的临床反馈。于是，缪氏带领学生们从分子水平实验、脑部功能核磁等各个方面去探寻其治疗机制，也取得了较为理想的结果。本药方组方精简，具有简、验、廉的优点，临床适用范围广，受众多，值得大力推广。

【参考文献】

[1] 李海燕. 芍药甘草汤证的研究及应用 [J]. 中国中医药现代远程教育，2009，7

(9)：10.

［2］李菲菲. 芍药甘草汤治疗眼调节痉挛的临床研究及其作用机制研究［D］. 上海：上海
　　中医药大学，2019.

［3］吕小利，缪晚虹. 加味芍药甘草汤加减治疗单眼功能性视力下降1例［J］. 中国中医
　　眼科杂志，2021，（2）：137-138.

（俞　莹）

心脑喜康方治疗眩晕病
（轻中型高血压）

艾静（1960— ），女，主任医师，硕士研究生导师，上海市浦东新区名中医。为国家中医药管理局第一、二批名老中医张绚邦学术继承人，上海中医药大学附属曙光医院高级中医师，名老中医学术经验教研室主任，上海市民间中医特色诊疗技术评价中心副主任，上海市中医药研究院特色诊疗技术研究所专家。兼任中华中医药学会民间分会常委、治未病分会常委、老年病分会委员、世界中医药联合会古代经方临床研究专委会常务理事等职。师承国家第一、二批全国名老中医药专家学术经验继承工作指导老师张绚邦教授，以及国医大师颜德馨之子、全国名老中医药专家学术经验继承工作指导老师颜乾麟教授，从事中医内科临床、教学、科研工作 38 年。擅长中西医结合防治心血管病，尤其是高血压病的全程管理与中医内科杂病的调理、治疗。先后主持各级各类科研课题 8 项，主编及参编学术著作 9 余部，发表学术论文 30 余篇，获省部级等各类奖项 10 余项。

一、技术渊源

《素问·至真要大论》云："诸风掉眩，皆属于肝。"指出眩晕可因肝风内动而发。《素问玄机原病式·五运主病》有"风火皆属于阳，多为兼化，阳主乎动，两动相搏，则为之旋转"等发病源于风火的论述。后世医家又不断补充和发挥，如东汉张仲景认为痰饮为其发病原因，从而奠定了"因痰致眩"及

"治痰为主"的治疗基础。刘河间主火，张子和主痰，张景岳主虚。明代虞抟提出了"血瘀致眩"的看法。清代名医叶天士创立了"阳化内风"的理论。他认为"内风"为"身中阳气之动变"，而且总与厥阴肝木有关。厥阴肝木体阴而用阳，在生理上与全身脏腑的关系极为密切。叶氏在《临证指南医案·肝风》中云："肝为风木之脏，因有相火内寄，体阴用阳，其性刚，主动主升，全赖肾水以涵之，血液以濡之，肺金清肃下降之令以平之，中宫敦阜之土气以培之，则刚劲之质得为柔和之体，遂其条达畅茂之性，何病之有？"两相互用，保持肝脏的阴阳相对平衡，维持机体正常生理功能而无恙。倘这种涵养制约关系失调，则引起肝阳上扰、阳化内风而出现心肾阴血不足、肺脾功能衰惫的本虚标实之病变。

"心脑喜康"协定方是全国疑难病专家张绚邦在深研古代文献的基础上，经 40 余年临床积累而广泛应用于心脑血管病的经验效方，张氏曾从师于江南名医张伯臾、程门雪、刘鹤一等先辈，在为边疆各族人民服务的数十年实践中，已将江南医学与西域文化融会贯通，成为具有西域特色医学流派的经典代表。"心脑喜康"即是张氏治疗心脑血管疾病的代表处方之一，该药以新疆地区独有药材蔷薇红景天、唇香草、罗布麻等配伍而成，具有燮理阴阳、调摄肝肾、潜阳息风、化痰和血之功，主治由肝肾不足于下、风阳痰瘀阻滞于上的眩晕病、高血压及动脉硬化症。其学术继承人艾静经 10 余年的潜心研究后，制成安全、高效、易服、便携的天然药物胶囊——心脑喜康胶囊，已成为新疆当地三甲医院的院内制剂。现本方已经科学方法精制而成，为心脑血管患者提供一种具有全新防治理念的临床良药。

艾氏于 2003 年作为人才引进来到上海，其在总结传承张氏学术思想的基础上结合上海地域特点，经过变通和创新，根据多年临床经验创立"心脑喜康"系列协定方，衍生出心脾两虚、痰瘀阻络、肝肾亏虚、风阳内扰 4 个亚型，治疗轻中型高血压眩晕病。病机要点多在于气血阴阳失衡，升清降浊失常。治疗则以燮理阴阳、降浊升清、标本兼顾为原则，也是承袭张氏治疗心脑血管疾病之大法。因上海地区罗布麻、蔷薇红景天及唇香草药源不易取及上海气候更为潮湿而温热等因素，艾氏因地制宜，将红景天易蔷薇红景天，香橼易唇香草，以防己、车前子代罗布麻，虽芳香之力不及原方，但化湿降浊通利之功更强。目前"心脑喜康方"已获批国家级发明专利"可保护靶器官的高血压治疗药物及其生产工艺"，专利号为 ZL01109689.6。

二、适应病证

（1）适用于轻中型高血压患者，附合肝风肝阳痰浊瘀血的眩晕患者。

（2）适用于由肝肾不足于下、风阳痰瘀阻滞于上的高血压等心脑血管疾病患者。

（3）适用于风阳痰瘀病机的眩晕患者，包括脑动脉硬化、颈椎病等各年龄段患者。

三、方药组成

"心脑喜康"基本方由珍珠母、草决明、石决明、钩藤、丹参、葛根、郁金、红景天、香橼、川牛膝、车前子等中药组成，共奏燮理阴阳、调补肝肾、潜阳息风、化痰降浊之效。

一般临证偏于心脾两虚者加黄芪、酸枣仁、合欢皮，命名为"心脑喜康1方"；偏于痰瘀阻络者加瓜蒌、石菖蒲、生蒲黄、生山楂，命名为"心脑喜康2方"；偏于肝肾亏虚者加桑寄生、杜仲、怀牛膝，命名为"心脑喜康3方"；偏于风阳内扰者加黄芩、远志、僵蚕、磁石，命名为"心脑喜康4方"。

服药方法：如为饮片，冷水浸泡1 h，头煎20 min，二煎40 min，两遍混合分为2次，每次150～200 mL，饭后温服。如为配方颗粒，则按剂量温水冲服，日服2次，饭后为宜。

四、理论阐释

张氏对运用清代名医叶天士"阳化内风"理论治疗高血压颇具心得。他认为高血压病为本虚标实、上盛下虚之证，病位以肝为主，涉及心、脾、肾三脏；病机要点在于人体气血阴阳失调、清浊升降失常。审证求因，突出"风""火""瘀""痰""虚"5个要素。治疗原则在于燮理阴阳、调摄肝肾、理气和血、降浊升清、标本兼顾、因地制宜、异病同治、异证同治，运用多年临床经验，将中药与新疆当地民族药融会贯通，组方配合而成"心脑喜康"之效方。

方中珍珠母、石决明、钩藤潜阳息风、平肝清肝，丹参、葛根、郁金、香橼理气和血、升清降浊。决明子与车前子、珍珠母又可清火明目、泄浊利水，协红景天共奏补益肝肾、清肺化痰之效。与郁金同用，其通达气血、滋阴潜阳、调摄神机之功益彰，川牛膝逐瘀通经、利节通淋、引热下行，与葛根升举清阳、生津止渴、解肌舒痉功效相配，可升清降浊，通利肢节。诸药配合，不伤正气，不耗阴血，不碍脾胃，尚有清肝、宁神、化痰之效，且寓祛瘀于调气之中，配以车前子、汉防己加强利湿化痰之力，与黄芪共达健脾补中、行气利水之效。方中蔷薇红景天为新疆特产，有补气养血、和血化瘀的作用，与丹参、葛根协同而通补兼备，且具类人参、刺五加的作用。张氏认为新疆蔷薇红景天的适应原样作用及其抗缺氧、抗疲劳作用，不仅与通补心肝气血相关，而且具有调摄肺、脾、肾精元之气的综合功效，与郁金同用，其通达气血、滋阴潜阳、调摄神机之功益彰。全方共奏燮理阴阳、调补肝肾、潜阳息风、化痰降浊之良效。艾氏在此基础上，根据自身临床经验总结归纳出 4 种亚型，一般偏于心脾两虚者，加黄芪、酸枣仁、合欢皮以补气健脾、宁心安神；偏于痰瘀阻络者，加瓜蒌、石菖蒲、生蒲黄、生山楂以化痰开窍、活血祛瘀；偏于肝肾亏虚者，加桑寄生、杜仲、怀牛膝以补益肝肾、强筋壮骨；偏于风阳内扰者，加黄芩、远志、僵蚕、磁石以镇肝息风、宁心安神。有时配以维药唇香草开泄，有舒展清阳、通调神机作用，与葛根、珍珠母共奏宁神通窍之功。全方共奏调摄肝肾、理气和血、平肝潜阳、息风化痰之良效。

现代中药药理学研究表明：丹参（*Salvia miltiorrhiza* Bge.）可增加冠脉流量，改善微循环和血液流变性，增加缺血组织血液灌注；降低血浆黏度，调节血脂；抑制血小板聚集，并提高机体耐缺氧能；清除氧自由基，抑制细胞凋亡；能抑制细胞内钙超载，有类似钙通道阻滞剂样作用，另有研究表明丹参可降低脑缺血再灌注时鼠脑纹状体区细胞外液 Hey 水平；葛根（*Pueraria lobata* Ohwi）能扩张冠脉和脑血管，改善微循环，降低心肌耗氧量，抗心律失常，调节血糖血脂，抗氧化，且有解酒作用。其主要成分中葛根素和大豆苷元能有效阻断 β 受体及 α 受体，使心率减慢，外周阻力减小，从而使血压下降，同时亦可降低冠心病患者血浆中的 Hey 水平；钩藤 [*Uncaria rhynchophylla* (Miq.) Miq. ex Havil.] 具有抗血小板聚集和抗血栓作用，有钙拮抗剂作用，能调节去甲肾上腺素、多巴胺、5-羟色胺神经元系统，有明显的降压作用；车前子有显著的利尿作用，同时能兴奋副交感神经，阻抑交感神经，引起某些组织释放组胺或直接作用于组胺受体，并由此使细胞外液及心输出量减少，血管扩张，而使血压下降，同时还有降血脂、镇静、解聚血小板等作用；黄芪的降压成分是 γ 氨基丁酸及黄芪甲苷，具有扩张血管、抗缺氧、降低大鼠肺动脉中胶原纤维含量及强心利尿作用。其降压机制可能与扩张血管、抑制 Ca^{2+} 内流、中枢神经、肾素-血管紧张素-醛固酮系统、激肽释放与羟脯氨酸有关，在降压的过程中可以改善 SHR 的压力反射敏感性。防己中含有的汉防己碱或汉防己甲素，是天然的非选择性的钙通道阻滞剂，也是钙调蛋白的拮抗剂，对高血压患者具有良好的疗效。

临床随机对照研究结果表明，"心脑喜康"协定方不仅能降低原发性高血压各型患者的血压水平，且作用稳定持久，具有改善症状、保护内皮、降脂抗氧化、减轻靶器官损害、调节血管活性物质等作用。同时，在降低血浆同型半胱氨酸水平等方面已显示出独特的疗效。还能从生理症状、躯体化症状、工作状态、生气与活力、焦虑、睡眠状况、压抑、强迫状况、人际关系敏感、敌对等各方面提高患者生活质量，且服药 3 个月后，能使超过 1/3 的患者西药减量使用，其中 2 人完全停用西药，仅以中药维持。该方经过长期临床验证，临床应用安全可靠，对高血压病的治疗具有重要价值。

中药降压虽无西药作用迅速，但具有多靶点、多层面、多角度综合调理的优势，在前期的研究中已证实"心脑喜康"协定方具有改善症状、保护内皮、降脂抗氧化、减轻靶器官损害、调节血管活性物质等方面已显示出独特的疗效。

五、注意事项

血压不稳定者建议在西药降压药控制的同时，使用中药可起到协同降压、改善症状的作用。

六、典型医案

病案 1

患者：顾某，女，57 岁。

初诊时间：2019 年 10 月 29 日。

主诉：眩晕 4 年，加重 1 个月。

病史摘要：发现血压升高 4 年，时感头晕，血压最高 155/90 mmHg，西药一联（CCB）维持，基本达标，1 个月前头晕明显，面热目赤，寐艰夜尿，绝经 4 年，2 年前行子宫切除术。舌暗红而胖苔白腻，脉细弦。刻下血压：142/92 mmHg，心率：82 次/分。

西医诊断：高血压。

中医诊断：眩晕。

辨证：肝肾不足、肝阳上亢证。

治则：补益肝肾，平肝潜阳。

治法：内服处方，"心脑喜康"协定方 4 合二至丸加减化裁。药用珍珠母 30 g，决明子 12 g，钩藤 18 g，丹参 15 g，葛根 15 g，郁金 9 g，香橼 9 g，景天三七 15 g，车前子 15 g，川牛膝 12 g，酸枣仁 12 g，合欢皮 12 g，黄芩 12 g，远志 9 g，煅磁石 30 g，天麻 9 g，怀牛膝 12 g，女贞子 12 g，墨旱莲 15 g，金樱子 12 g。7 剂，水煎服。

二诊：药后前症减而未除，头晕肢麻时作，伴神疲腰酸，自测血压已达标（血压：130/84 mmHg，心率：78 次/分），寐欠安。舌暗胖苔白腻，脉细弦。刻下血压：132/88 mmHg，心率：84 次/分。继从原法，配以健脾利湿。予以"心脑喜康"协定方 1＋4 合黄芪防己汤加减。药用珍珠母 30 g，决明子 18 g，天麻 9 g，钩藤 18 g，丹参 15 g，葛根 30 g，郁金 9 g，香橼 9 g，景天三七 15 g，车前子 15 g，川牛膝 12 g，防己 9 g，黄芪 15 g，酸枣仁 12 g，合欢皮 12 g，黄芩 12 g，远志 9 g，煅磁石 30 g，怀牛膝 12 g，女贞子 12 g，徐长卿 20 g。14 剂，水煎服。

效果：2 周后随访，眩晕几除。

按："心脑喜康"1 方在基本方上加黄芪、酸枣仁、合欢皮 3 味药，于平肝养肝、化瘀泄浊基础上更偏于治气虚血瘀、心脾两虚者；"心脑喜康"4 方在基本方上加黄芩、远志、僵蚕、磁石 4 味药，偏于治风阳内扰者。该患者年近六旬，2 年前行摘宫术，气虚血瘀，肝肾不足于下，风阳内扰于上，见诸证苔脉，故用"心脑喜康"1 加 4 合二至丸，全方配合，既有归脾汤方意，又有天王补心丹寓意，理法方药相辅相成，相得益彰。

病案 2

患者：朱某，男，59 岁。

初诊时间：2019 年 11 月 19 日。

主诉：眩晕 2 年，加重 1 个月。

病史摘要：发现血压高 2 年，血压最高 160/100 mmHg，一联维持，血压达标。头晕头痛时作，咳嗽咳痰，痰黄黏稠，体丰面油，食寐便调。既往有肺气肿病史。舌暗红，苔白腻，脉滑带弦。刻诊血压：132/88 mmHg，心率：84 次/分。

西医诊断：高血压，肺气肿。

中医诊断：眩晕，咳嗽。

辨证：肝脾失和，木火刑金，痰瘀阻络证。

治则：疏肝健脾，抑木清金，化痰通络。

治法：内服处方，"心脑喜康"协定方2合温胆汤加减出入。珍珠母30 g、决明子18 g、钩藤12 g、丹参15 g、葛根15 g、郁金9 g、瓜蒌皮9 g、景天三七15 g、车前子15 g、川牛膝12 g、防己12 g、山楂9 g、桑白皮12 g、苦杏仁9 g、黄芩18 g、太子参15 g、川贝粉3 g、制胆南星9 g、金荞麦12 g、桔梗6 g、枳实9 g、枇杷叶12 g。7剂，水煎服。

二诊：药后头晕、咳痰显减，偶有侧头痛。舌暗红，苔腻小裂，脉滑。刻诊血压：123/90 mmHg，心率：66次/分。再从原意治疗，加重清肺化痰之力。予以"心脑喜康"协定方2合泻白散加减。药用决明子12 g、钩藤12 g、丹参15 g、葛根15 g、郁金6 g、景天三七15 g、瓜蒌皮9 g、车前子15 g、川牛膝12 g、防己12 g、山楂9 g、桑白皮12 g、地骨皮15 g、太子参15 g、北沙参15 g、川贝粉3 g、金荞麦12 g、黄芩12 g、苦杏仁9 g、薏苡仁30 g、白蒺藜9 g。14剂，水煎服。

效果：2周后患者未来就诊，电话询问告知基本已愈。

按：患者工作繁忙，烦躁易怒，本为湿热体质，病发秋燥之季，肝郁化热，风阳上扰，则头晕头痛脉弦，木克脾土，脾失运化则痰生，木火刑金则咳嗽痰黄，治以"心脑喜康"协定2方，潜阳息风，理气散结，配以温胆汤清化热痰，得效后考虑本为痰热之体，秋燥易伤肺阴，故以泻白散和半张三仁汤清化痰热，太子参、沙参益气养阴收功。

【临床体悟】

燮理阴阳为大法。高血压病为脏腑阴阳气血平衡失调所致，病及多脏，证多本虚标实。在临床治疗中，易出现停药反跳现象，这是由于治疗未能从整体上调理阴阳而使之达到正常平衡状态的结果。所以，治疗眩晕病不能单纯降压，宜调整机体阴阳平衡，从根本解除高血压病发生发展的内在因素。调摄肝肾、平肝潜阳、理气活血、化瘀降浊综合疗法的优势可以有效达到燮理阴阳的目的。该综合疗法对防治高血压引起的靶器官损害有明显优势。所谓平衡脏腑阴阳主要以平肝潜阳、调摄肝肾为法，滋阴平阳以阻断疾病向阴阳失调方向转化。长期的脏腑气血阴阳失调致痰瘀诸邪内生。理气活血、化瘀降浊法可切断因实致虚、因虚致实的病理环节，化解病理产物。活血法可贯穿于本病的全过程，因为高血压早期即使瘀血外象不显，但微观检测多有血液流变学、血液动力学的异常改变，说明存在血液循环障碍。活血化瘀法不仅能扩张血管、减少外周阻力、降低血压，还可改善微循环障碍及血流凝聚状态。故平肝潜阳、调摄肝肾、理气活血、化瘀降浊是治疗高血压左心室肥厚的有效途径。

治病求本。气血的逆乱，津液代谢的异常，从根本上说与肺的敷布、脾的转输、肝的疏泄、肾的气化异常有关，均为气血津液不从正化异化而成。"心脑喜康"协定方通过调理阴阳、平衡脏腑，阻断了血瘀、痰浊形成的根本原因。其之所以能取得较好的疗效，主要是其能谨守病机，疏其气血，令机体达到阴平阳秘的状态，从而改善与高血压有关的各种血液动力学和神经体液调节机制，降低动态血压水平，改善血压昼夜节律，达到降压、逆转左心室肥厚的作用，有利于高血压左心室肥厚患者的康复和预后。可以说，这是中医药多靶点、多环节、多途径整体调节的结果。

【参考文献】

［1］张晓天，艾静，王燕. 心脑喜康对自发性高血压大鼠血浆内皮素的影响［J］. 新疆中医药，1997，15（3）：22.

［2］艾静，边佳萍，卢莎莎，等. 心脑喜康治疗原发性高血压（阴虚阳亢型）的临床疗效评价［J］. 新疆中医药，2016，34（3）：1-5.

［3］艾静，王朝驹，郭洪涛，等. 心脑喜康治疗高血压病155例疗效分析［J］. 新疆中医药，2001，（3）：22-25.

［4］艾静，刘伟，张晓天. 心脑喜康的理论与临床［J］. 新疆中医药，2000，18（1）：43-45.

［5］张晓天，艾静，王燕. 心脑喜康对高血压患者血压及相关神经肽的影响［J］. 上海中医药大学学报，2000，14（2）：32.

［6］艾静，王朝驹，郭洪涛，等. 心脑喜康治疗高血压病155例疗效分析［J］. 新疆中医药，2001，19（3）：22.

［7］刘龙民，朱喜英. 心脑喜康对非勺型高血压的血压及肾损害影响［J］. 中医药学刊，2001，19（5）：450.

［8］刘龙民，朱喜英. 心脑喜康逆转异常血压昼夜节律的临床观察［J］. 上海中医药杂志，2001，（4）：12.

［9］白晓梅，艾静. 心脑喜康治疗高血压合并高脂血症55例［J］. 陕西中医，2001，22（8）：467.

［10］朱喜英，刘龙民. 心脑喜康对EH患者血压及β2-微球蛋白的作用研究［J］. 辽宁中医杂志，2001，28（5）：277.

［11］朱喜英，刘龙民. 心脑喜康对非勺型高血压的治疗作用［J］. 贵阳中医学院学

报，2001，23 (1)：28.

[12] 安乐君，艾静. 心脑喜康治疗高心病（心肌缺血）61 例 [J]. 新疆中医药，2003，21 (5)：23.

[13] 周英，艾静. 中医药治疗高血压左心室肥厚的研究进展 [J]. 中华医学全科杂志，2003，(12)：64 - 68.

[14] 艾静，庞辉群，王晓峰. 燮理阴阳复方干预高血压左心室临床研究 [J]. 上海中医药杂志，2013，47 (7)：63 - 65.

（艾　静）

中医导引排石操

【名医小传】

　　周智恒（1938—　），男，江苏高邮人。上海市名中医，主任医师，博士研究生导师。1965 年毕业于上海中医学院（现上海中医药大学）。曾先后任上海市中医药学会男科分会第一、二、三、四届主任委员、中国中西医结合学会男科专业委员会副主任委员、中华中医药学会男科学会副主任委员、中国中西医结合学会泌尿外科专业委员会常委，上海市中医男性病医疗协作中心主任，上海市中西医结合学会泌尿男科委员会副主任委员；《中国男科学杂志》《中国中西医结合外科杂志》《中西医结合泌尿外科杂志》编委；上海国际医学交流中心特约专家，上海市高层次中西医结合人才指导老师。

　　郁超（1979—　），男，主任医师，硕士研究生导师。上海市名中医周智恒中医泌尿男科工作室成员第二学术继承人，第二批江浙沪中西医结合优秀青年人才，上海市海派中医流派传承人才培养项目传承人，中国中西医结合学会男科专委会委员兼副秘书长、泌尿外科专业委员会委员，中华中医药学会男科、生殖医学专委会委员，上海市科学技术专家库成员，上海市科学技术委员会专家库成员。长期从事泌尿男科的中医、中西医结合临床、科研和教学工作。

【绝技揭秘】

一、技术渊源

　　尿石症属于中医"石淋"的范畴。"石淋"之病名，最早见于《神农本草经》，隋代《诸病源候论》云："诸淋者，肾虚而膀胱热故也。"此为后世指导石淋病治疗的主要理论。现代中医仍常常沿用当时所倡导的治疗，书中有"癃，痛于脬及衷，痛甚，溺口痛益甚"和"石癃，三温煮石韦，若酒而饮之"的记载。《武威汉代医简》较为详尽地记载了泌尿系结石的治疗方法。中医认为石淋病的发病与肾的病理生理密切相关：首先，肾主水，并与膀胱通过互为表里的经络相互联系，共同调节水液的代谢过程；其次，肾主纳气、藏精，为人体"先天之本"及"五脏阴阳之本"。肾的生理功能失调对膀胱储尿和排尿的功能造成直接的影响。故石淋病的发生，肾虚为本，湿热为标，若石淋病日久，可夹杂血瘀、脾虚等病机。湿热下注证是被历代医家治疗石淋所重视之基础辨证，如《医宗必读》所述："清其积热，涤去砂石，则水道自利。"另外，医家常采用内服药与外用药配合使用，如在《圣济总录》中就有关于用药浴疗法治疗石淋病的记载。《诸病源候论》首次提出石淋之名并用导引治疗。《养生方》有"偃卧，令两手布膝头，取踵置尻下，口纳气，振腹自极，鼻出气七息，去石淋、茎中痛"的导引法记载。

中医导引排石操是在周氏推崇的"经脉所过，主治所及，腧穴所在，主治所能"理论基础上，由周氏及其爱徒郁氏共同创立，并经过数十余年临床不断改进优化而形成的中医运动疗法。

二、适应病证

石淋病：泌尿系统上尿路结石，包括肾结石（上中极）、输尿管结石，结石直径≤1.0 cm（结石直径均由其最长轴决定）的各种中医证型，尤以湿热下注、气滞血瘀型为佳。主症：尿路结石，时伴腰痛，血尿。次症：尿频，尿急，尿痛，少腹拘急。舌质：舌质红，可见瘀点，苔黄或薄，脉细数或涩。

三、操作方法

排石操依据人体经络穴位作用原理，拍打穴位、通过经络传导到局部，达到止痛、消炎、利尿、排石之功效，具体为：中医导引排石操。

（1）第一节：踮震涌泉

1	2	3	4
双脚足跟踮起	双脚足跟落下	双脚足跟踮起	双脚足跟落下
2	2	3	4
双脚足跟踮起	双脚足跟落下	双脚足跟踮起	双脚足跟落下

如此往复 16 个 4 拍，同时思想会聚于涌泉穴。宜在有排尿感觉时憋尿，效果更佳。

(2) 第二节：拍摩肾俞

1	2	3	4
双手于肾俞穴区域范围（肾区处）抬起	双手于肾俞穴区域范围（肾区处）落下	双手于肾俞穴区域范围（肾区处）抬起	双手于肾俞穴区域范围（肾区处）落下
2	2	3	4
双手于肾俞穴区域范围（肾区处）抬起	双手于肾俞穴区域范围（肾区处）落下	双手于肾俞穴区域范围（肾区处）抬起	双手于肾俞穴区域范围（肾区处）落下

如此往复 16 个 4 拍，同时思想会聚于肾俞穴。宜在有排尿感觉时憋尿，效果更佳。

(3) 第三节：单提重震

1	2	3	4
依据结石位置患侧脚跟抬起	依据结石位置患侧脚跟震下	依据结石位置患侧脚跟抬起	依据结石位置患侧脚跟震下
2	2	3	4
依据结石位置患侧脚跟抬起	依据结石位置患侧脚跟震下	依据结石位置患侧脚跟抬起	依据结石位置患侧脚跟震下

如此往复 16 个 4 拍，同时思想会聚于水泉穴。宜在有排尿感觉时憋尿，效果更佳。

(4) 第四节：定位按揉

1	2	3	4
依据结石位置拇指按压穴位	依据结石位置拇指按压穴位	依据结石位置拇指按压穴位	依据结石位置拇指按压穴位
2	2	3	4
依据结石位置拇指按压穴位	依据结石位置拇指按压穴位	依据结石位置拇指按压穴位	依据结石位置拇指按压穴位

如此往复 16 个 4 拍，依据结石所处的位置，肾结石按揉不容穴（即对应季肋点），输尿管上段结石按揉天枢穴（即对应上输尿管点），输尿管中段结石按揉归来穴（即对应中输尿管点），同时按揉足部三阴交、阴陵泉、背部膀胱俞、肾俞穴等穴位。同时掌根沿背侧膀胱经循行向下推揉，冥想结石随膀胱经推揉向下排出。宜在有排尿感觉时憋尿，效果更佳。

（5）第五节：跳跃运动

1	2	3	4
双脚跃起	双脚落下	双脚跃起	双脚落下
2	2	3	4
双脚跃起	双脚落下	双脚跃起	双脚落下

如此往复 16 个 4 拍，同时思想会聚于结石疼痛处臆想结石随跳跃循行排出。宜在有排尿感觉时憋尿，效果更佳。

当至尿液充盈明显练习此操同时双掌相叠手心劳宫穴对准关元、气海穴进行顺时针按摩配合冥想结石随中医经络循行往下，待憋尿至十分难忍时，脚尖向内脚跟向外踮起脚跟，同时舌尖抵上颚配合腹部运气，一下排尿解出，同时配合冥想结石随中医经络循行排出。

如需进一步了解该功法，请扫二维码关注"海上杏林寻珍"微信公众号，在"历史文章"中搜索"中医导引排石操"，观看视频。

四、理论阐释

泌尿系统结石的相关部位位于腰腹部，此处经络纵横、穴位密布，因此以通调疏导气机，可以协助排石。周氏根据中医经络理论中"经脉所过，主治所及；腧穴所在，主治所能"的理论创立了导引经络、按摩穴位、循经运动的中医导引排石操，该操以"踮、拍、震、按、推、跳"为动作要点，合理运用人体工程力学原理，传统与现代相结合，共同起到辅助排石的功效。它和中医汤剂口服药联合治疗尿路结石，已成为我科中医特色的尿石总攻治疗。以往经验证明传统中医辨证论治对于促进泌尿系统括约肌纤维蠕动，利于结石的排出有一定功效，加之导引经络穴位更进一步放松括约肌，缓解因结石炎症引起的括约肌痉挛，再加上足够水液的扩容增压作用，等于加大了结石上游的助推剂，推动结石排出，更是配合我科特有的导引排石操中的手法、身法加之外界的震动、跳跃运动，诸管齐下，共奏奇功。许多西医认为必须要手术治疗的尿路结石患者通过我科的中医特色治疗，顺利排石或有效使结石发生明显向下位移，缓解积水及其他尿路梗阻，改善疼痛、腰酸等症状。

五、注意事项

本疗法适应于患者全身情况适宜做震跳类运动，肾功能良好，肾积水在中度及以下，结石直径小于 1 cm，中医证型尤以气滞血瘀型为佳。

六、典型医案

患者：杨某，男，43 岁。

初诊时间：2019 年 8 月 31 日。

主诉：腰痛伴肉眼血尿 1 日。

病史摘要：患者既往有肾结石病史 2 年，无明显不适，未予重视及治疗。其间发作过两次类似症状，拒绝手术治疗的建议，当时予以解痉止痛处理加口服金钱草颗粒排石。8 月 30 日 B 超检查：左输尿管结石 0.6 cm×0.5 cm，患者诉经解痉治疗后 B 超复查结石大小、位置无明显变化。平时久坐工作，无暇运动，饮食挑食，较少饮水，小便黄赤，大便可。舌红、苔黄、有瘀点，脉细涩。

辨证：气滞血瘀证。

治则：活血化瘀，排石通淋。

治法：中医导引排石操配合大量饮水。具体做法（建议患者憋尿时做）：第一节，跷震涌泉；第二节，拍摩肾俞；第三节，单提重震；第四节，定位按揉；第五节，跳跃运动。

二诊：1 周后复诊诉，按照中医导引排石操做了 6 日，每日 2～3 次，第 6 日做操后排尿时一阵涩痛，排出 1 枚结石。

效果：此后复查 B 超，未见泌尿系结石。腰痛、血尿症状未再发作。

按：本病案属于"石淋"范畴，石淋的形成主要是由于湿热下注，化火伤阴，煎熬尿液，或因日久脉络瘀阻，虚实夹杂所致。病位在肾或在膀胱，临床表现以腰腹作痛、尿血、尿出沙石为特征。《诸病源候论·淋病诸侯》曰："淋之为病，肾虚膀胱热也。"因湿热下注，煎熬尿液，结为沙石。沙石滚动，阻塞尿路，欲出不出，故突然右侧少腹发生剧烈疼痛，腰府疼痛难忍；结石损伤脉络成瘀，故尿中带血；舌红苔黄，脉细涩、尿色黄皆为湿热夹瘀之象。病机总属湿热阻滞中焦，蕴伏肾络，脉络瘀阻，久瘀成石。治之必当清热利湿，散结通淋排石。复方金钱草颗粒是以清热利湿为主方，然清热利湿有余，活血散结不足，导引排石操促进气血运行，改善微循环，是在周氏推崇的"经脉所过，主治所及，腧穴所在，主治所能"理论基础上由周氏及其爱徒郁氏共同创立并不断改进优化的中医运动疗法。此操利用结石的重力及惯性作用，通过踮震涌泉、拍摩肾俞、单提重震、定位按揉等动作，达到促进结石排出、减少排石不良反应的目的。长时间的练习可使身体微微汗出，结石患侧肾区出现酸、胀、麻之感觉。另外，此操融入了中医导引术中呼吸吐纳及意念引导的练习，能使机体处于一种松弛反应状态，缓解机体的应激状态，从而改善患者输尿管痉挛的状态及疼痛症状，促进结石的下移。

【临床体悟】

简便易行，安全有效。

郁氏曾切身实践排石操。2019 年 10 月 11 日郁氏突发腰痛，B 超确认为肾盂上极结石，0.7 cm×0.5 cm，郁氏疼痛难忍，但不想忍受手术的创伤及带来的风险，故选择排石操。每日坚持大量饮水结合排石操，于 2019 年 10 月 16 日小便时排出结石 1 粒，后疼痛症状消失。

结合郁氏接诊的患者及切身体会，很多患者更易接受一种无创、安全、有效的治疗方法，西医学对于结石不大的患者往往建议运动，但如何运动，患者常常一头雾水，而中医导引排石操经多中心、数十余年临床实践检验，具有无创、安全、有效等优点，患者接受度高，值得普及推广。

【参考文献】

［1］郁超，达骏，赵友康，等. 中医导引排石操联合中药治疗石淋病 ［C］. 第十二次全国中西医结合男科学术大会暨全国中西医结合男科诊疗技术研修班暨 2017 上海市中西医结合学会上海市中医药学会泌尿男科专业委员会学术年会讲义论文资料汇编，上海，2017：23，28，35.

（郁　超）

金蝉花治疗慢性肾衰竭

━━━━━━━━ 【明医小传】 ━━━━━━━━

陈以平（1938— ），女，上海中医药大学附属龙华医院肾病内科主任医师、终身教授、博士研究生导师。上海市名中医，中国中西医结合肾脏疾病专业委员会名誉主任委员，全国名中医工作室指导老师，第五及第六批全国老中医药专家学术继承指导老师，国内著名肾病专家。陈氏在临床上倡导"辨证与辨病相结合、宏观辨证与微观辨病相结合、祛邪与扶正相结合"的学术思想，长期坚持中医药防治慢性肾脏病的临床与应用基础研究，将三焦辨证观融入临床实践，解决临床难点，创新性地提出"斡旋三焦"理论，并形成了系列专病中药专方，极大提高了难治性肾病的临床疗效，延缓了慢性肾脏病发病病程。擅长膜性肾病、糖尿病肾病、IgA肾病、痛风性肾病、狼疮性肾病、间质小管病变、慢性肾衰竭、慢性尿路感染等疾病的中医药诊治。先后获国家"十一五"攻关计划项目等30项国家及部市级项目资助，发表论文200余篇，出版相关著作5部；获得国家级发明专利授权5项；转让新药成果2项；先后荣获上海市科学技术进步奖一等奖、国际工业博览会创新银奖、中华医学会科技进步奖二等奖等共计9项奖励。

━━━━━━━━ 【绝技揭秘】 ━━━━━━━━

一、技术渊源

蝉花（*Isaria cicadae* Miq.）又称金蝉花、虫花，是我国传统的名贵中药材，《本草图经》曾有记载："今蜀中有一种蝉，其蜕壳上有一角，如花冠状，谓之蝉花，西人有赍至都下者，医工云，入药最奇。"其性味甘寒无毒，《证类本草》记载"蝉花能解痉、散风热"，《本草纲目》记载蝉花可治疗"小儿吊天，惊痫瘈疭，夜啼心悸，功同蝉蜕，又止疟"。

金蝉花最早见于南北朝时期的《雷公炮炙论》，然考历代古籍，未见有治疗水肿、癃闭、关格等类似西医学肾系疾病之记载。陈氏根据其生长性质及药理成分均与冬虫夏草相似的特性，"蝉花治肾"的科学设想应运而生，并就此展开了系统的临床与基础研究。蝉花与冬虫夏草同属真菌，且多糖成分与冬虫夏草相近，有关冬虫夏草抗肾小球硬化、肾小管萎缩和肾间质纤维化的作用已多有报道，但冬虫夏草药性偏温，对药毒伤肾或湿热浸淫导致肾小管间质纤维化以及浊毒内聚、氤氲化热的慢性肾衰患者有助热增毒之虞。而蝉花性味甘寒无毒，味甘入脾，气寒入肾，故能滋补脾肾，强体健用。从而复脾之升清降浊之机，助肾之封藏、气化之能。

二、适应病证

对尿路感染、痛风性肾病、药物性肾损害等导致的肾小管-间质病变、肾纤维化以湿热证见证者，更为适宜。

三、方药组成

金蝉花每日 9～15 g，单独水煎服或者加入复方中水煎服。

服用方法为每日 1 剂，28 日为 1 个疗程。

四、理论阐释

(1) 蝉花古已有，治肾是新篇

陈氏于 20 世纪 80 年代率先在国内开展冬虫夏草及其菌丝体治疗慢性肾功能衰竭的研究，取得了多项研究成果，明确了冬虫夏草在保护肾功能方面的作用，但是随着冬虫夏草价格的飞涨，寻找一种替代药物成为迫在眉睫的医学问题。

陈氏发现蝉花的生长性质及药理成分均与冬虫夏草相似，临床观察研究结果显示金蝉花改善肾功能、延缓肾衰进展的作用与冬虫夏草相当，从此开辟了蝉花药用新领域——慢性肾脏病的防治，为我国现代中医药和保健食品的开发，提供了新的重要原料。在此基础上，开发了以金蝉花为主药的金蝉补肾方，用于治疗慢性间质性肾炎。通过临床观察发现，金蝉补肾方能有效提高患者尿渗透压，升高血红蛋白水平，改善肾功能，具有延缓肾脏纤维化之功效。

（2）天然蝉花人工替代物的研发

应用天然蝉花治疗慢性肾脏病取得了良好的临床疗效，天然蝉花的价格也再次飞涨，为缩短蝉花生产周期，扩大药物来源，研发其人工替代品是势在必行。通过系列实验研究，证实了人工培养蝉花菌丝在改善肾衰大鼠肾功能、减缓肾纤维化进程等方面与天然蝉花作用相似；筛选出人工蝉花菌丝的最佳培养方式——固体培养蝉花菌丝优于液体培养蝉花菌丝；初步确定了人工蝉花菌丝中蝉花菌丝总提物、蝉花菌丝乙酸乙酯部、蝉花麦角甾醇过氧化物等为其有效部位与组分；揭示了蝉花菌丝延缓肾脏纤维化进展的作用机制可能与减少肾组织内细胞外基质成分堆积、下调 TGF-β1、CTGF 蛋白及其 mRNA 的表达及调节肾组织中 uPA/PAI-1 蛋白及 mRNA 的表达紊乱有关。

（3）引发了研究热潮、实现蝉花菌粉产业化

"蝉花治肾"之创举，一度引发了学界对蝉花的研究热潮。泛亚生物医药集团就此确立了以开发人工培育蝉花产品作为企业发展的重点，在国内率先攻克了蝉花的人工培育，实现了人工培育蝉花的规模化生产及产业化，产品研发在国内外处于领先地位，先后建立了蝉花菌粉的工厂店、成立了首家虫草博物馆，启动了工业旅游项目，取得了一定的经济效益。

五、注意事项

部分患者可因服用蝉花出现腹泻现象，可减量服用。且蝉花不适用于脾虚便溏患者。

六、典型医案

患者：袁某，女，48 岁。

初诊时间：2006 年 11 月 6 日。

主诉：发现肌酐升高 1 年余。

病史摘要：患者 2005 年 8 月体检时发现肾功能异常，肌酐137 μmol/L，尿常规：蛋白（+），红细胞（+-），未加重视。2006 年 9 月除复查肾功能进行性恶化，肌酐升至 172 μmol/L，于 2006 年 9 月 13 日至某医院行肾活检：光镜示肾小球缺血样改变，肾小管间质慢性化病变（中度）；电镜示肾小球变性、坏死。根据患者肾穿刺报告追问病史得知，患者年轻时因面部痤疮曾服用"龙胆泻肝丸"近 2 年，2005 年 8 月体检发现肾功能异常前因便秘服用"芦荟胶囊" 1 年余。刻下：症见胃纳略欠佳，精神可，无浮肿，无明显夜尿增多，大

便隔日一行。查舌质：舌淡红，边有齿痕，舌苔薄白微腻，脉象细。血压 140/90 mmHg。

西医诊断：慢性肾炎，慢性肾功能不全。

中医诊断：虚损病（脾肾气虚型）。

辨证：脾肾气虚，瘀血阻络。

治则：益气活血，化瘀通络。

治法：处方用黄芪 30 g，葛根 15 g，川芎 15 g，黄精 20 g，枸杞子 15 g，杜仲 15 g，当归 12 g，莪术 15 g，地骨皮 20 g，牡丹皮 15 g，党参 30 g，丹参 30 g，谷芽 15 g，麦芽 15 g，薏苡仁 30 g，莲子 30 g，大黄 15 g，白术 15 g，赤芍 20 g，鸡血藤 30 g，蝉花 15 g。14 剂，水煎服，随访续服。

二诊：2007 年 1 月 8 日。诉胃纳仍欠佳，夜寐多梦，余症平。服用珍菊降压片，血压控制尚可。舌淡红，苔薄，脉细。血压 140/90 mmHg。实验室检查，尿常规：蛋白（＋），红细胞 0～1 个/Hp，白细胞 1～3 个/Hp；肾功能：肌酐 156 μmol/L，尿素氮 13.3 mmol/L，尿酸 395 μmol/L；血脂：三酰甘油 2.1 mmol/L，总胆固醇 5.91 mmol/L；血红蛋白 112 g/L。处方：柴胡 9 g，黄芩 12 g，白术 12 g，白芍 20 g，枸杞子 15 g，菊花 12 g，黄芪 30 g，葛根 15 g，川芎 15 g，黄精 20 g，杜仲 15 g，积雪草 15 g，制大黄 15 g，灵芝 30 g，党参 30 g，丹参 30 g，蝉花 15 g。14 剂；无特殊情况续服。

三诊：2007 年 3 月 19 日。药后夜寐转安，胃纳尚可，精神良好。血压 120/75 mmHg。舌淡红，苔薄，脉细。实验室检查：肾功能：肌酐 158 μmol/L，尿素氮 10.2 mmol/L，尿酸 393 μmol/L；血红蛋白 117 g/L。调方如下：原方加当归 12 g，何首乌 15 g，红花 10 g，鸡血藤 30 g，莪术 10 g，继予蝉花 15 g。连服 28 剂；随访续服。

四诊：2007 年 5 月 10 日。稍感乏力，无浮肿，无尿路刺激症状，胃纳可，夜寐安。血压控制稳定。实验室检查：尿常规：蛋白（＋），白细胞 10～12 个/Hp；肾功能：肌酐 152 μmol/L，尿素氮 12.1 mmol/L，尿酸 363 μmol/L；血红蛋白 109 g/L，血细胞比容 0.329。予上方加菟丝子 10 g，继予蝉花 15 g。续服 28 剂。

效果：随访，此后患者以上方加减治疗，定期随访尿常规及肾功能，尿蛋白波动于（±～＋），血肌酐逐渐下降 130～140 μmol/L。至 2008 年 2 月 20 日复诊时，患者诉诸症尚平，唯自觉易疲劳。复查尿常规：蛋白（±）；肾功能：肌酐 128 μmol/L，尿素氮 9.4 mmol/L，尿酸 417 μmol/L；血红蛋白 103 g/L。

按：肾间质是分布于肾皮质及髓质，是肾小球和肾小管之间的纤维结缔组织，包括血管、淋巴管及神经，是肾脏的支持组织，慢性肾小球肾炎往往伴有不同程度的小管间质内炎性细胞浸润（单核细胞、巨噬细胞等）、间质纤维化和瘢痕形成，肾小管间质病变影响着肾小球病变的转归。而且大量临床病例统计发现约 30%～40% 的急性肾衰和 20%～40% 的慢性肾衰是由肾小管间质疾病直接所致。因此，肾小管间质疾病已成为近年国际肾脏病学研究的新热点之一，且进展迅速。慢性肾小管间质性肾炎（或称慢性间质性肾炎）是一组以小管（萎缩）和间质（细胞浸润和纤维化）病变为突出表现的疾病，相应的肾小球及血管病变较轻微。临床上，特别是疾病的早期，以肾小管功能损害为主要表现，而不是大量蛋白尿；到疾病后期则表现为慢性进展性肾功能衰竭。临床发展过程愈隐匿，其间质纤维化程度愈严重。导致慢性间质性肾炎的原因很多，常见的有药物或毒素所致慢性间质性肾炎、感染、血液系统疾患、免疫性疾病、代谢性疾病、先天性遗传性疾病、梗阻或反流性损害等。

其病理表现主要为：光镜下见肾间质水肿，间质纤维化，细胞浸润（有中性粒细胞、嗜酸性粒细胞、淋巴细胞、浆细胞等）。病变可呈局灶性或弥漫性，偶可呈肉芽肿伴或不伴坏死，间质的病变分布不规则，在病变区之间可见正常组织。肾小管病变常见小管基底膜增厚，破裂；上皮细胞萎缩，与基底膜分离；小管腔增宽，可见蛋白和细胞管型（以白细胞管型为主）及间质纤维化，单核细胞浸润等。肾小球和血管可表现透明变性及硬化。肾乳头可缩小、坏死或瘢痕形成。电镜下肾小管间质除细胞浸润外，尚可见纤维束增粗，小管基底膜增厚，有时可见免疫复合物沉着。上述病理演变的速度随不同病因、患者而各异，若早期去除病因，可减缓间质损害的速度。

马兜铃酸肾病（AAN）是因服用含马兜铃酸成分的中药而引起的肾脏损害。含马兜铃酸的中药很多，包括关木通、广防己、青木香、马兜铃、天仙藤、寻骨风、朱砂莲等。AAN 的临床表现多种多样，根据临床及病理表现可分为急性型、肾小管功能障碍型和慢性型。该病发展较快，危害较大，关于本病的治疗，目前尚无成熟的方案。其病理常表现为：光镜下肾间质呈寡细胞性纤维化，肾小管萎缩或消失，肾小球基底膜呈缺血性皱缩，毛细血管祥塌陷，直至进展为缺血性硬化，小动脉壁增厚。免疫荧光检查多阴性。电镜下肾间质可见束状胶原纤维，肾小管基底膜增厚，肾小球基底膜皱缩及毛细血管壁塌陷。

陈氏认为本病是由药邪蕴肾，伤肾蚀气所致，肾气虚则州都气化失常，下关约制无权则表现为乏力、尿多、蛋白尿、糖尿和氨基酸尿；并可因气虚而血失推摄，滞于肾络或溢于络外而出现病理上的肾小管萎缩，间质纤维化。故药毒伤肾，气虚血瘀是其病机关键。根据病因病机，治当补气益泉，活血散结，并重用蝉花，改善患者间质小管损伤，改善肾功能。与益气、活血等诸药相伍，故能减轻间质性肾炎的小管-间质损害，使病情趋于稳定或康复。

【临床体悟】

虫生性药用真菌是一个伟大的宝库，具有极其广阔的研究空间与开发前景，目前已知蝉花除了可以治疗慢性肾衰竭外，还具有以下生物学功效：免疫调节（增强剂或抑制剂）、抗肿瘤、降血糖、止痛、抗压力、降血脂、降尿酸、延缓衰老、改善睡眠等，而金蝉花全基因组框架图谱的公布，标志着药用虫生真菌的研究已从传统的形态生理层次进入分子生物学领域，此后在临床中可发挥更重要的作用。

【参考文献】

［1］朱戎，陈以平，邓跃毅，等. 固体培养蝉花菌丝延缓肾小球硬化作用及其机制的实验研究［J］. 中国中西医结合肾病杂志，2005（2）：70-74.

［2］王琳，陈以平. 人工培育蝉花菌丝对人系膜细胞增殖及细胞外基质合成的影响［J］. 中医研究，2006（10）：9-11.

［3］刘玉宁，陈以平，王立红，等. 蝉花菌丝对单侧输尿管结扎大鼠肾间质 uPA、PAI-1 蛋白及 mRNA 表达的影响［J］. 中国中西医结合肾病杂志，2012，13（3）：197-200.

（张先闻　王　琳）

通补调理法治疗精浊

薛慈民（1953— ），男，主任医师，副教授，硕士研究生导师。师从名老中医沈楚翘，从事中医外科临床诊疗40余年。擅长诊治多种外科疾病，尤其对中医各类腺体疾病及下肢血管病等的治疗积累了丰富的临床经验。对慢性前列腺炎（精浊）善于应用通补调理的中医疗法，形成了个人独到的诊治特点。对前列腺增生症（精癃）及前列腺癌术后治疗亦有传承体会，秉承先师的益气化瘀治则，结合临床观察提出精癃因痰瘀积块成毒，络脉阻遏，余邪留滞而伤及膀胱、精室。必以清除瘀毒为先，主张先清后补的治疗方法，取得较好疗效。先后担任上海中药学会外科分会副主任、男科分会副主任，世界中医联合会外科分会常委，上海中西医结合学会泌尿男科学会副主任等。先后带教硕士研究生10余名，发表论文50余篇，主编和参编专著12部，主持和参与完成国家级与市局级课题6项，获得上海市科委科研成果1项等。

一、技术渊源

慢性前列腺炎为中青年男性常见病，属中医"精浊"范畴，中医学历代古籍均有记述。其病因病机主要是肾虚湿热瘀阻络脉所致，肾气亏虚为本，湿热瘀阻为标，多虚实夹杂。临床症状以排尿不适、会阴小腹胀痛、性功能障碍以及紧张焦虑等多见，易反复发作，缠绵难愈。根据清代叶天士《临证指南医案》所述辨治之理则为："若夫便浊之恙，只在气虚与湿热推求，实者宣通水道，虚者调养中州，若虚实两兼，又有益脏通腑之法。"因此，针对精浊肾气虚、湿热瘀阻的病机，以"通补调理"的治疗法则为指导内外兼治。通，即"清热利湿、化瘀通络"；补，即"平衡阴阳、益肾补虚"，通中有补，补兼疏通。在通补调理法的思路指导下自创炎列平验方，长期应用于临床取得了明显的疗效。薛氏在结合现代临床诊断方法和分析中医病因证候的基础上，认为本病的诊治当标本兼顾，虚实相参，多重综合治疗。承古方引导合自身临床研究通补调理治疗精浊 20 余年，逐渐形成个人独特的临床经验和体会，并通过课题研究获上海市科学技术委员会科技成果奖，由此研制的炎列平颗粒在上海中医药大学附属曙光医院应用至今。

二、适应病证

尿频、排尿不畅，尿末不尽，尿道不适；会阴、小腹作胀隐痛，肛门坠胀；腰酸乏力，易感疲劳，多虑紧张，性功能障碍等。

三、方药组成

基本方由黄芪、黄柏、丹参、王不留行、蒲公英、白花蛇舌草、土茯苓、川牛膝、马鞭草、生甘草组成，临床可随症加减用药。

服药方法：每日 1 剂，煎取药液 300 mL，每次服 150 mL，早晚各 1 次，2个月为 1 个疗程。

四、理论阐释

中医称前列腺为精室，能分泌贮藏前列腺液，如五脏之藏精功能，且可伴随射精排出前列腺液，又如六腑之排泄功能，属男子的奇恒之腑，具有易虚、易瘀的特点。

根据历代中医古籍关于精浊、淋证的论述，认为其成因大多与肾有关。如《诸病源候论》中有："劳伤于肾，肾气虚冷故也。肾主水而开窍在阴，阴为溲便之道，胞冷肾损，故小便白而浊也。"指出小便白浊为肾气虚冷所致。《丹溪心法·赤白浊四十四》认为："人之五脏六腑，俱各有精，然肾为藏精之府，而听命于心。贵乎小火升降，精气内持，若调摄失宜，思虑不节，嗜欲过度，水火不交，由是为赤白浊之患。"早在《素问·痿病》中亦有："思想无穷，所愿不得，意淫于外。入房太甚，宗筋弛纵，发为筋痿，及为白淫。"明确指出由于思虑过分，欲念妄动，房事过度等原因可造成阳痿，甚至遗精、滴白等前列腺炎的症状。《景岳全书》认为："有浊在精者，必由相火妄动，淫欲逆精，以致精离其位，不能闭藏，则源流相继，淫溢而下，移热膀胱则溺孔涩痛，清浊并至，此皆白淫因于热也。及其久也，则有脾气下陷，土不制湿，而水道不清者，有相火已杀，心肾不交，精浊不固，而遗浊不止者，此皆白淫之无热证也。"说明其病因病机为肾虚相火妄动，湿热蕴结膀胱所致，湿热壅阻过久则由实转虚，出现气虚、肾虚的病理变化。

结合精浊大多为肾虚湿热瘀阻的病机，薛氏经过长期的临床实践提出了"通补调理"的治疗法则，通即清热利湿、化瘀通络，补即调节阴阳、益肾补虚。在治疗过程中，既要解毒化瘀，避免湿热瘀阻脉络，又要固护肾气，避免过度消伐，通中有补，补中兼疏。通常以黄芪、黄柏为君药，一补一清利，有通有补；丹参、王不留行、蒲公英、白花蛇舌草为臣，化瘀解毒；土茯苓、川牛膝、马鞭草为佐，利湿通络；生甘草为使，调和诸药，并随症加减用药。

外科疾病特别是腺体、血管类疾病大多有形可见，辨病与辨证结合尤为关键。如在精浊的临床诊疗中需特别重视症状分析，结合局部辨证明确其病机特点及结合患者不同体质分析其在精浊发病中的重要影响。针对本病肾虚湿热瘀阻的病机，以"通补调理"的治疗法则对本病内外兼治。经临床运用通补调理法的思路指导自创的炎列平验方，先后通过 2 项市局级科研课题研究，其长期在临床的运用取得了明显的疗效。

五、注意事项

在诊疗过程中要充分倾听患者的症状诉说，尽可能了解患者的病因和诊疗经过，完善必要的检查，对患者做好耐心的病症分析和配合治疗的要求，进行必要的健康生活指导和心理疏导。

六、典型医案

患者：葛某，男，35 岁。

初诊时间：2017 年 5 月 23 日。

主诉：尿频、排尿不畅，小腹、会阴部隐隐胀痛半年余。

病史摘要：患者经常有尿频，排尿不畅，尿量少，夜尿增多，小腹、会阴胀痛反复半年余。半年前因新换工作后经常加班，压力较大，夜寐不安，易感疲劳，腰酸乏力。时有尿意频繁，排尿后滴沥不尽。会阴区隐隐胀痛，性欲明显下降。舌质稍胖，舌苔白腻，脉弦细。前列腺 B 超检查示：前列腺腺体轻度增大，形态正常，回声欠均匀。前列腺按摩（EPS）辅助检查示：白细胞（＋＋）、卵磷脂（＋）。曾经用抗生素治疗近1个月，症状有所缓解，但疲劳后症状反复，再用西药效果不显而求助于中医治疗。

西医诊断：慢性前列腺炎。

中医诊断：精浊。

辨证：肾气亏虚，湿热瘀阻。

治则：益气化瘀利湿，通补调理。

治法：内服处方，药用黄芪30 g，黄柏10 g，丹参30 g，马鞭草15 g，王不留行10 g，川牛膝15 g，蒲公英30 g，白花蛇舌草15 g，土茯苓15 g，延胡索15 g，石韦15 g，甘草10 g。14剂，水煎服。EPS辅助检查示：白细胞（＋＋），卵磷脂（＋）。

二诊：患者自述用药1周后症状即有缓解，目前感觉诸症均有减轻，要求继续原方巩固，续服14剂。

三诊：近期加班较多，久坐不动，会阴部作胀加重，排尿不畅，时有腰酸疲劳感。舌苔薄白，脉小弦。

处方：原方减蒲公英为15 g，加泽兰10 g，广郁金10 g，续断15 g。14剂。EPS辅助检查示：白细胞（＋＋），卵磷脂（＋）。

四诊：复诊告知服药后感觉症状明显缓解，加之最近休息较好，基本无明显不适。舌苔薄，脉小弦。

处方：原方减去石韦，加菟丝子15 g。继续服用，2个月后停服。

效果：随访3年中偶有症状反复，再服用本方1～2次均能恢复正常。

按：该患者症候临床辨证乃湿热瘀滞为标，肾气亏虚为本，属虚实夹杂之证。因病日久症状缠绵，易反复发作，治疗当以标本兼顾，必先清利湿热、化瘀通络，益气通利而为补虚铺垫，后兼以补气益肾，肾气充而固本，冀通补调理以图病除。

【临床体悟】

慢性前列腺炎（精浊）是临床泌尿男科的常见病，但病因不明，治疗难度大，病情易反复，常常久治不愈使患者产生焦虑烦躁的心情，反过来又使症状加重而形成恶性循环。因此，在治疗上往往顾此失彼，方法多样但效果难以持久。通过学习中医古籍汲取精华，发皇古义，融会贯通，以通补调理为治则指导精浊的治疗则更好地传承了中医辨证思维的整体观和辨证方法的微观结合，在临床中体现在以下方面。

通补调理法则在诊疗上要灵活应用，辨证与辨病结合。初期辨病治疗为主，以清利湿热化瘀为主，清利以驱邪。应掌握"衰其大半而止"的原则，中病即止。若疾病反复发作，病邪深入，湿热积聚，久病入络，湿瘀互结，则辨证分析须关注细节，应以活血化瘀为重，兼顾清热利湿，而在治疗中始终需适当补气以扶正。

重视微观与宏观结合，将前列腺局部症状作为重要的辨证依据。重视前列腺触诊，前列腺体积小与肾阳虚有关，前列腺饱满提示湿热下注，前列腺硬度增加提示气滞血瘀。治疗中应重视活血化瘀为代表的通法的应用。

同时对通补调理法的理解还包括结合心身辅助治疗，重视心理疏导、局部放松、合理膳食、起居有常四位一体的心身综合兼顾方法。对精浊运用通补调理法治疗是经过长期临床观察和研究得出的经验，融汇药物的辨证治疗与适时的身心调理为一体的基本治疗思想。

【参考文献】

[1][清]叶天士. 临证指南医案[M]. 上海：上海人民出版社，1976.

[2][隋]巢元方. 诸病源候论[M]. 北京：中国医药科技出版社，2011.

[3][元]朱丹溪. 丹溪心法[M]. 上海：上海科学技术出版社，1959.

[4]北京中医学院. 内经释义[M]. 上海：上海科学技术出版社，1978.

[5][明]张景岳. 景岳全书[M]. 北京：中国人民大学出版社，2010.

（薛慈民）

【中医外科及皮肤科】

陈氏祛疣方治疗扁平疣

【明医小传】

陈兴之（1905—1995年），陈氏外科第二代传承人，生于江苏盐城，自幼读私塾，从医伯父陈步阶，继承家业。伯父仙逝后，陈兴之独立应诊。1945年抗战避难抵沪，悬壶于上海，专擅中医外科皮肤科。曾担任第六联合诊所所长，虹镇地段医院院长，虹口中心医院外科主任，在上海市名老中医门诊部任外科主任。曾获得上海市卫生局科技二等奖。1993年获得首批国务院政府特殊津贴，同年载入《中国当代高级科技人才系列词典》。陈兴之从事中医事业70余载，褒贬是非，精益求精，博采众长，独树一帜，以其独到的学术观点处方论药，结合祖传秘方"陈氏黑药膏""陈氏大枫子膏"及"陈氏玉红膏"等多种外用药及掺药，建立了一整套简、便、廉、验、内外并重的治疗方法，诊治多种外科、皮肤科疑难病症，每获立竿见影之奇效，名震于上海。

王枭（1984—　），女，主治医师，毕业于上海中医药大学中医外科专业，硕士研究生，就职于上海市中医医院。静安区非物质文化遗产"陈氏外科疗法"、海派中医特色诊疗技术——陈氏外科第四代嫡系传承人，参与6项陈氏外科相关课题，以第一作者发表论文4篇。本文"祛疣方"由陈氏外科第四代传人王枭以及第三代传承人陈诗吟整理。

【绝技揭秘】

一、技术渊源

中医外治法有着悠久的历史，是起源最早的治疗疾病的方法。早在先秦时期的医学典籍以及其他古籍中，已有对中医外治法的论述。其中最早记述外治法的史籍，当属《山海经》，其有"熏草……佩之可已病"的记载。马王堆汉墓出土的《五十二病方》是我国现存最早的方书，其中记载了用于外敷的方剂达110余首，为中医外治法开了先河。到了战国时期，《黄帝内经》中记载的中医外治法呈现出多样化趋势，为外治法奠定了理论基础。汉唐时期的著作，如《伤寒杂病论》《金匮要略》《肘后备急方》《刘涓子鬼遗方》《新修本草》等书中记载了大量的外治法，药物多样，方法灵活。宋金元时期，金元四大家的出现以及形成的学术流派，推动了当时中医学的发展，外治方法不断丰富，出现了穴位贴敷、蒸熨、膏摩等疗法。明清时期，大量知名医学家出现，著名外治专著《急救广生集》《理瀹骈文》问世，中医外治法进入全新时期。中医外治法发展至今，历经千载，逐渐成熟，为人类的健康事业作出卓越的贡献。

"陈氏外科疗法"2020年纳入上海市静安区非物质文化遗产，从清代同治年间传承至今已有100多年的历史，陈氏外科历经四代嫡系相传，医术精湛，救人无数，治疗外科皮肤科诸证顽疾均极擅长。陈氏外科运用其独特的学术观点和理论体系，处方论药，尤善外治。《医学源流》中提道："外科之法，最重外治。"陈氏祛疣方外用治疗扁平疣，是陈兴之老中医特色经验之一。经多年临床应用发现，陈氏祛疣方具有缩小疣体、使其脱落、不易复发、操作简便等特点。

二、适应病证

适用于扁平疣患者。

三、操作方法

陈氏祛疣方组方：浮萍、石榴皮、苦参、紫草、马齿苋、木贼各30 g，加入清水500 mL，浸泡30 min，煮沸20 min，煎取汁液300 mL，加入陈醋10 mL，趁热先对患处以药物熏蒸，当药液温度降低到40℃时，以8层纱布取药汁，纱布取出挤至不滴水，对患处湿敷20 min，可适当轻轻擦拭，到患处皮肤轻微红色为止，每日早晚用药2次，一剂可反复使用4次。

四、理论阐述

扁平疣为皮肤科临床常见且多发疾病，其皮损表现为帽针状至绿豆或稍大的扁平光滑丘疹，呈圆形、椭圆形或多角形，质硬，颜色呈黄褐色或正常皮色，表面光滑发亮，无炎症，多数散在，也可密集。一般无自觉症状，偶有痒感。本病好发于面颊、手背、前臂、颈部等部位，呈多发性，病程缓慢，有时可自愈，有时可持续多年不退。中医古籍中称之为"晦气疮""扁瘊""疣疮"等。明代《医学入门》中记载本病："如鱼鳞痣，与千日疮一样，多生手足，又名晦气疮。"《外科正宗》中指出本病为："枯筋箭乃忧箭伤肝，巧无荣养，以致筋气外发。"《灵枢·经脉》中记载："手太阳之别……虚则生疣。"《薛己医案》中论述本病："疣属肝胆少阳经，风热血燥，或怒动肝火，或肝客淫气所致。"西医认为该病由人乳头状瘤病毒（HPV）感染引起，青少年易多发，尤其青春期前后的女性为多。

陈氏结合多年临床经验，认为此病的发病不外乎三点，正气不足，外感邪毒，兼有情志不畅。内虚为本，外感风热毒邪搏于肌肤而生，肝气郁结，肝旺血燥，筋气不荣，肌肤不润所致。《黄帝内经》中记载："正气存内，邪不可干；邪之所凑，其气必虚。"《伤寒论》中记载："血弱气尽，腠理开，邪气因人。"《灵枢·经脉》中有"虚则生疣"的说法，均指出正气在疾病发病过程中的重要性，陈氏认为正气不足是本病发病的内在根本，与患者的抵抗力下降呈现易感性有密切关系。《诸病源候论》提到"风邪搏于肌肉而变生"，《圣济总录》中提到"风邪入于经络，气血凝滞……或在头面，或在手足"。均提示了本病的发生与外感风热邪毒有关。陈氏认为风为阳邪，有易袭阳位，风性主动等特点，故其发病位置多在颜面部，手背等阳处，且容易局部蔓延。《薛己医案》中指出"疣属于肝胆"。《外科正宗》中："枯筋箭乃忧郁伤肝，肝无荣养以致筋气外发。"因患者就诊时常表现出急躁或焦虑不安，所以陈氏认为本病的发生还与情志相关。若病程较长，病久入络，则可出现气滞血瘀证，表现为皮疹颜色深棕色或棕黑色，皮疹趋于静止，既不增多，也不减少，皮疹坚实干燥粗糙。

五、注意事项

"疣属于肝胆"，药液中加入陈醋，可引药归肝，可增强药物疗效，缓和药性。但醋酸对皮肤有一定的刺激性，若用药后发现红斑、皮疹、瘙痒等过敏反应，可不加陈醋，直接外敷药物。

六、典型医案

患者：胡某，女，32岁。

初诊时间：2019年3月5日。

主诉：面部出现扁平丘疹 1 年余。

病史摘要：患者近一年来时常熬夜，面部出现淡红色扁平丘疹，有逐渐增多趋势，偶有瘙痒，曾于外院就诊，诊断为扁平疣，口服中西药物，外用氟尿嘧啶、激光治疗等，效不佳。刻下：面部分布淡红色扁平丘疹，以脸颊两侧较为集中，表面光滑，质硬，边界清。伴心烦易怒，纳眠差，小便正常，大便偏干。舌质红，苔薄黄，脉细弦。

西医诊断：扁平疣。

中医诊断：扁瘊病。

辨证：风热蕴结，肝旺血燥。

治则：清热解毒，软坚散结，清肝泻火。

治法：以陈氏祛疣方水煎 20 min 后，煎汁 300 mL，加入陈醋 10 mL，趁热熏蒸患处，待药液温度降低到 40℃时，对患处湿敷 20 min，同时轻轻擦拭，每日早晚用药 2 次，14 日为 1 个疗程。嘱患者避免熬夜，增强锻炼。

二诊（2019 年 3 月 19 日）：患者面部扁平丘疹较前消退、变平、缩小，颜色变淡，无瘙痒，纳眠可，二便正常。舌质红，苔薄黄，脉弦。继续外敷陈氏祛疣方 14 日。

三诊（2019 年 4 月 2 日）：患者面部丘疹皮损全部消退，仅遗留少量色素沉着。

随访半年未见复发，色素沉着消退。

按：患者劳累后发病，皮疹有"逐渐增多趋势，偶有瘙痒"符合风邪善行数变的特性，为外感风热所致，故辨证为风热蕴结。"心烦易怒，纳眠差""舌质红，苔薄黄，脉细弦"等伴随症状，辨为肝旺血燥证，治以清热解毒，软坚散结，清肝泻火。外用陈氏祛疣方，方中马齿苋、木贼、紫草清热解毒，夏枯草散结消肿，苦参、茵陈入肝经，清肝利湿，石榴皮收敛固涩。患者次诊时皮疹减轻，三诊时皮疹消退。外用陈氏祛疣方，作用于疣体局部，可直接杀灭疣体，起到事半功倍的作用。

【临床体悟】

王氏自幼跟随外祖父及母亲学医，侍诊左右，耳闻目染，砥志研思，弘扬祖业。2012 年毕业于上海中医药大学，硕士学位，就职于上海市中医医院。

陈氏祛疣方外敷治疗扁平疣，是经过多年临床应用总结出来的一个疗效确切的外治方法。组方中的马齿苋、木贼、夏枯草、紫草、石榴皮、苦参、茵陈，具有清热解毒、透疹止痒、软坚散结等功效。在西医药理学中这些药物具有抗菌、抗病毒、增强免疫等作用。此方不仅适用于扁平疣，对于寻常疣、丝状疣、掌跖疣等仍有确切疗效。陈氏祛疣方经皮给药，用药安全，不良反应少，可避免口服药物的肝脏首过效应及胃肠道破坏，能使药效直达患处，且使用方便，深受医患双方的欢迎。

【参考文献】

［1］范德奎. 敷法在《五十二病方》中的运用［J］. 成都中医学院学报，1994，17（1）：5-8.

［2］孙占学，李曰庆，张丰川，等. 中医外治法源流［J］. 中华中医药杂志，2016，31（11）：4416-4419.

［3］唐颖，黄真，段渠，等. 扁平疣的中医治疗现状［J］. 世界最新医学信息文摘，2019，19（98）：161-162.

［4］黄兆胜. 中药学［M］. 北京：人民卫生出版社，2002.

（王　臬　陈诗吟）

雪羹汤治疗单纯性甲状腺肿大

【明医小传】

孟仲法（1925—2013 年），男，汉族，浙江省诸暨市人，出生于上海。中西医结合儿科主任医师，客座教授。孟氏出生于医学世家，早年就读于上海新中国医学院及东南医学院，获得中西医双重高等学历，师承其父老中医孟维安，专攻儿科，兼擅食疗及营养学。曾任上海维安医院院长、上海市杨浦区儿童医院院长、上海市中医医院副院长、上海药膳协会会长、上海东方食疗营养研究所所长等职。孟氏深谙中西医学，学风严谨，师古而不泥古，重视继承中医传统成就，主张发皇古义，融会新知，强调辨证与辨病相结合，药食结合的整体调治方法。1995 年 12 月被评为上海市名中医并被指定为上海市继承老中医药专家学术经验指导老师。孟氏曾在国内外发表的论文及有关各种著作达 230 余篇。

朱海青（1971—　），男，副主任药师，孟仲法传承弟子赵永汉传承工作室负责人，现任上海药膳协会副秘书长、中国民族医药学会科普分会理事、上海市执业药师协会药学科普专业委员会委员、全国中药特色技术传承人才。以第一作者发表核心期刊论文 5 篇，承担上海市卫生健康委员会建设项目 1 项，以第三完成人的身份完成上海中医药大学校级课题 1 项，参与国家级项目 1 项，另参与上海中医药大学校级课题多项。从事中药工作 30 年，擅长中药鉴别、传统中药加工炮制、成药制剂制作、中国传统药膳养生等。

【绝技揭秘】

一、技术渊源

药膳食疗是中医学的一个重要组成部分，它除了强调合理饮食和节制饮食外，还是一种有效的治疗措施，它是在中医药理论的指导下，研究和利用食物的偏性来作用于人体，达到预防和治疗疾病的一种方法，药膳食疗在中国古代已成为一门专门的学问，上古时代，就有食医和食官之职，周代将医师分为食医、疾医、疡医、兽医。《周礼·天官》中记载"食医中士二人，掌和王之六食、六饮、六膳、百酱、八珍之齐"，并认为"以五味、五谷、五药养其病"。

中医药自古就有"药食同源"之说，湖南马王堆出土的《五十二病方》所记载的 283 个方子中使用药材 247 种，其中食物类药材 61 种，占全部的 1/4。医圣张仲景在其著作《伤寒杂病论》中亦多用药膳食疗，如"猪肤汤""当归生姜羊肉汤"等。唐代，孙思邈在其《千金方》中有食治专篇，其弟子孟诜完成了中国第一部食疗专著《食疗本草》的撰写。宋代《太平圣惠方》中的 28种疾病都有相对应的食治方法。明清时期，药膳食疗专著逐渐增多，如汪颖《食物本草》、沈李龙《食物本草会纂》、王士雄《随息居饮食谱》等等。在热性疾病治疗上，叶天士善用"五汁饮"，王士雄善用"雪羹汤"等。孟仲法老先生所用雪羹汤为其父所传，经多年临床运用多有疗效。

二、适应病证

清热涤痰，养阴生津，软坚散结。治疗阴虚痰热，瘿瘤痰核，大便燥结等症。

三、方药组成

雪羹汤由海蜇头、去皮荸荠各 50 g 组成。

服用方法：加水煎透至酥烂为度，并加冰糖适量，每日服用 1 剂。

四、理论阐释

甲状腺肿是指良性甲状腺上皮细胞增生形成的甲状腺肿大，单纯性甲状腺肿也称为非毒性甲状腺肿，是指非炎症和非肿瘤原因，临床上仅有甲状腺肿大，一般不伴有临床甲状腺功能异常。本病可分为地方性和散发性两种。地方性多发生于离海较远的山区，散发性则各地都可见之。本病常多见于生长发育期，且以女性为多见，在妇女的妊娠期、哺乳期及更年绝经期常易发生，男性偶亦见之。本病属中医"瘿病"范畴，以颈前喉结两旁结块肿大为主要临床特征，中医认为是气滞痰湿为患，湿凝为痰，常见气滞和痰湿的症状同时存在。早在公元前 300—400 年在《庄子》一书中已有记载，称为"瘿病"其描述即为甲状腺肿大。晋代《肘后方》首先记载用海藻治瘿病。《诸病源候论·瘿候》载："瘿同婴，婴之义为绕，因其在颈绕喉而生，状如缨侪或缨核而得名。"

雪羹汤一方最早出自王晋三的《绛雪园古方选注》，以荸荠及海蜇加水煮服，主治阴虚痰热、大便燥结等症。原书曰："羹，食物之味调和也；雪，喻其淡而无奇。海蜇味咸，荸荠味甘酸咸，皆性寒而质滑，有清凉内沁之妙。凡肝经热厥，少腹攻冲作痛，诸药不效者，用以泻热止痛，捷如影响。"荸荠为沙草科植物荸荠的球茎，性甘寒，属脾、肺、胃经，功能清热化痰、消积，用于温病、消渴、黄疸、热淋、咽喉肿痛，含有不耐热的抗菌成分荸荠英，还含有蛋白质及脂肪等。荸荠英对金黄色葡萄球菌、大肠杆菌、产气杆菌有抑制作用，还含有防癌和降血脂的成分。海蜇为海蜇科动物的腕口部，性味咸平，归肝肾经，功能清热化痰，消积润肠，可用于咳嗽哮喘，痰积胀满，大便燥结。主要成分为蛋白质、脂肪、维生素 B_1、维生素 B_2 等。荸荠与海蜇同用有清热化痰、凉血降压、养肝利水、生津止渴、化积通便等功能，临床也用于高血压的防治。

此雪羹汤处方用药为孟维安先生所传，孟仲法先生认为其父所传方中以海蜇头替换海蜇皮，实出《本草纲目》所载："其最厚者，谓之蛇头，味更胜。"孟仲法先生在治疗小儿反复呼吸道感染、慢性咳嗽、痰多、干咳无痰、咽燥喉痛病症、颈部慢性淋巴结炎及甲状腺腺瘤、高血压并发青光眼、胃热脘痛、津涸便闭等病症时，常辅以雪羹汤。

五、注意事项

脾胃虚寒者慎食。

六、典型医案

患者：杨某，女，52 岁。

初诊时间：1992 年 8 月。

主诉：颈部肿块近 2 年。

病史摘要：单纯性甲状腺肿已近 2 年了，服西药未见效且日益增大，来诊时为右颈甲状腺肿大，肿块突出明显，大小为 4 cm×6 cm，无压痛，无甲亢症状，亦无心动过速等其他症状。

西医诊断：单纯性甲状腺肿。

中医诊断：瘿病。

辨证：气滞痰湿。

治则：软坚、散结、化痰。

治法：处方用海蜇50 g、去皮荸荠50 g，水煎透至酥烂为度，并加冰糖适量，每日服用1剂，服用2周后来诊。

二诊：服用2周后来诊，颈部肿块稍有缩小，为4 cm×5 cm，嘱继续服用，剂量同前，2周后来诊。

三诊：二周后来诊时，患者甚为高兴说已消除及半，大小为2 cm×3 cm，肿块移动度增加。嘱继续服用，一月后复查。

四诊：在一月后复查，颈部肿块全消，摸时已无肿块存在，嘱再续服雪羹汤半个月以巩固疗效。

效果：嘱至原医院作B超复查以作比较，复查结果颈部甲状腺肿块全消。

按：单纯性甲状腺肿疾病中医辨为"瘿病"，多由情志内伤，饮食失宜或体质因素等引起，其基本病机为气滞、痰凝、血瘀壅结颈前等。患者女性得病已甫2年，且年过五旬，天癸已竭，女子瘿病又多与肝经气血有密切关系。孟老从肝从痰辨证论治，施以平肝清热、散结化痰之法。方中海蜇、荸荠皆入肝经，海蜇味咸，而专软坚开结、化痰消瘿之力；荸荠甘寒，善能清热生津，两者合用共奏清热平肝、散结化痰之功。首诊2周复诊检查，发现颈部肿块稍有缩小，效不更方，连续服用10周，复查发现颈部肿块全消，嘱再服2周巩固疗效。

【临床体悟】

中医界对于中药的疗效论述多着重于辨对症、用对量，并有"中医之秘在于量"的俗语，然而中医之秘何止于"量"，中药材产地道地与否、中药剂型选择适合与否、中药炮制加工恰当与否、中药煎煮所用器具火候合规与否，如此等等都是影响中医疗效的关键要素。

1990年朱氏进入上海市中医医院药剂科工作，有幸随上海市名中医孟仲法先生的传承弟子赵永汉副主任药师学习工作。赵氏长期追随孟氏学习，得其真传，继承和发扬了孟氏的学术思想和食疗药膳技艺。赵氏总结了孟氏临床使用雪羹汤的四条经验：① 养阴润肺，清热涤痰，以治肺热痰瘀；② 软坚散结，以治瘿瘤痰核；③ 清热养胃，润肠通便，以治胃热脘痛，津涸便闭；④ 平肝潜阳，通络明目，以治高血压并发青光眼。赵氏认为，中医治疗都应遵循药材或食物本身的"四气五味"原则，四气五味的作用与所含成分有关，作用的强弱与其所含成分的高低有关，雪羹汤中海蜇头代替海蜇皮即遵循了这条原则，提高了疗效。现代药理学也证明了海蜇头所含氨基酸和总糖的量要高于海蜇皮。在雪羹汤的制作上，赵氏认为药膳的制作也需遵行增效解毒的中药炮制基本原则，必须将海蜇头多次漂洗，将其所含的盐矾漂洗干净，随后再同去皮荸荠一起切碎，入锅同煮，大火煮沸，小火炖煮 1 h 即可。

孟氏家传雪羹汤，制作简便，疗效确切，安全性高，具有一定的先进性和科学性。是孟氏"师古而不泥古，重视继承中医传统成就，主张发皇古义，融会新知"的具体表现。中医药膳食疗法具有简单易行的特点，深受医患双方的欢迎，根据国家十四五发展规划的内容精神，值得大力推广。

【参考文献】

［1］孟仲法. 雪羹汤治疗单纯性甲状腺肿大 ［J］. 东方食疗与保健，2004，（3）：30.

［2］赵永汉. 孟仲法应用"雪羹汤"辅治难病验案五则 ［J］. 中医文献杂志，1995，（4）：32 - 33.

（朱海青）

清热解毒中药煎剂
擦洗治疗疣病

【明医小传】

唐汉钧（1938—　），男，主任医师、教授、博士研究生导师，上海市名中医，享有国务院政府特殊津贴。师从著名中医外科专家顾伯华。从医50余载。内科功底深厚，外科诸法精通，崇尚"治病必求其本""治外必本诸内"的学术思想，主张外病内治，内治与外治相结合，辨证与辨病相结合，局部与整体相结合。重视调整阴阳、脏腑、气血、经络的平衡。擅长治疗中医外科诸疾，对疮疡、颈颌淋巴肿、乳腺病、甲状腺病、周围血管病、皮肤难愈性溃疡、复杂性窦瘘、皮肤顽疾、乳癌、甲状腺癌、胃肠癌术后、放化疗期间的调治，毒蛇咬伤的救治以及外科疑难杂病等，均有精深独到的治疗经验。相关临床成果及科研研究获国家卫生部等各类荣誉15项。先后培养博士、硕士研究生30余名，博士后2名，国家老中医学术继承学员8人，上海市高层次中医、中西医结合学术研究班学员5名，上海市优青、百人计划、启明星、医苑新星、大学后备专家等20余名。主审、主编10余本专著，发表专业论文百余篇。

【绝技揭秘】

一、技术渊源

擦洗疗法是用纱布蘸取新鲜中药汁或中药煎剂，擦于患处的一种外治方法。是由古代"溻渍法""推擦法""擦药法"发展演变而来。

溻渍法是用药物煎汤浸渍患部，以使疮口洁净、祛除毒邪，从而达到治疗目的。如《外科精义》指出："古人有论疮肿初生，经一二日不退，即须用汤水淋射之。其在四肢者，溻渍之；其在腰腹背者，淋射之；其在下部委曲者，浴渍之。此谓疏导腠理，通调血脉，使无凝滞也。且如药二两，用水二升为则，煎取一升半，以净帛或新绵蘸药水，稍热溻其患处，渐渐喜温淋浴之，稍凉则急令再换，慎勿冷用。"

推擦疗法是将药液或药膏涂在患处或穴位皮肤表面，然后用手推擦以治疗疾病的方法。具有疏通经络、祛风散邪、运行气血、调整脏腑功能之效。早在汉代张仲景《金匮要略》就记载用头风摩散、推擦头部治疗偏头痛。至清代吴尚先《理瀹骈文》中载有以手指蘸淡盐水，擦破齿龈上的小泡；或以天南星、冰片研极细，姜兑调和，擦牙龈，治疗小儿口撮症；用煨姜捣汁，和麻油涂手足心，然后轻轻向臂端推擦，治疗小儿四肢厥冷等。

擦药疗法是用头发团蘸取新鲜中药汁或药酒后，搓擦患部至有分泌物渗出，再以膏药外敷，以治疗陈旧宿伤、风湿顽疾等疾病的一种外治方法。《华佗神方》载有苎麻丝搓擦患部出水，再用药末搽患处治疗皮肤病。

在以上外治疗法的基础上，为方便患者操作，唐氏结合多年临床实践，摸索出来一个疗效确切的外治技术，清热解毒中药煎剂擦洗治疗疣病。擦洗疗法作为中医外治法的一种，是将新鲜中药汁或中药煎剂，擦于患处，作用于局部完成给药的一种治疗方法。与内服药物相比，更易被患者接受，药效较为和缓，作用时间也较长。

二、适应病证

清热解毒中药煎剂擦洗适用于寻常疣、皮肤癣症（如头癣、手足癣、牛皮癣等）等多种皮肤病。

三、操作方法

取马齿苋 30 g，藿香 30 g，板蓝根 30 g，野菊花 30 g，土槿皮 30 g，石榴皮 30 g，水煎取液，待温加米醋适量，用纱布蘸取药液，在患处揉擦，用力要轻柔，不要擦破皮肤。在擦药过程中要不断蘸取药液。每日擦洗 2～3 次，每次 5～10 min。注：米醋须选用酿造醋，不可用化学醋；米醋与水煎液之比为 0.5～1∶1。

四、理论阐释

疣是发生于皮肤浅表的良性赘生物，是一种常见的病毒性皮肤病。"疣"

之病名始见于《灵枢·筋脉》："手太阴之别，名曰支正……虚则生疣。"传统医学中还记载着"疣目""疣疮""刺瘊""千日疮"等病名。中医学认为本病的发生是由于气血失和，皮肤肌腠不密，风热毒邪侵袭，蕴阻于经络肌腠；或怒动肝火，肝旺血燥，筋气不荣所致。如《灵枢·经脉》曰："邪之所凑，其气必虚"；《外科正宗·枯筋箭》云："枯筋箭，乃忧郁伤肝，肝无荣养，以致筋气外发"；《薛己医案》指出"疣属肝胆少阳经，风热血燥或怒动肝火，或肝淫客气所致"。

唐氏通过中医辨证分析，结合自身多年临床经验，认为本病是由于气血失和、腠理不密致外感邪毒凝聚肌肤所致，其病机特点在于风、热、毒、瘀。本病发生的内在基础为气血失和，腠理不密，又复感风、热毒邪，凝聚肌肤，以致血瘀毒滞，经脉瘀阻而发病。唐氏主张以调和气血、解毒散瘀为治疗原则，人体正气不足，无以祛邪，故祛邪需扶正固本，调和气血；而邪毒外侵，客于体表，毒瘀互结，则需解毒散瘀。用药为马齿苋、藿香、板蓝根、野菊花、土槿皮、石榴皮，煎汤加醋擦洗。方中马齿苋可清热解毒，凉血止痢，《新修本草》记载"治诸肿瘘疣目，捣揩之"，可见，古代医家早已认识到马齿苋治疗本病的作用。由于马齿苋对细菌和病毒具有较强的抑制作用，被誉为"天然的抗生素"；藿香作为药名在本草中的记载始见于南北朝《名医别录》，曰："藿香微温，疗风水毒肿，去恶气，止霍乱心痛"，藿香辟秽和中，芳香化湿，具有抗细菌、真菌及病毒等作用；板蓝根凉血活血解毒，现代药理学显示其具有抗内毒素作用、抗病毒作用、抗炎作用及活血化瘀的作用；野菊花疏散风热、消肿解毒；土槿皮祛风除湿、杀虫止痒；石榴皮酸涩驱虫；米醋助力药性渗透；借助擦洗的手法将以上药物的煎剂擦洗于患处，疏通经络、调和气血，将药之气味透过肌肤直达经脉，融于津液，发挥药物归经功效。

五、注意事项

药液制备时宜将中草药浸于水中 30～60 min，待浸透后再煎煮；一般煮沸后再煎煮 10～15 min，待温后加醋适量（米醋与水煎液之比为 0.5～1∶1）。

擦洗时动作应轻柔，不宜用力猛搓，否则易损伤肌肤。

有对药物过敏者，立即停止使用。

六、典型医案

患者：张某，女，67 岁。

初诊时间：2020 年 9 月 10 日。

病史摘要：2 年前颈部多起皮肤色相近之丝状赘生物、淡黄褐色扁平丘疹，稍痒，有增多趋势，在外院诊为"丝状疣""扁平疣"，激光治疗后仍复发。查体：颈部散布多枚与皮肤色相近之丝状赘生物和淡黄褐色扁平丘疹。

西医诊断：丝状疣，扁平疣。

中医诊断：扁瘊。

辨证：风热毒蕴。

治则：疏风清热，祛瘀解毒。

治法：处方用马齿苋 30 g，藿香 30 g，板蓝根 30 g，野菊花 30 g，土槿皮 30 g，石榴皮 30 g。14 剂，每日 1 剂，早、晚各用 1 次，浸水 30～60 min，煮沸 10～15 min，待温后加醋适量，用纱布蘸取适量药液，轻柔擦洗患处。

二诊：原有部分皮疹部分消退，颜色变浅、质地变薄，患者自述稍痒，部分皮疹结痂脱落。无新发皮疹，效不更方，再按原法予 14 剂。

效果：三诊见颈部皮疹大部结痂、枯萎脱落，部分皮肤有色素脱失。防其复发，再予 1 个疗程。

按：中医认为本病属气血失和，腠理不密，外感毒邪，凝聚肌肤而成，故治以调和气血，疏风清热，祛瘀解毒。方中板蓝根、马齿苋凉血活血解毒；野菊花疏散风热、消肿解毒；土槿皮祛风除湿、杀虫止痒；石榴皮酸涩驱虫；藿香辟秽和中，芳香化湿；米醋助力药性渗透。另外，现代研究表明，板蓝根、马齿苋等均有较好的抗病毒作用，用于病毒性皮肤病，效果良好。

【临床体悟】

中医外治法是中国传统医学中独具特色的一个领域，在中医外科应用范围颇广。疣是一种发生于皮肤浅表的良性赘生物。中医学认为本病多因气血失和，腠理不密，外感毒邪，凝聚肌肤而成。《理瀹骈文》指出："外治之理，即内治之理，外治之法即内治之法，所异者法耳"，治疗上将马齿苋、藿香、板蓝根、野菊花、土槿皮、石榴皮等煎汤加醋擦洗患处，既有中药疏风清热、祛瘀解毒之功，又有轻柔摩擦而产生的疏通经络、祛风散邪之效。药物直接作用于疣体局部，药效渗透疣体，直接杀灭疣体。故临床运用，疗效显著。

唐氏从事中医外科已有 50 余年，在治疗皮肤外科疾病方面，他认为中医外治法疗效独特、作用迅速，尤其是擦洗疗法，操作简便，对于疣病，更能显示出疗效之独特，起到事半功倍的作用。唐氏认为在临床中应将该法与现代医学相互配合、借鉴，更好地服务于病患。

【参考文献】

[1] 唐汉钧，汝丽娟. 中国民间外治独特疗法 [M]. 上海：上海科学技术出版社，2004.

（单　玮）

金黄散箍围治疗丹毒

【明医小传】

唐汉钧（1938—　），男，主任医师、教授、博士研究生导师，上海市名中医，享有国务院政府特殊津贴。师从著名中医外科专家顾伯华。从医50余载。内科功底深厚，外科诸法精通，崇尚"治病必求其本""治外必本诸内"的学术思想，主张外病内治，内治与外治相结合，辨证与辨病相结合，局部与整体相结合。重视调整阴阳、脏腑、气血、经络的平衡。擅长治疗中医外科诸疾，对疮疡、颈颌淋巴肿、乳腺病、甲状腺病、周围血管病、皮肤难愈性溃疡、复杂性窦瘘、皮肤顽疾、乳癌、甲状腺癌、胃肠癌术后、放化疗期间的调治，毒蛇咬伤的救治以及外科疑难杂病等，均有精深独到的治疗经验。相关临床成果及科研研究获国家卫生部等各类荣誉15项。先后培养博士、硕士研究生30余名，博士后2名，国家老中医学术继承学员8人，上海市高层次中医、中西医结合学术研究班学员5名，上海市优青、百人计划、启明星、医苑新星、大学后备专家等20余名。主审、主编10余本专著，发表专业论文百余篇。

【绝技揭秘】

一、技术渊源

箍围药亦称为"围药""贴药""贴敷药"，具有箍集围聚、收束疮毒之用。箍围疗法起源甚早，早在唐代孙思邈《千金要方》中，就对本疗法有了相当翔实的载述："凡用药贴法，皆当疮头处，其药开孔，令泄热气……凡痈，无问大小，亦（已）觉，即取胶（膏）如手掌大，暖水浸令软纳纳然，称大小，当头上开一孔如钱孔大，贴肿上令相当，须臾干急。若未有脓者，即定不长；已作脓者，当自出。若以锋针当孔上刺至脓，大好。至瘥，乃洗去胶。"该书中还列举了许多确有疗效的箍围验方。宋代《天平圣惠方》则专篇论述"治痈肿贴熁诸方"，并将其具体操作方法、换药方法及其寒温贴熁辨治方等做了全面的介绍。清代吴尚先《理瀹骈文》称："其功用，一是拔，一是截。久病所聚结之处，拔之则病自出，无深入内陷之患；病所经由之处，已截之则邪自断，无妄行传变之虞。"徐大椿在《医学源流》则强调："外科之法，最重外治；而外治之中，尤当围药……故外治中之围药，较之他药为特重，不但初起为然，即成脓收口，始终赖之，一日不可缺。"就是因为本疗法施用得当，确有初起者令其消散、已坚者促其破溃、溃脓者拔其余毒之效。

二、适应病证

金黄散箍围对疖肿、疔疮、锁喉痈、丹毒、毒虫咬伤等中医辨证属阳证者均有较好的疗效。在其初起阶段，用箍围药涂抹敷贴后大多可立见功效；病情较重者，亦可配合汤剂内外同治，以缩短病程。

三、操作方法

根据患者病情性质和病变阶段，箍围药可选择各种液状赋形剂调配，以增强其药效。常用的赋形剂有醋、酒、蜂蜜、葱汁、姜汁、麻油、各种新鲜草药汁等。如箍围药与醋调敷，能增强其解毒祛瘀软坚等作用；以酒调敷，可促使药性散发，并增强其活血通络等作用；以金银花、蒲公英等汁调敷，则取其清热解毒之性；以葱、姜、韭、蒜等汁调敷，则取其辛通散邪之长等。

将金黄散与赋形剂调和至干湿适中的药糊，患者取能够充分暴露敷贴药物患处的体位，医生将患处消毒后，把箍围药敷贴于患处。有些部位在敷药后可能污染衣物或容易脱落，则应用纱布或胶布包扎固定。

上箍围药时，如果是痈疽、疔疮初起，或肿势散漫者，可满敷其患处；若其毒已结聚，或破溃后余肿未消，宜敷散其四周，中间留一小孔以便箍围拔毒。涂抹箍围药时，其范围一般应略超出其肿起边缘。

四、理论阐释

《外科精义》指出："夫疮肿之生于外者，由热毒之气蕴结于内也。盖肿于外，有生头者，有漫肿者，有皮厚者，有毒气深者，有毒气浅者，有宜用温药贴熁者，有宜用凉药贴熁者，有可以干换其药者，有可以湿换其药者，深浅不同，用药亦异，以是不可不辨也。"一般说来，痈疡疮肿表现为红、肿、热、痛之急性过程者，应选用金黄散、玉露散等药性寒凉诸方，以清热解毒，消肿散瘀。

金黄散最早出现在陈实功的《外科正宗》，《医宗金鉴》记载金黄散："此散治痈疽发背，诸般疔肿，跌仆损伤，干湿脚气，妇女乳痈，小儿丹毒，凡一切诸般顽恶热疮，无不应效，诚外科之要药也。"金黄散由大黄、黄柏、姜黄、白芷各25 g，天南星、陈皮、苍术、厚朴、甘草各10 g，天花粉50 g，共同研细末组成。方中天花粉为君药，清热泻火、消肿排脓，大黄、黄柏、姜黄、白芷解毒活血消肿，陈皮、苍术、厚朴燥湿行气化痰。全方凉中有温，注重气血，清热解毒，温暖散滞，充分体现出陈实功"诸疮原因气血凝滞而成，切不可纯用凉药"之意，又行瘀拔毒、活血理气、收束根脚，实为妥当。《外科正宗》中有言："初起时，宜用金黄散敷于四边，乃拔毒、消肿、止痛。"

现代药理研究亦表明，金黄散具有明显的抑菌作用，能够减少与介导炎症反应相关细胞因子的水平，在起到消炎止痛、避免感染扩散作用的同时，还可以调动体内抗炎免疫因子增加机体免疫功能，保护血管内皮细胞，降低炎性渗出，以及激活巨噬细胞吞噬功能，激活血清补体对巨噬细胞产生趋化活性。此外，金黄制剂对于溶菌酶的含量也有提升作用，不仅可明显提高脓性分泌物中的溶菌酶含量，也能够提高血清中溶菌酶的含量，在提高局部防御的同时又能够提高整体防御。

丹毒是一种发病急、进展快，局限于皮肤或黏膜网状淋巴管的化脓性感染，属于外科阳证范畴。中医学认为丹毒多因腠理损伤，外邪内侵化热，湿热下注，郁结局部，甚则血热相搏而发。急性期内治以清热、解毒、凉血、利湿为治疗原则，外治以清热、消肿、活血、止痛为法。

五、注意事项

在运用本疗法前，应根据患者的病情选用合适的箍围药和赋形剂；调配箍围药时，要注意掌握好药物的干湿程度，以既不至于流淌，又不至于脱落为适宜；涂抹箍围药时，其范围一般应略超出其肿起边缘，厚度以不见皮肤为度；敷贴之后，箍围药应保持湿润，如果变干或脱落，则应随时更换。

六、典型医案

患者：王某，男，62岁。

初诊时间：2019年7月22日。

主诉：右侧颜面部红肿疼痛伴发热2日。

病史摘要：患者2日前抠鼻后出现右侧鼻旁及面颊部红肿疼痛，病情逐渐加重，肿势蔓延至右侧眼睛及右耳前，目难睁开，恶寒发热，体温39℃左右，头痛骨楚，纳呆，便秘溲赤。查体：体温38.5℃，右侧颜面部大片红肿，上至右侧额部，下至右侧鼻唇沟，左侧至鼻部，右侧至右耳前，边界清楚，压之褪色，扪之灼手，触痛明显，右侧颌下可触及多枚肿大淋巴结，触痛（＋）。舌质红，舌苔黄腻，脉滑数。辅助检查：血常规检查，白细胞15.1×10^9/L，中性粒细胞85%。

西医诊断：右侧颜面部丹毒。

中医诊断：丹毒。

辨证：风热毒蕴。

治法：疏风清热解毒。

处方：① 内服：普济消毒饮加减；② 外治：金黄散加金银花露调成糊状，厚涂于患处，涂抹范围超过其红肿边缘。

效果：患者5日后复诊，右侧颜面部红肿完全消退，按压无疼痛；诉用药2日后身热平。

按： 丹毒多由于皮肤黏膜破损，火邪侵犯，血分有热，热毒蕴结肌肤而发。用中药治疗效果良好，一般不需使用抗生素。该案患者右侧颜面部大片红肿，伴恶寒发热，属疮疡阳证，加之夏季炎热，故内服中药疏风清热，外治运用金黄散加金银花露调敷箍围，数日即愈。

【临床体悟】

中医外治法是中国传统医学中独具特色的一个领域，在中医外科应用范围颇广。丹毒是外科常见的急症，属于外科阳证范畴，其发病急、进展快，治疗不当会导致病情迁延。金黄散具有清热解毒、消肿止痛之功用，用于疮疡阳证，诸如疔疮疖肿、痈疽丹毒、毒蛇咬伤等。

《理瀹骈文》说："外治之理，即内治之理，外治之药，即内治之药，所异者法耳。"指出了外治法与内治法治疗机制相同，但给药途径不同。根据中医辨证论治的原则，"有是证用是药"，因此用金黄散箍围治疗丹毒，疗效显著。

【参考文献】

［1］唐汉钧，汝丽娟. 中国民间外治独特疗法［M］. 上海：上海科学技术出版社，2004.

（单　玮）

拖线技术治疗复杂性肛瘘

━━━━━━━━━ 【明医小传】 ━━━━━━━━━

陆金根（1947— ），男，教授，博士研究生导师，博士后流动站合作导师。师从中医外科名家顾伯华教授，为顾氏外科第四代传人。从医40余年，临床擅长中医肛肠病的治疗，通晓理论，精于手术。在继承前辈经验的基础上，逐渐形成了自己的学术思想和观点：外科病之治疗务必"以消为贵，内治贵早""腐脱新生之效必系气血之盛衰"。由此而治疗的罕见外科危急重症——肛周会阴部坏死性筋膜炎治愈率之高，愈合之快远高于目前文献报道。陆氏自创"隧道式对口拖线引流术"手术方式，治疗多支管性复杂性肛瘘，疗效确切，术中、术后患者痛苦小，又无肛门失禁、肛门移位、肛管皮肤大片缺损等后遗症；不仅将此技术用于成人，也开创性地将其运用于婴幼儿肛瘘，为无数家庭带去福音。陆氏亦提倡"最好的传承是创新"，不断带领后学团队进行多学科多领域的合作，碰撞出思想的火花。陆氏先后主持国家级科研课题10余项，发表学术论文110余篇，主编、主审著作10余部，获得国家专利8项，获得上海中医药科技奖各类各级荣誉20余项，获国务院政府特殊津贴、"上海市中医药杰出贡献奖""上海工匠"、上海市名中医等多项荣誉。

━━━━━━━━━ 【绝技揭秘】 ━━━━━━━━━

一、技术渊源

肛瘘是肛肠科常见病、多发病，其在正常人群中的发病率为1.04‰～3.6‰，临床表现以局部反复肿胀、疼痛、流脓以及病情多变、不能自行愈合为特点。复杂性肛瘘其瘘管走向复杂，分支多而范围广，病灶范围往往超过肛管直肠环以上，加上反复发作或长期保守治疗常导致瘘管纤维上皮化，治疗难度大。但若治疗不当则会造成肛门失禁、肛门变形、肛门狭窄等并发症，严重影响患者的生活质量。

20世纪80代陆氏在继承顾氏外科第三代传人顾伯华学术理念的基础上，结合中医学"腐脱肌生"的创面修复理论，将传统药捻疗法、挂线疗法与现代"微创"理念有机结合，提出"以线代刀"的治疗新观点，创立"拖线疗法"，并将其运用于复杂性肛瘘的临床治疗，形成一种保留括约肌的中医外科肛瘘治疗技术。拖线技术临床应用已逾40余年，疗效显著，拖线疗法具有治愈率高、复发率低、手术简单、适应范围广、组织损伤小、创面愈合快、瘢痕小、痛苦少、治愈后肛门功能及外形恢复较好、后遗症少的优点。随着临床应用的拓展，拖线技术亦应用于肛周脓肿、藏毛窦、婴幼儿肛瘘、糖尿病性坏疽、浆细胞性乳腺炎等体表难愈性窦瘘的治疗，也取得显著的临床疗效。

拖线疗法目前已被列为国家中医药管理局首批临床适宜推广技术和上海中医药大学首批特色诊疗技术，被7部国家级规划教材和18部同行专著采用，获得国家发明专利2项、实用新型专利2项，发表相关学术论文（中、英文）65篇。荣获中华中医药学会科学技术奖一等奖、上海市科学技术奖二等奖、教育部科学技术进步奖二等奖、上海市中医药学会成果推广奖一等奖等各级奖项9项，在全国39家单位推广应用。获得"十一五""十二五"国家科技支撑计划、国家中医药管理局、上海市科学技术委员会等项目资助10项。

2013年9月11日，在"世界中医药学会联合会肛肠病专业委员会第五次学术会议"上，由10位国内著名的肛肠疾病专家撰写了《拖线疗法操作指南》，依托学会进行全国推广。2019年12月6日，基于拖线疗法40年的临床实践和发展，为贯彻全国中医药大会精神，进一步梳理中医治疗优势病种和适宜技术，世界中医药学会联合会肛肠病专业委员会再次组织国内专家、学者撰写《拖线疗法临床实践指南（2019）》，以推动中医特色技术拖线疗法在中国的规范化临床实践、临床研究等的可持续开展。

二、适应病证

各种需引流的肛瘘。

三、操作方法

用银质球头探针导引，将7号医用丝线10股引至瘘管病灶中，丝线两端打结，使之呈圆环状。放置在瘘管内的整条丝线，应保持松弛状态。掺祛腐药物于拖线上，转动拖线将药物导引至瘘管腔内，消融管壁，煨脓长肉。

四、理论阐释

复杂性肛瘘属中医"肛漏"的范畴，陆氏认为"漏"病久伤正、气血不足，无力托毒排出，难以生肌敛疮。"久病必虚"，经久不愈，必有脉络损伤瘀滞的存在，"虚"与"瘀"两者可相互影响。由于日久不愈，必然有"虚"和"瘀"的存在，且常常"因瘀致虚，因虚致瘀"互为因果，以致难以愈合，加之病灶多而广泛，病变坏死组织难以自身消融、吸收，在机体免疫力低下的状态下必然反复继发感染，必须手术治疗。

中医祛腐生肌法是中医外科常用治疗大法之一，用于各种疮疡、瘘管、痈疽等难愈合感染性创面，被历代医家所推崇。通常指利用中药的腐蚀作用，清除创面的坏死组织或病理性增生组织，为创面创造一种相对良好的微环境，再配合生肌中药，最终达到促进肉芽组织生长、创面愈合目的一种中医外治法的总称。现存最早的中医外科专著《刘涓子鬼遗方》中首次较为明确提出了"提脓祛腐"的概念、方法及适应证："痈疽发背……用诸般药贴取脓无滴，当用水银角出脓毒，然后别药饵。"《外科大成》中提道："腐不尽，不可以言生肌"，认为只有腐肉脱尽后，方可应用生肌促愈方法。

中医祛腐生肌法包含两方面内容：祛腐和生肌。前者是后者的前提和手段，后者是前者的目的和最终结果。两者结合在一起共同构成祛腐生肌法的整体概念。即通过药物或手术的作用，将创面坏死组织、病理性肉芽组织以及其他影响创面愈合的各种病理组织如囊壁、瘘管壁等清除，形成相对新鲜的、引流通畅的创面，再配合适当生肌中药，最终促进新生肉芽组织合理生长、创面顺利愈合的中医治疗大法。

陆氏带领的海派顾氏外科团队在基于前人的理论基础上，创立拖线技术，通过留置在管腔内丝线，刺激管壁组织的清除，同时通过每日来回拖拉丝线，起到祛腐泄毒，疏通经络，调整局部功能状态，恢复气血正常运行，毒随脓出，邪去正复的作用。并且换药时酌情配合提脓祛腐药物（九一丹、八二丹等），将丹药放在丝线上缓慢拖入瘘管内蚀管，加快脓腐组织脱落，拖线撤除后即可改用生肌收口药，促进创面修复，这是中医外科学"腐脱肌生"理论的充分表现。

五、注意事项

（1）拖线股数的界定：一般多采用 10 股医用 7－0 丝线。若瘘管管径＞1 cm 以上、拟拖线部位为非管道状结构或呈不规则残腔结构，为达到最佳引流效果，可以增加丝线股数。

（2）拖线长度的界定：一般建议拖线在瘘管内的长度应以＜5 cm 为宜。若拟拖线部位瘘管长度＞5 cm，建议将瘘管截断，予以分段对口拖线处理。

（3）拖线保留时间的界定：根据专科医生观察局部肉芽组织色泽（应新鲜红活）、分泌物的性状（应呈清亮透明黏稠状态），可在术后第 10 日行超声检查。若检查提示瘘管管径＜0.5 cm，可以考虑撤除拖线，进行下一阶段治疗；若瘘管管径＞0.5 cm，应保持拖线引流至术后 14 日左右。强调需将超声诊断与医生的经验判断相结合，灵活掌握拖线时间，在此只提供常规操作原则。

（4）若存在坐骨直肠深间隙、肛管后深间隙或肛提肌上间隙感染，可以联合置管疗法或其他疗法。

六、典型医案

患者：李某，男，1 岁。

初诊时间：2018 年 12 月 21 日。

主诉：肛旁结块反复溃脓 6 个月。

病史摘要：患者 6 个月前曾行肛周脓肿切开引流术，术后创面愈合，后反复溃破出脓。现病情加重，增至 3 处溃口，遂来我院就诊。专科检查：截石位 7 点、9 点、11 点位距肛缘 1.5～2 cm 处，分别见一溃口，7 点位溃口暂闭，9 点、11 点溃口见少许分泌物，色黄质稠。可及条索通向肛内，肛指暂缓。

西医诊断：小儿复杂性肛瘘。

中医诊断：肛漏病。

辨证：湿热下注。

治则：清热祛湿。

治法：拖线疗法。2018 年 12 月 25 日在全麻＋局麻下行小儿复杂性肛瘘拖线术。术中取截石位，肛肠科常规消毒铺单，充分暴露术野，用球头银丝检查瘘管，从 11 点位溃口探入，从相应位齿线附近凹陷处自然探出，沿银丝切开瘘管，切除内口及部分管壁组织，向外延伸切口，使引流通畅。再予球头银丝从 9 点位溃口探入，从 11 点位创面近肛缘处自然探出。切扩 9 点位外口，9～11 点位间拖线处理，充分清除管道内坏死组织。再予球头银丝从 7 点位溃口探入，从相应位齿线附近凹陷处自然探出，沿银丝切开瘘管，切除内口及部分管壁组织，向外延伸切口，使引流通畅。视引流通畅，无明显渗血，红油膏纱条嵌入创面，纱布加压包扎，术毕安返。术后第 1 日起每日换药 2 次，换药时予生理盐水清洁拖线，拭净脓腐，予九一丹撒敷拖线上，转入管腔，红油膏纱条粘九一丹嵌入创面引流，提脓祛腐。术后第 4 日创面平整，脓腐较前明显减少，予红油膏纱条嵌入创面引流。术后第 7 日脓腐褪尽，撤除拖线，创缘周边上皮开始爬生，生肌散棉嵌创面。嘱患儿多坐。

效果：术后 16 日创面基本愈合，予白玉膏外涂创面。随访 12 月，未复发。

按： 近年来，婴幼儿复杂性肛瘘患儿就诊明显增多，陆金根教授将拖线疗法引入多支管的婴幼儿肛瘘的治疗，将多股丝线贯穿于瘘管中，既保持管腔持续引流的状态，促毒外泄，又能将祛腐生肌的药物均匀地带入管腔，使药力直达病所；"以线代刀"疏通经络，调整局部气血功能状态。线置于病灶腔内，相关组织无损伤，手术创伤能达到最大限度的最小损伤，能最大限度保护肛门内外括约肌，从而保护肛门功能。与成人相比，婴幼儿的生长速度较快，故拖线撤除时间早于成人，7～10 日即可。提脓祛腐的药物应用时间也应缩短到 3 日以内。

【临床体悟】

传承精华，守正创新。

中医外科学是中医学的传统学科，肛肠疾病的痔、瘘、裂均属于其范畴之内的病症。常见的肛瘘病，中医外治法历来极具优势。然而复杂性肛瘘的诊治，往往让医者"望瘘兴叹，束手无策"。即使予以手术切开治疗后，由于原病灶范围大，愈合瘢痕多，外形极为不雅观，更有可能因伤及肛周括约肌而造成肛门括约功能受损，从而降低患者的生活质量。

如何解决这一长期以来的难题，引发了陆氏的深思，激发了他的斗志。一是联想起他的恩师顾伯华先贤在临证面对诸多疑难病症之际，总是有创新之举而获得优效。二是鉴于中医外科的传统理论与传统疗法，加之融入"微创"的现代理念，陆氏倡导了"拖线疗法"（创立之初称为"隧道式对口拖线术"）。

1988 年实施"拖线疗法"的第一例复杂性肛瘘，肛周瘘管多达 5 根，且互相交通融合成一大片，传统手术方法，创伤必然很大，定会疗程周期长，且术后功能或多或少会有影响，经采用"拖线疗法"治愈后，疗程明显缩短，括约肌功能丝毫无损，临床疗效鼓舞坚定了医者们的信心。从此"拖线疗法"成为陆氏及其科的常规操作，患者大获裨益。

目前此疗法已在全国全市 36 家医疗机构肛肠科实施于临床，并予以不断地完善而更为日臻成熟。

（梁宏涛）

刺血治疗脂肪肝和带状疱疹

【明医小传】

　　刘立公（1948— ），男，曾任上海市针灸经络研究所文献情报研究室主任，现任该室研究员，兼任中国针灸学会文献研究专业委员会委员、上海市针灸学会文献分会主任委员，《上海针灸杂志》编辑委员会委员。1983 年毕业于上海中医学院，获学士学位。此后师从上海著名针灸学家奚永江和黄羡明教授，分别于 1986 年、1990 年获硕士、博士学位。长期从事针灸古籍计算机检索的研究，研究成果分获 1995 年度和 2010 年度上海市科技进步奖三等奖。在针灸临床上曾拜陆以莹、严华为师，学习用刺血疗法与化脓灸疗法治疗疑难杂症。发表论文 100 余篇，主编出版专著《急病针灸典籍通览》《难病针灸典籍通览》，以及《针灸临证古今通论》丛书等。

【绝技揭秘】

一、技术渊源

　　早在远古时代，人类祖先已经学会使用砭石，并用它放血排脓以治疗外科疮疡痈疖。到文字发明以后，就有了刺血的记载，如先秦时期马王堆帛医书中已有"以碧（砭）启脉"的记载（即以砭石刺破络脉出血）。《五十二病方》载："癫，先上卵，引下其皮，以砭穿其脽旁。"是指用砭石将阴囊后部的外皮刺破，当有血液和水分流出。

　　《黄帝内经》中有大量关于刺血的记载，如《素问·针解》指出："菀陈则除之者，出恶血也。"《素问·阴阳应象大论》曰："血实宜决之。"说明对于邪实郁结者应采用刺血疗法。此后华佗、张从正、汪机、薛己、郑梅涧、夏春农、张镜、郭志邃、王崇一等人，继承和发展了《内经》的刺血思想和实践，取得了不少进展。其中金元时期张从正尤为突出，其学习并发扬了刘完素、张元素等人的刺血思想与经验，治疗头面五官、外科、热性病症取得良好效果，其刺血选用部位多，出血量往往很大，力求"逐邪务尽"。

中华人民共和国成立后，针灸学界继承古人刺血的学术经验，取得很大的发展，治疗的疾病多达 100 多种，涉及内、外、妇、儿、五官等各科，相关的论文及报道已发表数千篇，刺血专著不断问世，其中较为著名的是安徽王秀珍用棱针刺络射血法，取得了止痛泻热解毒的良好疗效。21 世纪初中国针灸学会成立了全国性的刺络疗法专业委员会，并多次召开全国性和国际性的学术会议，对刺血疗法的发展起到了促进作用。刘氏学习古今刺血学说，并受当代刺血专家陆以莹老师的亲授，在临床上用刺血疗法取得了一定效果，其中尤以脂肪肝和带状疱疹为著。

二、适应病证

（1）脂肪肝：均由 B 超诊断，其中多数患者的肝功能异常，且曾用中西药物常规治疗（涉及中药汤剂、中医降脂、保肝、清热解毒成药，以及西医甘草类、五味子类、他汀类、利胆类、维生素类等药物），但效果不够满意。

（2）带状疱疹：多由外科或皮肤科诊断而来，一般以急性期患者的疗效为佳，且越早越好。

三、操作方法

（1）脂肪肝治疗：每次在 T7 - T12 背俞穴中选取一压痛点（穴），先用真空拔罐器吸拔一号罐（内径为 70 mm）5 min，以罐印为刺络范围，同时使该穴局部充血，增加血管内压力，以利于出血；然后用酒精棉球消毒该部，再用 11 号手术刀尖予以点刺，由外向里，以同心圆轨迹快速点刺 100 下左右，直至刺满该罐印（刺点之间空隙不大于 2 mm，以防起泡），点刺深度约 1～2 mm；再用真空拔罐器拔罐 10 min，起罐倒去血液；再拔罐 10 min，再起罐去血，即共拔吸 2 次，使出血总量在 30～50 mL 左右；刺络拔罐结束后辅以针刺相关夹脊穴。一般每 2 周治疗 1 次。治疗期间各患者使用的药物同治疗前，以作治疗前后的自身对照。

（2）带状疱疹治疗：首诊取背部相应夹脊穴和疱疹最甚处的一个天应穴，予刺络拔罐（方法同上面"脂肪肝治疗"中的刺血操作），使出血总量约达 50～80 mL；然后在上述夹脊穴处施化脓灸，用灸疮膏敷贴促使化脓；在疱疹部位用围刺法；在疱疹上用火针点刺（或扑火灸、或熏灸）。

每周来诊 2 次，但化脓灸只在第一次操作，以后每次只换膏药；复诊时每次只在其他疱疹 1～2 处行刺络拔罐、针刺和火针（或扑火灸或熏灸），其方法同首诊。

四、理论阐述

（1）脂肪肝是现代病名，古代中医文献中未见记载。西医学认为，本病病因包括营养过剩、营养不良、酒精中毒、糖尿病、小肠旁路手术、激素、有害物质（含药物）等。其病理机制多为饮食摄入的热量（碳水化合物）过多，大量游离脂肪酸进入肝脏；或脂肪组织动员大量脂肪酸进入肝脏，等等，从而导致脂肪在肝内的贮存积聚。而血液中脂肪成分增多可使血液黏滞度增高，与其他有害物质，以及肝脏产生的病理性代谢产物聚集于毛细血管，则又产生微循环障碍，加重了肝脏的病理变化，产生恶性循环。

对于本病，西医采用病因治疗，但这些病因往往较为顽固，难以在短期内见效；对于其中的肝功能异常，则采用甘草、五味子等药物的提取物以降酶，使肝功能得到改善，但有一定副作用，停药后肝功能指标会再度上升；对于高脂血症，常采用他汀类降脂药，常期服用可影响肝功能。总之，西医的疗效尚不够满意。

在中医范畴中，本病一般可归为实证，上述多余的脂肪成分与中医"痰湿"相关，其他致病物质（含上述有害物质）与中医"邪浊"相关，微循环障碍则与"瘀血"相关，故本病的中医病机可归为痰、邪、瘀三者积滞于肝脏。而采用刺络拔罐疗法，可排出这些痰、邪、瘀，即上述脂肪、有害物质和病理产物，从而降低该部的血液黏滞度，改善其微循环，打破恶性循环，促使肝脏生理功能的恢复。对于他汀类药物导致本病合并药物性肝病患者，刺血则可排出损伤肝脏的药物成分，故亦能取得一定的效果。

《灵枢 · 卫气》曰："气在腹者止于背俞。"背俞穴是脏腑之气输注之处，故取与肝脏相关的背俞穴，可排除肝脏部位的痰湿邪浊瘀血。《灵枢 · 背腧》云："挟脊相去三寸所，则欲得而验之，按其处，应在中而痛解，乃其腧也。"故须在背部找到相应压痛处，此乃病变内脏在体表的反映点，取之则可提高疗效。

刘氏曾对所治 31 例病案资料进行小结，结果显示，治疗后肝功能中的

GPT、GOT 有明显好转，γ- GT、胆固醇也有所好转，具有统计意义，而三酰甘油治疗前后则无明显差异。多数患者在连续治疗 10 次后开始起效。

（2）带状疱疹病原体是带状疱疹病毒，其具亲神经性，可长期潜伏于脊髓神经后根的神经节内，当机体受到某种刺激（如创伤、感染、感冒、疲劳、恶性肿瘤、病后虚弱等）后，免疫力下降，该病毒被激活，迅速生长繁殖，侵犯神经，致皮肤产生剧烈的炎症，表现为单侧神经带状区域出现密集成群的疱疹，明显的刺痛。笔者揣测，皮肤炎症似是中医所谓"祛邪出表"的缘故。

首先，在本病的治疗中，刺络拔罐可将皮肤表面及其疱疹内含有病毒的血肿水肿吸出，驱逐病毒，减轻炎症。现代针灸临床也有类似报道，但刘氏刺络拔罐后的出血量较其他医生为大。现代西医治疗本病使用抗病毒药物（如阿昔洛韦、阿糖腺苷、阿糖胞苷等），与刺络拔罐可谓是殊途同归。

其次，灸法可提高机体免疫能力，抑制或消灭病毒，故在本病治疗中得到应用。现代临床多采用麦粒灸、火针、扑火灸、熏灸等疗法。由于在诸灸法中，化脓灸提高免疫力的作用尤为突出，故刘氏多以化脓灸为主；同时还配合其他灸法为辅。其中扑火灸是刘氏受他人"棉花灸"的启发而产生的，治疗方法是用点燃的酒精棉在疱疹部燎一下，随即用干棉球把火扑灭，比"棉花灸"更为方便。西医治疗本病采用免疫促进剂（如干扰素、转移因子等），与灸法有相似的作用。

再者，针刺可以调整机体的相关功能，促使本病患者恢复健康。

对本病的取穴，刘氏首诊多取受累神经部位的夹脊穴，因其邻近脊髓神经后根，是病毒集中之所，发散之源，取此可以扼其要害，捣其窠穴，通过刺络拔罐和化脓灸，以求扶正祛邪之效。以后数诊则取疱疹及疼痛最甚处予以刺络拔罐，以逐其邪毒；取天应穴予扑火灸、熏灸、火针，以温阳扶正。

刘氏曾对所治 58 份病例进行统计，其中有效 54 例（占 93.10%），无效 4 例（占 6.90%）。早期的急性患者，一般治疗 3～5 次即可痊愈。

五、注意事项

（1）对于脂肪肝患者，若能配合中药，以及运动瘦身、建立良好生活习性等，则可提高疗效。

（2）对于带状疱疹患者，一定要及早来诊治疗，若日久失治，病毒损坏神经，形成后遗症，则治疗十分困难。

六、典型医案

病案 1

患者：马某，男，34 岁。

初诊时间：2015 年 6 月 24 日。

主诉：谷丙转氨酶 240 U/L 2 周。

病史摘要：7 年前患者赴美国留学，其间食用高热量高脂肪食物过多，运动减少，致体重增加。近期回国，2 周前在应聘体检中发现谷丙转氨酶 240 U/L，其余肝功能指标正常，B 超显示中度脂肪肝，但自己无任何不适感觉，未曾用中西药物治疗，舌淡苔薄白，肝脉弦。

西医诊断：脂肪肝。

中医诊断：痰瘀搏结于肝脏。

辨证：痰瘀搏结。

治则：逐瘀消痰。

治法：予刺络拔罐（详见上述"脂肪肝治疗"中的"操作方法"）。

效果：治疗到第 6 次时，谷丙转氨酶降至 80 U/L；至第 11 次时，降至 54 U/L；至第 18 次时，又升至 68 U/L；以后又治疗 7 次，谷丙转氨酶仍在 60～80 U/L 之间徘徊。2019 年 2 月 25 日电话随访，自刺络拔罐结束后 3 年来，未用中西药物治疗，而谷丙转氨酶常年仍维持在 60～80 U/L 之间，在休息较好的情况下谷丙转氨酶偶尔会恢复正常。本案显示，刺络拔罐对本病治疗有效，但到一定程度，却又产生"瓶颈"现象，难以继续好转。

按：本案显示，对于脂肪肝的肝功能异常，刺络拔罐在治疗的早期多显示有效，至治疗的后期则多有反复，或出现瓶颈现象，难以继续好转。刘氏推测，刺血在早期可打破体内病理性的代谢平衡，故病情得以好转；但治疗日久，机体本身以及疾病对刺血产生了耐受性，重新建立了新的病理性的代谢平衡，以对抗刺血效应，致使肝功能产生反复。这与某些疾病的其他疗法有相似之处，如某一药物治疗某一疾病取得疗效，可维持一段时间，但一旦日久，机体产生耐药性，则疾病又会复发。

病案 2

患者：狄某，女，48 岁。

初诊时间：2010 年 11 月 29 日。

主诉：肝功能异常 1 年。

病史摘要：B超显示脂肪肝已5～6年，1年前体检发现肝功能异常，"二对半"中HBsAb、HBeAb呈阳性，余为阴性，自述有膏粱厚味史。西医诊断为脂肪肝，用多烯磷脂酰胆碱胶囊、护肝宁、甘草酸二铵、多烯灵芝，维生素、更年片等治疗。刻下GPT 185 U/L，GOT 83 U/L，γ-GT 135 U/L，其余肝功能及血脂指标正常，无明显临床症状，舌质偏暗，舌中苔腻，肝脉弦细。

西医诊断：脂肪肝。

中医诊断：痰瘀搏结于肝脏。

辨证：痰瘀搏结。

治则：逐瘀消痰。

治法：予刺络拔罐（详见上述"脂肪肝治疗"中的"操作方法"），共治疗99次。

效果：肝功能得到明显好转，治疗99次后GPT 42 U/L，GOT 27 U/L，γ-GT 99 U/L。此后在本所又断断续续治疗2年，GPT一直变动在60～100 U/L左右。2019年3月3日电话随访，患者称近年来接受了民间的瘦身治疗以及健身舞蹈活动，体重减轻，精神旺盛，肝功能恢复正常，GPT 18 U/L，GOT 25 U/L，γ-GT 41 U/L，原有的脂肪肝、高血压、糖尿病亦均消失，提示瘦身和运动对本病有一定效果。

按：本案显示，导致脂肪肝患者肝功能好转的因素，除了上述刺络拔罐疗法外，还有中西药物，以及运动瘦身、建立良好生活习性等；而诸法的联合应用则可取得更好的疗效。

病案3

患者：张某，女，27岁。

初诊时间：2011年6月17日。

主诉：右侧胸肋背部患疱疹疼痛5～6日。

病史摘要：患者右侧T5-T7肋间神经分布区域内呈成串疱疹，疱壁光亮，疼痛异常。西医诊断为带状疱疹。因患者已怀孕3个月，不能用中西药物，因而求治于针灸。但针灸可刺及神经，不能绝对排除对胎儿的影响，在场其他医生主张不要接手该患者，但在与患者家属进行充分沟通后，获得同意，故予以治疗。舌偏红，苔薄黄，脉滑。

西医诊断：带状疱疹。

中医诊断：蛇串疮。

辨证：邪毒蕴结。

治则：逐邪扶正。

治法：取背部右侧 T6 夹脊穴及疱疹最甚处的天应穴予刺络拔罐（详见上述"带状疱疹治疗"中的"操作方法"），2 穴共出血约 80 mL；然后在上述夹脊穴处施化脓灸；在疱疹周围用针刺；在疱疹上用火针点刺。

2011 年 6 月 21 日复诊，背部疼痛减轻，但胸部仍痛，故在胸部疱疹最甚处予刺络拔罐（方法同上），出血约 20 mL；针刺、火针同上。

2011 年 6 月 28 日三诊，灸疮已化脓，疼痛明显减轻；在疱疹上用刺络拔罐（方法同上）、扑火灸，针刺同上。

效果：三诊后未再来治疗，2011 年 7 月 11 日电话访问，答曰已痊愈，故未来再诊；2011 年 8 月 17 日再次电话随访，曰已痊愈；2018 年 8 月 18 日再次电话随访，因电话号码已改变，未能联系成功。

按：本案显示，由于患者来诊较早，发病刚 5～6 日，病毒尚未损伤脊神经，刺络拔罐将疱疹内含有病毒快速排出，减轻炎症；又用灸疗提高机体免疫能力，抑制或消灭病毒，而患者年仅 27 岁，免疫功能较强，灸疗后仅此 1 周已化脓，故 3 次而奏效。可见本病患者以急性发作者和年轻人的疗效为佳。

本案患者为孕妇，不能用中西药物，故来针灸科求治。但针灸刺血均可刺激神经，万一胎儿脱落，则会引发医疗纠纷，故旁人建议不要接受该患者。经过与患者和家属的沟通，因没有更好的治疗方法，其同意予以针灸刺血治疗，结果取得良好疗效，可见本法也适用于孕妇。

病案 4

患者：吴某，男，76 岁。

初诊时间：2010 年 9 月 24 日。

主诉：胸背部疱疹疼痛一个半月。

病史摘要：年轻时曾因炎症而切除阑尾与扁桃体。一个半月前胸背部始痛，随即前胸至后背出现大片成串的疱疹，刺痛异常，不能穿衣，西医诊断为带状疱疹，曾注射胸腺肽及内服中药治疗，疗效不著。刻下胸部与上背疱疹已干涸结痂，沿 T3 - T7 右侧神经呈带状排列，刺痛依然，夜间不时痛醒。舌暗苔薄白，脉涩。

西医诊断：带状疱疹。

中医诊断：蛇串疮。

辨证：邪毒蕴结。

治则：逐邪扶正。

治法：取背部右侧 T4 夹脊穴予刺络拔罐（详见上述"带状疱疹治疗"中的"操作方法"），出血量约 50 mL；然后对该穴施化脓灸；在疱疹周围用针刺。此后每周治疗 2 次，每次均取疱疹最甚处予刺络拔罐，在疱疹周围用针刺，为了提高疗效，还采用多种治疗措施，如曾在右 T6 夹脊穴处加施化脓灸，疱疹部位加用雷火针，在耳穴上加用磁珠贴压，灸疮收口后又予复灸，并嘱患者自行在家施熏灸。在门诊前后共治 20 次，时间跨度达 3 个月之久。

效果：在治疗期间症状曾有减轻与加重的反复，治疗 20 次后，疱疹疼痛有所减轻，但仍留有后遗痛，尤以夜间为著。2018 年 10 月 2 日电话随访，该患者经治后疼痛减轻，但夜间仍时痛醒。于 2015 年查出患有肺癌，于 12 月手术切除，后因术后感染去世。

按：本案显示，带状疱疹如果未能及时得合适的治疗，致使机体免疫能力不能得到提高，或皮肤及其疱疹中的病毒未被驱逐，或由于其他原因导致病久失治，均可使"邪毒内陷"，即病毒入里损伤神经，引起终生后遗疼痛。因此，对本病一定要尽早施治，将病毒驱逐或抑制，截断其内陷之途，以保护神经不受或少受侵害。

本案患者因发病一个半月后才来诊，神经已遭病毒侵害损伤，不可再逆转恢复，经 20 次治疗，疼痛虽有所减轻，但终未能痊愈。可见本病的针灸刺血治疗，必须在发病后即予实施，在神经尚未被损害时，及时阻断病毒的进一步侵害，保护神经，故治疗越早越好。

【临床体悟】

一、脂肪肝刺血治疗

对 31 例脂肪肝患者的观察表明，在治疗过程中肝功能多有反复，其中使肝功能反跳的因素，包括停止刺络拔罐（或延长治疗间隔），或停服中西药物，但若继续采用刺络拔罐和中西药物后，肝功能则又能得到好转；而服用损伤肝脏的西药（如降压药、降脂药、抗痛风药等）、服用补气中药、不良生活习惯（如多食、肥胖、饮酒过度、减少运动、疲劳等）亦可能使肝功能出现反跳；有些患者的肝功能变化与季节有一定关系，但变化在哪一季节，则因人而异；有的患者肝功能反跳与血糖升高相关。

在肝功能指标中 ALT 最为敏感，AST 其次，因此在刺络拔罐后该 2 项指标显示出明显的好转；γ - GT 不如上 2 项敏感，其变化往往延后，因此治疗后有所好转；而血脂指标 TC、TG 是全身血液中脂肪成分的反映，在肝脏及其附近排出"痰湿"，对全身血液中脂肪成分的影响还不够大，因此本疗法对血脂指标的疗效不如上述肝功能指标明显。

二、带状疱疹刺血治疗

对 58 例带状疱疹患者的观察，发现针灸临床若能配合使用中药和上述西药中的免疫促进剂、抗病毒药物，以及神经营养剂（如维生素 B_{12}、腺苷钴胺等），当可提高疗效。但对于类固醇激素，似当慎用，以免机体免疫功能受到抑制，反使病毒得以发展。

病案 4 患者后来发现患有肺癌，现代认为，带状疱疹似与癌症有一定的相关性，因两者均与免疫功能下降有关，因此对于年老体弱的本病患者，要排除癌症的可能。现代研究发现，阑尾、扁桃体均是免疫器官，早期的切除致患者免疫功能降低，似是本病发作的原因之一。

除了上述脂肪肝与带状疱疹，以及针灸科常见的颈肩腰腿痛（如颈椎病、肩周炎、腰椎间盘突出症、坐骨神经痛、踝关节扭伤、膝关节侧副韧带损伤等）以外，对于面瘫、口腔溃疡、丹毒、痛风、痛经、皮肤病、类风湿关节炎、强直性脊柱炎、红斑狼疮等疾病，凡有瘀有邪，均可采用刺血疗法，其治疗对象、具体操作和疗效规律尚待深入探讨。

古人刺血的出血量往往很大，而藏蒙医学刺血量更大。为了增加出血量，古人还采用扎缚法，使血管内压增高。刺血操作常要反复进行多次。刺血流出的血多为紫黑色，因为病变的穴位处多有瘀血阻滞，邪毒积聚，故血呈紫黑色，出血要到由黑变红才可停止。古人认为刺血放出的是"毒血"，故当"弃血如粪"，丝毫不必可惜之。但是现代认为对出血量的把握当依据病症、刺血部位及患者个体差别而定。刘氏曾因对患者刺血过多，导致患者晕厥；刘氏本人因刺血过度，也曾造成贫血。因此尽管有的刺血专家认为每次刺血量可达 200 mL 以上，刘氏现在一般刺血限于 100 mL 以内，以确保安全。

【参考文献】

[1]王秀珍，孟雷. 刺血疗法［M］. 合肥：安徽科学技术出版社，1986.

[2]梁扩寰，李绍白. 肝脏病学［M］. 北京：人民卫生出版社，1995.

［3］刘成海，季光，胡义扬. 脂肪肝的中西医治疗［M］. 上海：上海中医药大学出版社，2004.

［4］霍焕民，杨学萍. 针刺放血为主治疗带状疱疹疗效观察［J］. 中国针灸，2007，（10）：729-730.

［5］王峥，马雯. 中国刺血疗法大全［M］. 合肥：安徽科学技术出版社，2009.

（刘立公　纪　军）

六步奶结疏通法治疗积乳症

【明医小传】

赵春英（1960—　　），上海中医药大学附属曙光医院乳腺外科创始人，原乳腺外科主任，现任乳腺外科督导，主任医师、硕士研究生导师。从事乳腺外科临床工作近 40 年，擅长各类乳腺疾病的手术和中西医结合治疗，尤其对疑难复杂性乳腺疾病（局部晚期乳腺癌及浆细胞性乳腺炎等）具有独特的经验和疗效。自创"六步奶结疏通法"治疗积乳症，被评为"上海市中医适宜技术"，入选"一带一路"国际推广项目，被中华中医药学会纳入《中医治未病操作规范》团体标准在全国颁发；创建"浆乳三步根除法"治疗浆细胞性乳腺炎，基本解决了该病的复发问题，深受业内同行及患者认可。开展哺乳期乳腺脓肿的无、微创治疗，保留了新妈妈的哺乳功能和乳房的完美。主持课题 16 项，获上海市科技进步奖二等奖 1 项，上海市中西医结合科学技术奖 1 项；获国家专利 1 项；在国内外发表专业学术论文 40 余篇；出版书籍 4 部。

【绝技揭秘】

一、技术渊源

近年来，随着二胎政策的全面放开，新的生育高峰出现，产妇也逐年增多。母乳喂养越来越多地成为广大年轻女性在生儿育女过程中不可回避的话题。WHO 建议：婴儿出生后最少 6 个月进行纯母乳喂养，提高婴儿免疫力。

积乳症俗称"奶结"，是因乳管不畅、乳汁淤积导致乳房局部出现包块、胀痛等临床症状的综合征。现代育龄妇女工作节奏快，精神压力大，生活条件好，家庭关注多，心身耐受差，哺乳知识匮乏又缺少专业指导，产后积乳症时有发生，是母乳喂养过程中最常遇到的问题。积乳症发病率近年有明显增高趋势，已成为临床工作中不容忽视的新疾病谱。

赵氏从社会实际需求出发，结合多年的临床工作经验，通过实践和探索，逐渐形成了一套疏通奶结的操作方法，并形成了一整套相关的理论体系。主要包含手法前准备、疏通出口、提捏乳头、推压乳晕、推挤积乳、检查残余6个步骤，因此把它命名为"六步奶结疏通法"。

应用"六步奶结疏通法"十余年来，已治"奶结"患者数万例，疗效确切，无不良反应事件发生，深受广大产妇的好评。

"六步奶结疏通法"是一项技术相对成熟的原创中西医结合适宜技术。该技术2010年被评为"浦东新区优势中医技术项目"；2011年被上海市卫生局立项为"中医药科研基金项目"；2012年被评为"上海市中医适宜技术"；2013年被纳入"上海市中医药事业发展三年行动计划"，在全市及湖北、云南等地进行推广应用；2014年入选上海市卫生健康委员会中西医结合"师带徒"项目，培养基层医务人员；2015年国家中医药管理局批准纳入《中医治未病技术操作规范》指南，并在全国10余个省市进行验证和推广；2016年立项为"上海市治未病预防保健服务体系建设项目（政策类）"，进行社区的推广应用研究；2018年9月《中医治未病技术操作规范：六步奶结疏通法干预积乳症》由中华中医药学会正式向全国颁发，并进行推广应用；2018年12月该技术形成治未病首批标准，入选"一带一路"国际推广项目。

二、适应病证

适用于哺乳期妇女积乳症（也就是"奶结"）的治疗和预防。适合各级医疗单位、母婴保健中心、产后护理机构、哺乳期相关培训学校等推广应用，居家哺乳期积乳症妇女也可参照本技术操作规范进行自我干预。

三、操作方法

"六步奶结疏通法"共包括以下6个操作步骤：

第一步：手法前准备（图2A）

操作人员常规洗手，备消毒毛巾1～2块，接乳桶1只；服务对象可取坐位，暴露双乳，双手叉腰；在明亮、温暖、私密性好的室内进行。

第二步：疏通出口（图2B）

操作人员左手示指、拇指将服务对象乳头固定翻开，右手持毛巾清理其乳头

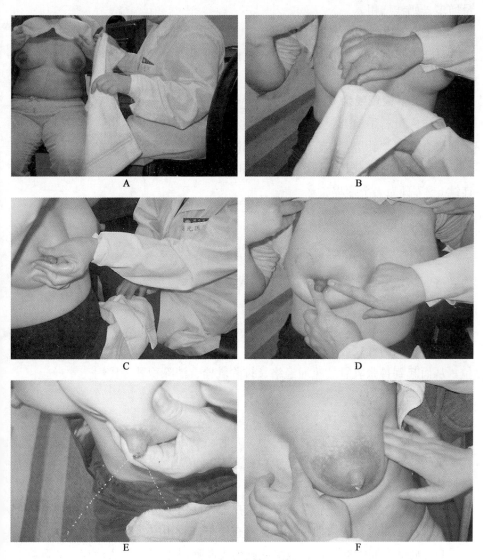

图2　六步奶结疏通法

表面奶渍、奶栓、小白点、脱落表皮等污垢。彻底清洁乳头，确保乳汁出路通畅。

第三步：提捏乳头（图2C）

操作人员左手示指、拇指分别从上下、左右各个方向提捏服务对象乳头，一边提捏一边用右手毛巾清洁乳头，检查乳孔是否通畅，奶线是否增多。

第四步：推压乳晕（图2D）

操作人员拇指或示指推压服务对象乳晕，缓解乳晕区乳管压迫，使乳孔流量增多、奶线增粗。

第五步：推捋积乳（图 2E）

操作人员示指、中指从服务对象乳根向乳头方向呈放射状均匀推捋，疏通积乳。

第六步：检查残余（图 2F）

操作人员右手检查服务对象左乳，左手检查其右乳；示指、中指、无名指全面检查其双侧乳房，如有残余奶结酌情行二次手法治疗。

手法操作时间视具体情况而定，一般每侧乳房 10～15 min，每日 1～2 次，连续 5～7 日为 1 个疗程。

四、理论阐释

"奶结"常见于初产哺乳期妇女，主要因乳管不畅导致乳汁淤积，其表现为乳房部结块，肿胀疼痛，排乳不畅或减少，体温多为正常或发热（38℃左右）。属于中医"乳吹""乳难""妒乳""蒸乳""乳痈前期"等范畴。

"六步奶结疏通法"是根据西医解剖学的乳导管分布规律和内分泌反馈学说，结合中医的经络学说和推拿力学，由表及内，直接作用于奶结发生的部位，从而起到扩张乳管、疏通经络、排除乳栓、消除积乳等作用。

五、注意事项

（1）操作时要注意把握力的大小、方向、节律和频率；手法动作宜轻巧流畅，发力应均匀柔和，运力避免太过或不及，用力由轻到重、由外及内，忌蛮力擦伤皮肤、挤破血管及乳管。

（2）有红、肿、热、痛者，应避免在患处使用手法，建议及时做血常规和B超检查，必要时行肿块抽吸，根据检查结果进行相应处理。

（3）局部皮肤如有损伤、破溃或其他皮肤病时不宜该手法治疗；哺乳期合并其他乳腺疾病如浆细胞性乳腺炎、乳腺肿瘤、乳房脓肿、血肿等时不宜该手法治疗。

六、典型医案

病案 1

患者是一名产后半月的新妈妈，因为奶结，自行用吸奶器吸出，但未见效果，经朋友介绍，来赵氏门诊就诊，查体发现右乳外侧确实有一个鸡蛋大的包块，球体感不明显，压之稍感痛，有囊性感，乳头伴有水肿，追问病史，患者说自己是用吸奶器辅助喂奶。

分析原因：由于反复刺激牵拉乳头导致局部水肿压迫乳导管致乳管不畅、排乳减少所致。运用"六步奶结疏通法"约5～10 min，奶结就疏通了。

按：奶结发病的主要原因有：乳头内陷；孕期乳房保健措施不足，乳头皲裂；外力损伤乳房，吸奶器使用不当；喂乳不规律，乳头不洁；产后抑郁，情绪紧张；婴儿口腔不洁等。表现为乳房局部包块，界尚清，多伴有肿胀疼痛，排乳不畅或减少，体温多正常或低热（38℃左右）。而血常规检查白细胞计数可以正常；乳腺B超下可见液性暗区，无明显包膜。实践证明，用"六步奶结疏通法"可有效解决新妈妈的奶结问题，阻断急性乳腺炎的发生。因此，小妈妈们发现奶结不用紧张，建议到相关的乳腺专科进行正确的疏通治疗。同时，建议哺乳期小妈妈们尽量少用吸乳器，避免乳头水肿导致奶结发生。

病案 2

患者是一位29岁的小白领，宝宝刚出生还不到1个月，发现左乳外上方出现鹌鹑蛋大小的包块，伴有隐痛，在其他小妈妈的"指导"下，患者先是用毛巾热敷，然后忍着剧痛让月嫂和婆婆轮流按揉，患者疼得大声哭叫，乳房包块非但没有缩小，反而越来越大。次日患者体温39.5℃，头晕乏力，双乳胀痛，遂到院就诊。检查时轻轻一碰左乳包块，患者表情十分痛苦，从症状体征分析，患者的包块不像单纯的奶结，在征得患者及其家人的同意后，决定用细针抽吸进行诊断，抽出满满一管（大约10 mL）的血性液体，确诊为血肿。

分析原因：患者用毛巾热敷导致毛细血管开放及周围组织水肿，加上不恰当的手法按揉，导致血管破裂血肿形成。

按：赵氏在长期的临床工作中，常常会碰到一些因乳房包块的小妈妈以为是单纯的奶结前来就诊，上述案例说明哺乳期小妈妈们碰到乳房包块，不要盲目擅自处理，建议到正规乳腺专科进行检查，以免造成不必要的损伤。同时也提醒我们医务人员应重视"奶结"的鉴别诊断，如果遇到经过推拿、按摩、开奶、通乳后出现的包块，需高度警惕，仔细询问病史，以免造成误诊，带来严重的后果。

病案 3

一位二胎妈妈，产后2个月余，发现左乳上方有个包块，当时并没有当回事，之前生大宝的时候也出现过奶结，以为宝宝一吸就好了。3日后，左乳包块变大，表面皮肤红肿，有触痛，就自行用冰袋外敷，感觉疼痛有缓解，但包块并没有缩小。当天夜里，患者感觉有点低热，口服了"退热药"。次日，左乳肿块红肿明显，疼痛加重，体温升至 40℃左右，急来就诊。查体：左乳上方大片潮红，可触及大包块，似有波动感，压痛明显，挤出的乳汁较浑浊，初步考虑是哺乳期急性乳腺炎伴脓肿形成，予查血常规和乳房 B 超，结果显示白细胞和中性粒细胞都明显增高，超声提示"左乳液性暗区（乳腺脓肿可能）"。根据症状、体征和检查结果，考虑为哺乳期乳腺炎伴脓肿形成，告诉患者及家属，需立即抽吸处理，当即抽出黄色脓液近 60 mL，包块消失，并进行加压包扎。

按：哺乳期奶结虽不是大病，但如不及时疏通，可进一步发展为急性乳腺炎甚至成为化脓性乳腺炎，给产妇造成极大的痛苦，也给婴儿喂奶带来不便。如果发生了化脓性感染，小妈妈们也不必太紧张害怕，赵氏采用无、微创的治疗方法，已治愈了众多哺乳期脓肿患者，取得了很好的疗效，既保留了新妈妈的哺乳功能，同时也保护了乳房的外形。

【临床体悟】

作为一名乳腺专科医生，大到乳腺癌，小到积乳症，都应该值得我们去关注和解决。专科医生要顺应社会新潮流，满足患者新需求，在做大做强专科的同时，要提倡做精做细，才不失为专科重任。

目前我国现有中、西医高等院校教材和专业参考书籍对积乳症的系统论述尚属空白（理论空白），卫生主管部门无相关的诊疗常规和操作规范（无章可循），各级医疗卫生机构尚未检索到专业的积乳症门诊（医疗死角）。小妈妈们出现奶结后不知道该去何处求医，常常求助于家人、月嫂、催乳师等，而他们缺乏专业的医学知识，若处理不当易造成血肿、皮肤挫伤、烫伤、乳腺炎等并发症。看到这些触目惊心的情景，赵氏深感自己责任重大，有义务去帮助她们，指导她们采取正确的处理方法，减少不必要的并发症，以便顺利哺乳。

"六步奶结疏通法"是一项原创中西医结合适宜技术，具有简、便、廉、验的特点，既没有医疗器械设备和场所的严格要求，也没有时间、地点及人员的限制，适宜于所有医疗机构应用，医务人员徒手便可完成。"六步奶结疏通法"医疗成本和治疗费用低廉，临床一次性治愈率高，能有效阻断急性乳腺炎的发生。本法即使没有医学背景的小妈妈及家属、母婴机构的从业人员也能通过学习掌握要领，进行操作。

令人欣慰的是，"六步奶结疏通法"因疗效确切深受广大小妈妈们的欢迎，在网络平台上被称为"神奇的手法""神奇的疗效"。同时已得到政府和业界同行的认可，立项了多个研究课题，在国内外发表了 10 多篇学术论文，编写了 4 部书籍，录制了电子教材 1 套，申请了国家专利 1 项。2018 年中华中医药学会从全国筛选出一批实用有效的中医适宜技术，并形成了技术操作规范和标准，以指导临床和社会相关行业工作。"六步奶结疏通法"有幸成为第一批标准之一向全国颁发，给小妈妈们和从事相关行业的工作者带来福音。

为了使"六步奶结疏通法"得到更广泛的推广和应用，赵氏也曾撰写了《赵春英"六步"通奶结》一书，书中图文并茂、通俗易懂地介绍了奶结的相关知识和科学哺乳方法以及具体操作步骤和注意事项，以供大家参考和学习。

在上海市卫生健康委员会的安排下，赵氏带着"六步奶结疏通法"去上海各大社区卫生服务中心推广并指导他们掌握操作要领，已培训医务人员 2 000多名。在国家中医药管理局的支持下，也在全国 10 余个省市进行推广和指导，所到之处受到广大同行的一致好评。该项目还被选入"首批中华中医药学会适宜技术国际合作推广共同体推介项目"，并在 2019 年的国际学术大会上进行交流推广。赵氏等将以国家"一带一路"建设为契机，继续推动"六步奶结疏通法"在境外的推广应用，与广大同行交流与合作，让本技术惠及全世界更多哺乳期妇女，这不仅实践了中医治未病的理念，更是广大新妈妈和婴儿健康生活的需求。

"六步奶结疏通法"的广泛推广应用，使无数个小生命重获了甘泉，也使千万个新妈妈绽放了笑容。赵氏及其团队将与社会各界，包括妇联、月子会所、产后修复中心等加强合作，组织培训，共同努力，将奶结诊治、预防工作进行到底，为喂好奶、育好儿尽自己的最大努力，为提升中医药健康服务国际影响力贡献自己的绵薄之力。

【参考文献】

[1] Chunying Zhao, Rui Tang, Jiandong Wang, et al. Six-step recanalization manual therapy: A novel method for treating plugged ducts in lactating women [J]. J Hum Lact. 2014, 30 (3): 324 - 330.

[2] 祝琴，赵红，马良坤. WHO 母乳喂养咨询指南简述及启示 [J]. 中国妇幼健康研究，2021，32 (5): 626 - 630.

[3] 赵春英，郑洁，郑一华，等. 六步奶结疏通法治疗积乳症 2 186 例临床观察 [J]. 中华

乳腺病杂志（电子版），2010，4（4）：394-402.

［4］席俊彦，秦杨芬，贺莉萍. 母乳喂养现状及影响因素［J］. 中国妇幼保健，2021，36（6）：1460-1462.

［5］王建东，赵春英，胡俊艳，等. 3 497 例门诊积乳症患者就诊现状分析［J］. 实用预防医学，2015，22（8）：990-992.

［6］赵春英，陈新淦. 中医乳液学说［J］. 中医杂志，2010，51（S2）：39-40.

［7］王建东，赵春英，郑洁，等. 六步奶结疏通法治疗产后积乳症疗效观察［J］. 亚太传统医药，2014，10（23）：48-50.

［8］杜立燕，祁素芬，张英奎，等. 我国母乳喂养保障政策实施现状、存在问题及对策分析［J］. 中国妇幼卫生杂志，2019，10（4）：79-81.

［9］胡俊艳，赵春英，郑洁，唐睿. 六步奶结疏通法预防急性乳腺炎的可行性［J］. 中国妇幼保健，2013，28（15）：2484-2485.

［10］赵春英. 赵春英"六步"通奶结［M］. 上海：上海科学技术出版社，2013.

（赵春英　王建东）

冲和膏外敷治疗浅表静脉炎

【明医小传】

陈红风（1964—　），女，主任医师，二级教授，博士研究生导师，全国优秀中医临床人才，上海市名中医。师从陆德铭教授，海派顾氏外科第五代传承人，第六批上海市非物质文化遗产顾氏外科疗法代表性传承人。从医30余年，临证中医特色浓厚，辨病与辨证相结合，内治与外治法兼用，疗效显著，深受患者好评。善于运用多种中医治疗手段，包括中医外治、膏方调治等治疗难治性乳腺癌、乳腺增生病、浆细胞性乳腺炎，乳腺癌术后上肢水肿、浅表静脉炎、疮口不敛等并发症。提出"通乳法"治疗乳汁淤积的操作规范，并推广应用；创立"切扩-拖线-熏洗-垫棉"四联疗法，综合治疗复杂性浆细胞性乳腺炎；对于乳腺癌的治疗主张"治脾为先，调肝为要，益肾为本"。先后主持各级各类科研课题30余项，主编著作30余部，发表学术论文90余篇，国家发明专利1项，实用新型专利6项，获上海市科技进步奖等各类各级荣誉30余项。

【绝技揭秘】

一、技术渊源

中药外治法历史悠久，外敷法属中医外治法中的一种。相传很久以前，古人在养牧狩猎中发现动物会自己疗伤，它们通过采取植物中的药汁来止血和消炎，由此受到启发，开始以药物外用来治疗疾病。

冲和膏出自明代陈实功的《外科正宗·卷之一·痈疽门·杂忌须知第十四·肿疡主治方》，具体如下：冲和膏内紫荆皮，独活菖蒲赤芍宜，白芷随方加减法，诸般百症可堪医。治痈疽、发背，阴阳不和，冷热不明者，宜用此药。紫荆皮（炒，五两），独活（炒，三两），赤芍（炒，二两），白芷（一两），石菖蒲（一两半），上为细末，葱汤、热酒俱可调敷。即冲和膏组成为紫荆皮、独活、赤芍、白芷、石菖蒲，全方具有疏风活血、定痛消肿、祛寒软坚的功效，一般用于半阴半阳证。即疮疡漫肿肿势不高，似阳证而又不甚焮热肿痛，似阴证而又不甚木硬平塌，微红微热，似冷而非冷，不肿而实，似热而非热，虽肿而实虚，痛而无脓，肿不易消，不易溃脓，或溃脓后仍痛，疮口闭合迟缓等症状表现时，局部可使用冲和膏。随着时代的发展，中医外科范畴的疾病也在不断变化，很多当代新出现的、古籍中并未记载的疾病困扰着患者，例如腋窝手术后并发上肢淋巴水肿，胸腹壁术后继发浅表静脉炎，甚至局部注射也会引起浅表静脉炎。浅表静脉炎急性期过后，局部往往表现为红、热改善，但留有疼痛、条索状改变，辨证可归属半阴半阳证。临床中，陈氏以冲和膏外敷治疗浅表静脉炎急性期后遗留的疼痛、条索状改变，效果显著。

二、适应病证

手术、外伤、注射、药物等因素引起的四肢或胸腹壁浅表静脉炎急性期后，表现为局部疼痛、条状硬索，活动时疼痛加重。

三、操作方法

取冲和膏均匀摊涂于医用纱布上，范围以覆盖住病灶为准，需厚涂，一般需涂至1元钱硬币厚度，胶带或绷带固定，每日敷药时间大于8 h，至疼痛、条索消散。局部敷药后用电吹风加热5～10 min，疗效更好。若有皮肤不适可缩短每日敷药时间，无明显不适者可适当延长每日敷药时间。

四、理论阐释

浅表静脉炎，中医称之为"脉痹"，临床表现患部红肿、疼痛，可触及痛性索状硬条或串珠样结节，急性期后皮肤呈暗红色或无皮色改变，留有痛性索状硬条或串珠样结节。其发病机制为手术、穿刺、刺激性药物等破坏机体局部脉络，导致营血运行不畅，血瘀阻滞，不通则痛，瘀血阻滞以致水湿外溢，则肿胀、局部有条索状改变，即条索状改变、疼痛当责之于瘀、痰湿。

辨证论治，治病求本，故治疗浅表静脉炎之疼痛、条索状改变，当活血通络，化痰散结，消肿定痛。中医学认为，以不同剂型的中药，外敷作用于局部皮肤，药效可直接透达皮肤以至肌肉纹理、脉络，透邪达表，从而治愈疾病。

冲和膏属于油膏，在应用上，有柔软、滑润、无板硬黏着不舒的感觉等优点，功效上，其可以活血通络、化痰散结、消肿定痛，结合其剂型优点及功效特点，陈氏以其外敷治疗浅表静脉炎之疼痛、条索状改变。方中紫荆皮乃木之精，能破气、逐血、消肿；独活为土之精，动荡凝滞血脉，散骨中冷痛，去麻痹湿；石菖蒲为水之精，善破坚硬，生血止痛，破风消肿；白芷为金之精，能去风生肌定痛；赤芍为火之精，能生血活血，散瘀除痛，盖血生则肌肉不死，血动则经络流通。故肌活不致烂痛，经通不致臃肿，此为散风行气，活血消肿、祛湿软坚之良药也。其中五行相配用者，再无不效之理。且油膏本身柔润、滑润，对改善局部条索状硬结亦有好处。

五、注意事项

冲和膏为诸药研粉后以凡士林等油膏调制而成，个别患者使用时局部皮肤可因药物本身、油膏等刺激而引起瘙痒不适，可缩短每日敷药时间。如出现明显红疹等局部过敏症状，则应停用。

冲和膏外敷不适用于局部焮红、灼热明显者。

六、典型医案

患者：张某，女，42 岁。

初诊时间：2020 年 10 月 8 日。

主诉：左腹壁、胸壁条索状结节伴疼痛 5 日。

病史摘要：患者半个月前行左乳癌保乳根治术，术后伤口加压绑缚，10 日前出现左胸、腹壁疼痛，查看出现条索状结节，肤红、热，触痛明显。外院考虑浅表静脉炎，予以硫酸镁外敷后，红、热褪去，疼痛、条索状硬结仍在。胸壁引流管已拔除，伤口未拆线。入睡困难，夜寐欠酣，无明显寒热表现，纳食一般，二便调。舌质暗，舌苔白腻，脉滑。

西医诊断：浅表静脉炎。

中医诊断：脉痹。

辨证：半阴半阳证。

治则：活血通络，消肿定痛。

治法：处方用冲和膏外敷，每日 8 h 以上，观察若有过敏反应，停用。

二诊（2020 年 10 月 22 日）：患者因术后中医药调治而复诊，问及胸腹壁浅表静脉炎情况，诉敷冲和膏当日疼痛即有改善，前后1周左右条索状硬结消散。

效果：冲和膏外敷7日左右，疼痛、条索状结节均消除。

按：此案患者就诊时主要表现为左侧胸、腹壁疼痛、条索状硬结，是手术伤及局部脉络，周围血脉运行不畅，血瘀阻滞，不通则痛，瘀血阻滞以致水湿外溢，则局部有条索状改变，治疗需活血通络、消肿定痛，正是冲和膏所适应之证，故药后效如桴鼓。但需要注意，本例患者左胸、腹壁的初起症状为索状结节，肤红、热，触痛明显，此时辨证当属阳证，不宜使用冲和膏。辨证论治，同一疾病的不同阶段，其阴、阳属性会有变化，不可仅按病投药，而应根据辨证，选择合适的药物，方能见效。

【临床体悟】

辨证论治。

中医外科治疗疾病之方法有很多，包括手术、药物、引流、垫棉等，药物治疗是最常用的方法之一，往往具有简、便、廉、效之特点，使用方法包括内服、外用，但无论哪种方法，其获效的前提一定是辨证论治。精准的辨证后，选用适当的药物及治疗方法，不必拘泥于典籍中关于药物或治法的适应证，尤其是随着时代的发展，疾病谱在不断变化，医者更不能"照本治病"，而是要抓住本质，灵活运用这些药物或治疗方法，往往仍可效如桴鼓。比如拖线疗法，原本多用于肛瘘的治疗，但其本质是拖拉引流，优势在于可使组织损伤少、患者痛苦小、愈合后外形改变少，这样的优势是乳腺疾病需要外科治疗时所需要的，也具备实施的可行性，临床中陈氏等医生辨证病情，拓展应用拖线疗法治疗病灶分散的、多溃口的复杂性粉刺性乳痈，获益颇丰。再如，陈氏曾会诊过外院的迁延近1年的"疑难杂症"，化疗所致手足麻木，程度至影响抓握等日常生活动作，辨证后仍属气虚血瘀，治疗拟益气养血，和营通络，重用黄芪、党参、茯苓、白术、当归等益气养血，再以蜈蚣、桃仁、鸡血藤等活血通络，2周后复诊，患者持续了近1年的症状大有改善，令人深刻感受到"辨证论治"的魅力。药物外敷也是如此，虽然冲和膏外敷所治疗疾病之病种古籍中并没有记载手术、外伤、化疗药物刺激等引起的浅表静脉炎，但其适应的证型是不变的，辨证后若需要活血通络、消肿定痛即可使用，临证每每获效颇佳，值得大力推广。

（吴晶晶）

【中医骨伤科】

耳穴按压治疗颈腰椎疼痛

──────────── 【明医小传】 ────────────

　　施杞（1937—　），男，江苏东台人，上海中医药大学终身教授、主任医师、博士生导师。上海石氏伤科第四代传人，全国第二、三、四、五、六批名老中医药专家学术经验继承人指导老师，第一批国家级非物质文化遗产"中医正骨"代表性传承人。曾任上海市卫生局副局长、上海中医药大学校长、上海市政协委员、中华中医药学会副会长、中华中医药学会骨伤分会会长，上海中医药学会会长等职。目前还担任上海中医药大学专家委员会主任委员，世界中医骨科联合会主席，中华中医药学会骨伤科分会、整脊学分会名誉会长，上海中医药大学、上海中医药研究院脊柱病研究所名誉所长。先后拜中医骨伤科大家石筱山、石幼山先生为师，弘扬石氏伤科学术流派伤科内伤学说。擅长中医药防治慢性筋骨病，倡导"恢复筋骨平衡"防治原则，形成"气血结合，痰瘀兼祛，肝脾肾同治"的学术思想。先后率领团队获得各级科研项目 200 余项，荣获国家科技进步奖二等奖 3 项，上海市科技进步奖一等奖 3 项，其他部市级一等奖 10 项。先后荣获上海市劳动模范、上海市教书育人楷模、上海医学发展终身成就奖、上海中医药发展终身成就奖、全国党和人民满意的好老师、中国好医生、全国中医药高等学校教学名师等荣誉称号，并获得庆祝中华人民共和国成立 70 周年纪念章，为我国中医药事业的传承与发展做出了卓越贡献。

──────────── 【绝技揭秘】 ────────────

一、技术渊源

　　耳穴疗法是指通过耳郭诊断和治疗疾病的一种方法，是中国针灸学之重要组成部分。《素问·口问》："耳者，宗脉之所聚也。"张介宾《类经》说："手足三阴三阳之脉皆入耳中。"可见耳与十二经络关系十分密切。运用耳穴诊治疾病在我国历史悠久。《苏沈良方》记载："摩熨耳目，以助真气。"唐代孙思邈在《备急千金要方》中也曾说："耳中穴……治马黄、黄疸、寒暑疫毒等。"耳穴疗法发展至今已是世界医学遗产的一个组成部分。19 世纪 50 年代，医学博士诺吉尔首次提出了耳郭状如倒置胎儿，即"胚胎倒影"，且认为外耳与内脏器官存在密切关系，当有内脏疾患时，耳郭上会有相应的反应点出现。从 1979 年起至今已有很多采用耳穴干预止痛的临床报道如偏头痛、痛经及术后镇痛，耳针已被广泛应用于疼痛的辅助治疗。各脏腑组织在耳郭均有相应的反应区，刺激耳穴对相应的脏腑有一定的调治作用。刺激耳穴的主要方法有针刺、埋针、放血、耳穴贴压、按摩、按压等方式。

耳穴按压治疗颈腰椎疼痛是施氏的临床经验之一，经多年应用发现所治患者的疼痛和功能受限程度往往能够在即刻改善，且操作简单方便，快速有效，便于推广应用。同时，耳穴按压是施氏创编用于治疗颈椎病的整颈三步九法手法之一，也是他创编的防治颈腰痛的导引功法——施氏十二字养生功中的主要手法之一。该法具有疏通经气，缓解颈腰疼痛，改善颈腰椎活动功能。

二、适应病证

各种急慢性颈腰椎疼痛。

三、操作方法

用示指及拇指指腹按压双侧对耳轮的上、中、下三部，寻找最痛点，以此为基点进行捻按，每次持续按揉 30 s，休息 5 s，重复 3 次，按压力量从轻至重，以压至患者感觉疼痛但能忍受，且耳轮出现胀热感为宜。

按压时嘱患者放松四肢，正常呼吸，治疗后活动颈腰部，颈腰疼痛可有明显缓解，功能活动亦有改善。

四、理论阐释

颈腰部感受外邪或不慎扭伤，常常导致颈腰椎疼痛剧烈，活动严重受限。耳穴是耳郭与脉络、脏腑相通之地，是脉气所发和密集之处。耳穴按压法具有疏通经气，缓解颈腰部疼痛，改善颈腰活动功能的作用。可在耳穴上表现为压痛、过敏、肿胀、硬结、凉热感变化及皮肤色泽改变。

现代研究表明，当刺激耳穴时，可使机体增加制造内啡肽的能力，从而作用于脑啡肽受体而达到镇痛的目的；还可调动体液的抗痛因素，提高痛阈；另外耳穴的刺激冲动传至相应中枢部位后，与疼痛部位传来的冲动相互作用，可减弱甚至抵消疼痛。同时，配合颈项部活动可舒缓痉挛，刺激体表肌肉神经末梢引起神经冲动，并与外周痛传导在脊髓和脊髓以上中枢水平产生整合效应，激活脊髓后角板层Ⅴ的本体觉，通过"阀门"效应达到止痛目的。并且，耳穴加体针可治疗椎动脉型颈椎病，有效调节椎-基底动脉血流动力学、血液流变学异常状态。

耳穴是分布于耳郭上的腧穴，也叫反应点、刺激点。有很多医者、学者分别从临床应用或动物实验等各方面对此进行探究，并且发现当疾病发生后，内脏发生生理或病理改变时，耳郭的相应穴位会产生某种变化，如变色、结节、变形、丘疹、皮屑、血管充盈、出现压痛和产生低电阻现象；利用这些现象可以作为诊断疾病的参考，或刺激这些反应点（耳穴）来防治疾病。还有实验证明，当内脏患病时，与之相应的耳穴会有大量淋巴细胞浸润，产生免疫反应，即证明了耳穴与内脏存在免疫学系统联系，为耳穴诊治疾病提供了组织学基础。

五、注意事项

耳部有伤口、冻疮、外伤及感染者不宜使用本法。孕妇及患有严重器质性疾病和严重心脏病、高血压者不宜使用本法。

若在按压后留有耳穴压豆，则应避免出汗过多，并应及时更换胶布。

六、典型医案

病案 1

患者：赵某，女，41 岁。

初诊时间：2020 年 5 月 9 日。

主诉：颈项强痛，板滞不适 1 日。

病史摘要：患者因睡眠姿势不当，出现颈项强痛，板滞不适 1 日，自贴膏药不能缓解。刻下颈项左侧疼痛剧烈，牵掣至左肩背酸痛，颈项活动受限，不可向右旋转。无眩晕，无手指麻木，无胸腹裹束感，夜间因疼痛不能转侧而夜寐欠安，纳可，二便调。查体：舌淡紫，苔薄白，脉弦。左侧胸锁乳突肌中段及左侧 C3 横突处压痛（＋），压顶（－），臂丛神经牵拉试验（－），霍夫曼征（－）。颈项左转 30°，右转 15°。辅助检查：当日颈椎正侧位提示颈椎生理弧度变直，颈椎退行性改变。

西医诊断：落枕（颈型颈椎病）。

中医诊断：项痹病（气滞血瘀证）。

辨证：气滞血瘀，经脉不通。

治则：疏通经气，通络止痛。

治法：耳穴按压法治疗。

效果：治疗 15 min 后，患者疼痛明显改善，颈项左转 45°，右转 40°。15 min 后再行耳穴按压，患者症情已去十之八九。嘱患者自行揉捏耳穴不少于 3 次，第二日随访，疼痛完全消失，颈项活动度正常。

按：落枕常因睡眠姿势不良或感受风寒后所致，往往急性发病，睡眠后一侧颈部出现疼痛、酸胀，可向上肢或背部放射，活动不利，活动时伤侧疼痛加剧，严重者使头部歪向病侧，有些患者进行性加重，甚至累及肩部及胸背部。患侧常有颈肌痉挛，胸锁乳突肌、斜方肌、菱形肌及肩胛提肌等处压痛。在肌肉紧张处可触及肿块和条索状的改变。施氏多先通过按压耳部反应点，用示指及拇指指腹按压、牵拉双侧对耳轮的中、下部，可适当进行捻按，每次按压 30 s，以压致患者感觉疼痛但能忍受，且耳轮出现胀热感为宜。现代研究表明，当刺激耳穴时，可迅速缓解颈部疼痛，提高痛阈，改善局部组织炎性水肿，松弛局部肌肉过度紧张而通络止痛有较好的疗效，缓解颈部肌群痉挛状态，使颈部活动度恢复。

病案 2

患者：牟某，女，34 岁。

初诊时间：2020 年 11 月 23 日。

主诉：腰部疼痛伴活动受限半日。

病史摘要：晨起不慎扭伤，致腰部疼痛伴活动受限，休息后未见好转，无下肢不适症状，遂来急诊就诊。查体见腰椎侧弯，L3－L5 节段左侧肌肉明显痉挛，压痛（＋），腰椎前俯明显受限，苔薄白，脉细涩。气血失和，经脉失畅，治以调摄。辅助检查：腰椎正侧位提示腰椎稍有侧弯，腰椎生理弧度减弱。

西医诊断：急性腰扭伤。

中医诊断：伤筋病。

辨证：气滞血瘀，经脉不畅。

治则：理气化瘀，通经止痛。

治法：耳穴按压法治疗。

效果：耳穴按压后患者腰部疼痛即可缓解，嘱咐患者配合腰部适当活动，腰椎功能恢复，15 min 后再行耳穴按压，患者自觉症情明显改善。第二日随访，腰部稍有酸楚，腰椎活动度正常。

按：急性腰扭伤是指腰骶、骶髂及腰椎两侧的肌肉、筋膜、韧带、小关节及滑膜等结构，在遭受突然扭挫伤，或过多牵拉，或承受超负荷活动等外力造成的急性损伤，易造成肌肉、筋膜、韧带的撕裂或小关节错位，关节囊可被嵌夹于关节间隙中，引起腰部剧烈疼痛及活动功能障碍的一种病症。中医学认为急性腰扭伤属于"气滞血瘀腰痛""腰部伤筋"等病范畴，多因卒然扭挫而致腰部经筋损伤，气血凝滞，经脉受阻，不通则痛而发病。故施氏按经络辨证之法，急者治其标，以耳穴强刺激，通其经气，导其郁滞，每遇急性气滞腰痛病患，施氏予以耳穴通导，其腰痛功能障碍情况，往往痛去其半。该法具有疏通经气，缓解腰骶部疼痛及肌肉痉挛，改善腰骶部活动功能。

【临床体悟】

中医博大精深，并非只是慢郎中。在不少中医典籍中，都曾记载运用中医疗法治疗危急重症的病案。而耳穴疗法更是治疗急性颈腰椎疼痛的有效手段之一。

经过现代医学证明，耳穴有明显的镇痛效果以及改善血流动力学的作用。在临床上，施氏曾经运用耳穴按压治疗自己腰部扭伤疼痛、失眠等均取得良好效果。曾有患者来急诊就诊，主诉为头晕头痛，但头颅 CT 显示无明显异常，追问病史得知其有颈项不适。于是运用施氏的耳穴按压法，约 1 min 后，嘱患者自行活动颈部，患者诉头晕头痛明显好转，并且肩颈部不适明显缓解。相对耳针而言，揉捏耳郭胜在简便易行，无场地及耗材的限制，既可由医师在诊疗当时操作，也可由患者回家自行施行，以巩固疗效。由此可见，耳穴疗效迅速而又操作简单，实为可推广的有效治疗手段。

【参考文献】

[1] 李志宏，高华伟. 耳穴与脏腑相关性研究概况 [J]. 中国保健营养，2019，29（7）：

21-22.

［2］席智杰，梁倩倩，王拥军，等. 耳针治疗颈型颈椎病的成本效果分析［J］. 针灸临床杂志，2012，28（11）：32-38.

［3］黄培冬，柏莉娟，姜云武. 耳穴疗法临床文献调查［J］. 云南中医中药杂志，2009，30（9）：49-50.

［4］席智杰，米琨，梁倩倩，等. 耳针治疗颈型颈椎病的瞬即时疗效评价［C］. 第十九届全国中西医结合骨伤科学术研讨会论文汇编，2012.

（李晓锋　叶秀兰）

肛指顶托治尾骨脱位

【明医小传】

是有康（1947—　），男，副主任医师。1966 年于上海中医学院附属推拿学校毕业后留在上海市中医推拿门诊部工作。1976 年上海市中医推拿门诊部与上海市公费医疗第五门诊部合并成立上海中医学院附属岳阳医院，并在此院工作至退休。1973 年拜丁季峰老师为师。1974 年至 1975 年参加在上海中医学院举办的"第二届卫生人员提高班"学习。1984 年至 1985 年参加上海中医学院举办的"全国高等医学院校推拿师资进修班学习"。1987 年经上海市卫生局统考合格由医士晋升为住院医师。1988 年底由上海中医学院组织考试合格，专家委员会评审破格晋升为主治医师。1990 年底至 1993 年底参加由卫生部、人事部、中医药管理局主办的"上海市名老中医学术经验继承班"学习，拜全国名老中医丁季峰老师为师。1993 年继承班满师合格，晋升为副主任医师至今。擅长颈椎病、腰椎间盘突出症、腰椎后关节半脱位等临床疑难疾病及面神经麻痹、中风后遗症等神经系统疾病的推拿治疗。

【绝技揭秘】

一、技术渊源

尾骨脱位多因骶尾部外伤导致，由于位置的关系，尾椎不像颈、腰椎那样需要负重，所以大部分医生只是对症处理，开些止痛剂，嘱休息 10 日了事。许多患者因得不到正确的处理，使患处在大便或坐位时产生疼痛不适症状而烦恼。

20 世纪 70 年代正处于"文革"时期，是氏在"卫生人员提高班"学习，当时实行开门办学，是氏就在奉贤县泰日公社卫生院实习。一日来了个患者走路蹒跚，进入诊室后不就坐。在了解病史时说："在劳动休息时坐在锄把上，二人开玩笑推推搡搡，不料屁股一扭正好卡在臀沟中的尾骨上而产生剧烈疼痛，于是前来就诊。"是氏嘱患者俯卧在诊床上检查骶尾部时压痛明显，于是诊断为"尾骨脱位"，遂用肛指顶托予以复位，听到"喀嗒"声响后，嘱患者下床行走及坐已如常人一般。此后是氏将此法带到自己医院，传给科室同事，希望大家能掌握此法去解除患者的痛苦。因此病在患者的隐私处，偶尔遇到此病，接诊医生常把此类患者介绍到是氏处就诊不在少数，虽然病程长短不一，但都能获得好的疗效。

二、适应病证

尾骨脱位。

三、操作方法

当明确尾骨脱位之后，嘱患者胸膝卧位于诊床上，医者站在患者左侧，以左手掌放在患者骶骨部，中指放在骶尾交界的肛门上方，右手戴一次性手套（如无手套可用避孕套代替套在中指也可），中指稍涂润滑油（医用石蜡油或食用油）插入肛门，手掌向上使中指抵住骶尾骨的前缘向上顶托，同时向肛门外退出，当尾骨被顶到与骶骨结合的原位时，左手中指能感受到里面尾骨的滑动，当复位时听到"喀嗒"声，说明复位已成功。嘱患者下床坐或行走已无痛苦感。

四、理论阐述

尾骨脱位常见于骑跨伤，如老式的男式自行车车身是三角架，如有特发事急刹车来不及下车时就可能会撞在三角架的横梁上产生尾骨向内脱位而受伤；也有在运动时不小心滑跌尾骶部着地而产生脱位等。当患者就诊时要确诊，除了上述外伤史外，在臀沟骶尾交界处常有明显的压痛，拍 X 线尾骶侧位片常见尾骨成角脱位畸形改变。常见症状是不能正坐、行走不便、骶尾部疼痛。当骶尾部因运动不当造成外伤导致尾骨与骶骨之间位置改变而脱位。当尾骨脱位后使原来固定骶尾骨的肌肉韧带损伤而引起出血、肿胀、疼痛，从而影响行走及正坐，给生活带来痛苦和不便。中医认为尾闾部外伤脱位，筋脉受伤，气血瘀滞而肿胀疼痛。如不能及时整复，受伤后的瘀血逐渐机化且占据原尾骶关节的位置，给复位造成困难。如急性期没有复位处理，日久后尾骨尖对直肠、肛门的刺激，尤其大便时大便干硬产生刺激导致疼痛不适加重，有些因疼痛不敢坐而影响日常生活。如能及时复位恢复正常即可避免日后的不适。

五、注意事项

（1）尾骨脱位后须尽早整复，以免留下后遗症。整复后即可恢复正常，不需固定及休息，但不能再次受伤，如乘车时颠簸等可能会造成不适。

（2）有些不小心摔跌波及尾骨底部，X线显示有尾骨脱位及骶骨骨折时，除了可作尾骨顶托复位外，还须作骨折部位的处理，须有伤骨科采取外固定、休息等治疗措施，以降低骨折愈合后后遗症的发生概率。

六、典型病案

患者：是某，女，38岁。

初诊时间：2017年1月29日。

主诉：尾骶痛1日。

病史摘要：昨天打羽毛球后退不慎跌倒，尾骶部疼痛难忍，起立困难。急送医院就诊。经X线摄片示：尾骨脱位。给予口服止痛药片治疗，半个月卧床休息处理。当晚患部疼痛难以入睡，第二日午后仍不能下床。

西医诊断：尾骨脱位。

中医诊断：尾闾外伤脱位。

辨证：尾骶外伤、筋膜受伤，气滞血瘀。

治则：理气活血化瘀。

治法：肛指顶托复位。

效果：诊查后立即予以肛指顶托复位成功。治疗后马上下地就能刷牙洗脸，坐下来共进晚餐。

按： 因诊断明确，整复及时，复位后症状即刻消失，至今未见患部有不适感。

【临床体悟】

尾骨脱位大多因意外外伤所致，原固定尾骨的韧带及周围肌肉等软组织损伤出血而产生疼痛。尾骨的前缘是直肠、肛门，脱位后尾骨尖对这些组织可产

生不良刺激，尤其当干硬的大便经过此处时可产生疼痛。尽管尾骨在人体属退化组织，可有可无，但是一旦受伤脱位对坐姿就会造成影响。只能半个屁股坐，整个屁股坐下就会产生疼痛而影响生活。所以是氏认为尾骨脱位后必须及时复位才能避免发生日后的患部不适感。是氏对这种尾骨脱位未经正确复位治疗而留下后遗症的患者，先后也纠正过不少于10例。此类患者受伤时间久后，患部因受伤出血造成气血瘀滞而疼痛，日久血肿机化占领了尾骨原来的位置，给复位带来一定的难度，不能一次到位，可能要经过几次复位才能改善症状。希望本文所提治法能广泛应用于此类患者而造福于人类。

（是有康　口述　陈文艳　唐晓红　整理）

脊椎定位旋转扳法的临床应用

━━━━━━━━━ 【明医小传】 ━━━━━━━━━

　　是有康（1947—　），男，副主任医师。1966 年于上海中医学院附属推拿学校毕业后留在上海市中医推拿门诊部（当时附属上海中医学院附属曙光医院推拿门诊部）工作。1976 年上海市中医推拿门诊部与上海市公费医疗第五门诊部合并成立上海中医学院附属岳阳医院，并在此院工作至退休。1973 年拜丁季峰老师为师。1974 年至 1975 年参加在上海中医学院举办的"第二届卫生人员提高班"学习。1984 年至 1985 年参加上海中医学院举办的"全国高等医学院校推拿师资进修班学习"。1987 年经上海市卫生局统考合格由医士晋升为住院医师。1988 年底由上海中医学院组织考试合格，专家委员会评审破格晋升为主治医师。1990 年底至 1993 年底参加由卫生部、人事部、中医药管理局主办的"上海市名老中医学术经验继承班"学习，拜全国名老中医丁季峰老师为师。1993 年继承班满师合格，晋升为副主任医师至今。擅长颈椎病、腰椎间盘突出症、腰椎后关节半脱位等临床疑难疾病及面神经麻痹、中风后遗症等神经系统疾病的推拿治疗。

━━━━━━━━━ 【绝技揭秘】 ━━━━━━━━━

一、技术渊源

　　中医推拿是一门专门研究推拿手法的形成、演变、发展和应用规律的学科，迄今为止已有 5 000 多年的历史，尤其在近 100 多年吸收了现代生理解剖、病理知识，可以说是一门古为今用、洋为中用的学科。在临床上由于可以在不打针、不吃药、不手术的情况下治愈患者，所以深受患者喜爱。

以颈椎、腰椎病来说，由于长时间低头弯腰，导致生理曲度改变，椎体受压后出现骨质增生，椎间盘受压后使椎间隙变窄或椎间盘突出，颈背及腰骶部肌肉、韧带受牵拉等病理变化，导致一系列症状的产生，这是西医学对脊柱病的病理变化介绍。中医认为颈椎、腰椎病与肝、肾、脾有关。脾胃为后天之本，脾主肌肉、主运化，脾虚不能将食物精华转化为营养物质，久而导致肝、肾亏虚。因肝主筋、肾主骨，肝肾亏虚，则筋骨失养，导致脊柱失稳。

推拿方法就是要找到失稳的脊椎，然后纠正之，可以达到立竿见影的治疗效果，脊椎定位旋转扳法由此而产生。在 20 世纪 80 年代时，由蒋家宝、陈忠良主任及述者根据冯天有的旋转复位法改良后形成本法，但由于有较多的医师对该治疗方法缺乏一定的了解，对于脊椎定位旋转扳法存在着一些不正确的认识和顾虑，因此未能得到广泛的应用和推广。许多医者存在的想法可归纳为如下两点。

（1）易发生事故：有这种想法是正常的，的确有过对颈椎做旋转复位法应用不当，导致患者瘫痪的报道。但是，针对这一问题，述者认为任何疗法作用于患者时，都存在着风险，而决定是否有效（包括事故的发生）主要看医生对患者疾病的病理情况是否了解清楚，施治方法（包括手法、手术、药物配伍及禁忌等）是否正确有关。根据颈椎的生理解剖特点是接近水平位，在运用脊椎定位旋转扳法时确实存在一些风险，但只要施治前能详细了解病情，舍去病理因素，如颈椎骨折、结核、肿瘤、严重的强直性脊柱炎、脊髓型颈椎病等造成的损伤外，其他一些颈椎疾病以及头痛、眩晕、胸闷等内科疾病只要诊断明确，都可以运用本法治疗。只是需注意在治疗时脊椎旋转的幅度，必须限制在正常的生理活动范围内，绝不可超越正常生理活动度，不使用暴力、蛮力，才能避免造成不良后果。如颈源性外伤高位瘫痪、软组织损伤、病理性骨折、神经脊髓受压迫等都需要注意。

（2）担心脊椎关节会越扳越松：许多医生和患者普遍存在这一想法。针对这个问题，述者认为首先要认识到脊椎关节的松和紧有个体差异（包括年龄、体质、锻炼与否等），它常与脊椎关节周围的肌肉、韧带等软组织的松紧有关。脊椎后关节紊乱一般常由急性外伤引起，但更多的是由于长期慢性的劳损，导致肌肉、韧带的弹性降低而引起松弛，使得脊椎关节的稳定性降低，此时因姿势不当或稍受外力即可导致脊椎后关节紊乱。如使其能长期稳定，避免复发，医者则必须指导患者做有针对性的功能锻炼，如加强腰背肌的锻炼，这是减少腰部疾患的主要方法。肌肉、韧带的功能得到改善，才是解决脊椎关节"松"

的根本。

二、适应病证

人体整个脊柱是脊髓和脊神经的通过部位，在颈、胸、腰椎分布的神经，由于功能和作用不同而分为颈丛、臂丛、胸神经（主要为肋间神经）、腰丛、骶丛等。因为不同部位的病变可以产生不同的症状。颈丛常见的头痛，包括常见的头晕、眼睛胀痛、眼睛睁不开、头部有如重物压住感等头面部的一些症状。臂丛常见的是上肢麻木疼痛、肩背部的疼痛不适。由胸椎、肋骨组成的胸廓起到保护心、肺的作用。胸椎失稳常见的病变为胸胁胀痛、胸闷不舒、呼吸不畅、肋间神经痛和内脏功能紊乱。腰椎紊乱可产生腰痛及下肢疼痛麻木，不能久坐、久行等症状。以上症状均适用脊椎定位旋转扳法治疗。

三、操作方法

1. 定位　在详细了解病史的基础上，通过仔细检查，首先要找到病变所在的棘突，可以用拇指在脊柱的棘突两侧分别从上到下触摸，寻找压痛点，并仔细检查是否有偏歪，如该椎棘突既有压痛，又有偏歪，则为病变椎骨。有时一个患者同时有几处棘突偏歪和压痛点，治疗时在患者身体条件许可的情况下需要逐个予以纠正。

2. 脊椎定位旋转扳法　由于颈、胸、腰椎的解剖结构及各有不同的排列方式，因此在运用脊椎定位旋转扳法时也有差别，以下予以分别介绍。

（1）颈椎定位旋转扳法：颈椎的椎间关节解剖位置近似呈水平位，如手法用力过猛，旋转幅度过大（超越正常生理活动范围）都可造成不良后果，因此操作时应特别谨慎、小心，切忌使用暴力、蛮力。

颈椎操作方法：患者坐位，以患者 C4 棘突向右偏为例，医者站于患者背面，以左手拇指抵住 C4 右偏之棘突，其余四指扶住患者左颈部；右手虎口张开，挟持住患者下颌骨，右前臂搁在患者右肩上起固定作用，此时嘱患者全身放松进行配合，医者右腕发力，将患者的头略向左侧倾斜的同时再向右旋转，常可听到"咯嗒"声响，左手拇指此时有一弹跳感觉，说明此处椎间关节位置偏移已得到纠正。患者即可感到患部轻松。

（2）胸椎的定位旋转扳法：胸椎的椎间关节解剖位置排列是前后位的，故只需找到病变所在胸椎的偏歪棘突，然后在脊柱的纵轴上做定位旋转扳法。

胸椎的操作方法：患者骑坐于治疗床的一端，医者站在患者背后，右手拇指沿胸椎棘突旋转偏歪的压痛点。如 T8 左偏之棘突，嘱患者双手合抱头颈，医者左手经患者左腋下穿过前胸，扳住患者右肩向左旋转到一定幅度后，稍用力即可听到"咯嗒"声响，右手拇指下有弹跳感说明此法扳成。

（3）腰椎定位旋转扳法：腰椎的椎间关节解剖位置呈矢状位排列，要了解腰椎棘突是否偏歪，患者必须骑坐于治疗床的一端，医者站在患者背后，用右手拇指沿着患者腰椎棘突的左侧由上到下查找偏歪点（或压痛点）；如用左手检查则方向相反，其他无异。例 L4 棘突左偏，医者右拇指抵住左偏之棘突，嘱患者双手抱头，医者左手经患者左腋下穿过前胸，扳住患者右肩向左旋转，同时嘱患者配合向前弯腰，当弯腰旋转到 60°左右时，医者左手发力向上提，使患者由弯腰旋转变直腰，此时可听到"咯噔"响声，说明已复位。因腰椎的解剖关系问题，具体的操作方法如下。

腰椎操作方法：在做脊椎定位旋转扳法时，腰椎需向前弯曲才能操作成功，根据不同的腰椎病变节段，需配合不同的向前弯曲。通常上腰段复位时，患者腰部稍许向前弯曲即可。越是向下移，需要前屈的幅度就越大，使关节突关节的间隙扩大，便于在旋转中复位。除此之外，其他的操作方法与胸椎操作方法基本相同。

四、理论阐述

如上所述，脊柱病的产生往往是因为长时间用力或姿势不当，使脊椎发生偏歪，刺激或压迫到相应脊神经、肌肉、血管、内脏神经，从而产生不适或疼痛麻木，中医称经络不通、气滞血瘀。所以我们在了解病情后做一些必要的检查，在脊柱上寻找压痛点和棘突是否偏歪，找到这些压痛点和问题后，用正确的脊椎定位旋转扳法做精准施治，纠正偏歪的脊椎，使其回复到正常的解剖位置，使原先因脊椎偏歪被刺激或压迫到的神经、血管、肌肉恢复正常，故气血运行不再受阻，经络流通顺畅，患者疼痛感得到减轻或消除。

五、注意事项

在长期的临床实践中，术者运用脊椎定位旋转扳法，在诊治脊椎病患的操作方面总结了一些经验，可以简单地归纳为"松""紧""准""练"4 个字。具体解释如下。

松：此"松"是医者施行脊椎定位旋转扳法成功的关键。它要求患者在医者施手法时予以放松配合，尤其是做颈椎的扳法时，必须要求患者两上肢自然下垂、沉肩、塌腰，在患者颈部及全身完全放松的情况下，医者手腕突然适当发力，方能扳动成功。

紧：是指医者紧靠在患者身后。在做颈部扳法时，一手拇指抵住患侧偏歪的棘突，一侧前臂要紧贴患者肩部以做固定，仅靠手腕发力做旋转扳法，这样才能保证手法旋转的幅度和力度在安全可靠的范围内。作胸、腰椎的扳法时，医者钩住患者对侧的肩部，要紧贴患者的前胸，医者靠自己腰部发力做旋转扳法。

准：是指手法定位要准确。作旋转时的幅度和力度要得当，如用力过大会造成新的损伤，用力过小则起不到治疗效果。要真正把握"准"，只有通过不断临床实践才能把握到位。

练：是医者指导患者做针对性脊肌锻炼。凡患者脊椎生理曲度的改变，非一朝一夕所造成，常与脊椎肌肉、韧带的松弛和腰椎间盘的退变等因素有关，由此可造成椎间关节失稳，当脊椎旋转扳法予以复位后，当即症状立刻得到缓解或消失。如仍有活动不当或依然在不良姿势和环境下工作，仍会使已经得到纠正的脊椎回复到病理状态。因此在治疗患者的同时，还必须指导患者做有针对性的功能锻炼，只有在脊椎肌肉、韧带经过锻炼后，其强度得到提高，这样才能稳定脊柱，方能巩固临床疗效，减少原来疾病的复发。

六、典型医案

病案 1

患者：魏某，男，40 岁。

初诊时间：2004 年 6 月。

主诉：胸胁痛 2 月。

病史摘要：患者为卡车司机，在一次开车途中，急打转向盘转弯时，由于用力过猛引起胸胁痛，开始患者在伤骨科就诊，诊断为"肋软骨炎"，并服用疏肝理气、活血化瘀的止痛药物，但 2 个月后症状未见好转，胸胁依旧疼痛难忍，后找到述者，经述者为患者做背部检查后，发现第 8 胸椎棘突偏歪且有压痛。

西医诊断：胸痛（胸椎后关节紊乱）。

中医诊断：胸胁痛。

辨证：胸胁外伤，气滞血瘀。

治则：纠偏复位，舒筋通络。

治法：脊椎定位旋转扳法。

效果：用脊椎定位旋转扳法后，疼痛马上消失，患者当场开心地说："困扰了我2个多月的病一下子就好了，太神奇了！"

按：此患者因胸椎失稳，造成肋间神经受牵拉导致胸胁痛。胸椎的解剖结构由椎体、椎间盘及后侧的上、下关节突关节、棘突、两侧横突和肋骨组成胸廓。当胸椎后关节因用力不当导致关节位置改变（即后关节紊乱）引及肋椎关节、肋横关节受到牵拉，沿着肋骨影响到前面胸软骨与肋骨连接处产生牵拉而引起胸胁痛。所以找到病变处予以旋转复位后症状立刻消除。尽管服了2个多月药物，但造成该病的后关节紊乱没解除，所以难以见效。

病案 2

患者：王某，男，43岁。

初诊时间：1983年4月。

主诉：胸肋及上腹部胀痛3年。

病史摘要：该患者骑自行车转弯过拱桥时，突发胸胁、上腹部胀痛，呼吸不畅，多家医院就诊，先后做了3次胃镜检查及拍片等未见明显病变，西医找不到明确的病理变化，只能诊断为"胃神经症"予以药物治疗。3年来未见明显好转，后因腰背痛找到述者求医，经检查见第5、6节胸椎棘突偏位。

西医诊断：胃神经症。

中医诊断：胸胁痛。

辨证：肝气郁结，肝胃失和，气机不畅。

治则：疏肝理气和胃。

治法：脊椎定位旋转扳法。

效果：用脊椎定位旋转扳法纠正复位后，患者当时就打嗝放屁达数分钟，此后呼吸顺畅，多年胸胁胀闷不适的症状即获缓解。

按：此患者因胸椎失稳后，影响内脏神经导致胸腹气机不利而产生胸腹胀痛、呼吸不畅等症。该患者并非器质性病变，所以数次胃镜检查未见异常而被冠以"胃神经症"，且予以药物治疗，但未见效。后因腰痛在述者处求诊时检查发现T5-T6棘突偏歪及压痛后，给予纠正偏位治疗出现打嗝、放屁数分钟后，感到胸胁胀闷不适明显缓解而高兴。此病案病变在胸椎，但关节失稳刺激的是椎体前的内脏神经，所以表现的症状是胸胁及上腹部的胀闷、呼吸不畅，与其他胸椎失稳的症状有明显的不同。

病案 3

患者：葛某，男，40 岁。

初诊时间：2005 年 10 月。

主诉：项背痛，头晕呕吐，走路不稳多年。

病史摘要：多年项背痛，头晕呕吐，走路不稳，已严重影响工作和生活。经其亲戚介绍找到述者就医，经检查后发现颈椎曲度变直，C3 - C4 棘突偏歪。

西医诊断：颈椎病（交感型＋椎动脉型）。

中医诊断：眩晕症。

辨证：肝肾亏虚，气滞血瘀。

治则：活血化瘀，调补肝肾。

治法：脊椎旋转复位。

效果：经颈椎定位旋转扳法复位加手法推拿后，患者当时就感到眼睛明亮、头脑清，走路平衡感增强，立竿见影解决了患者多年的疾病困扰。

按：该患者因颈椎失稳，影响椎动脉及交感神经而产生多年项背痛、头晕呕吐、走路不稳等一系列临床症状，经诊断分析主要由其 C3 - C4 棘突偏歪导致，针对性地运用颈椎定位旋转扳法对 C3 - C4 进行复位，并进行手法推拿矫正后，患者症状当即改善，可见正确运用脊柱定位旋转扳法的立竿见影之效。

病案 4

患者：赵某，女，35 岁。

初诊时间：1999 年 3 月。

主诉：右肩疼痛、无法抬起 1 日。

病史摘要：该患者在冬季晨起穿衣时，突感右肩无法抬起，且疼痛难忍，经述者检查脊柱后，发现其胸椎（T8）棘突右侧压痛且向右偏。

西医诊断：肩痛。

中医诊断：肩臂痛（痹病）。

辨证：骨节错缝，气血痹阻，经络不通。

治则：活血化瘀，舒经通络。

治法：脊椎定位旋转复位。

效果：按住偏歪的棘突进行旋转复位后，听到"咯哒"复位声后，瞬间肌肉松弛，手臂即刻上举自如。

按：该患者胸椎失稳后造成附着在其上的背阔肌受牵拉而产生疼痛，影响肩关节活动。现代解剖学把神经节段的分布与肌肉运动的起止点功能作用都讲得很清楚。本患者的背阔肌起点在 T7 以下到腰、骶椎的棘突及髂嵴，斜向外上方止于肱骨小嵴节下端。其功能是内旋、内收。所以本患者 T8 棘突偏歪后导致附着其上的肌束产生痉挛，引起疼痛和上举、外展、外旋功能障碍。所以旋转复位后症状即刻消失。

【临床体悟】

用脊椎定位旋转扳法治疗使因颈、胸、腰椎关节失稳引起的颈、胸、腰椎病变能取得立竿见影之效，但治疗成功的关键在于检查要认真仔细，定位要正确，在治疗发力时不能使用暴力、蛮力，需在患者的配合下，医者适当地运用腕力、臂力使失稳的椎棘突复正而达到治疗目的。从以上几个案例的分析：有些患者表现的是内科疾病的症状，但做相关的检查都无器质性病变，而用药物治疗数日乃至数年未见疗效，都与脊椎失稳造成相应神经根受刺激出现内科病的症状有关。述者在检查该类疾病的过程中发现脊柱的棘突有偏歪且压痛，经纠正偏歪运动后症状减轻或消失，就为我们提供了有些内科疾病如久治不愈是否可以从脊柱方面着手查找治疗方法的思路，为中西医结合寻找治疗途径，从而为创立新医学作出一些探索，即用现代化检查＋传统中医疗法治疗积累经验。

近年来党中央对人民的健康问题特别重视，对中医的发展要求守正创新，并且予以了有力的措施和保障。我们要借此东风，将自己应用于临床实践的技术贡献出来，使更多的医务人员能学会应用，造福于许多需要用此法解除疼痛的患者，用实践行动来完成党对人民健康的关怀。

（是有康　口述　陈文艳　唐晓红　整理）

颈椎平衡支架治疗颈椎病

【明医小传】

闵熙敬（1948— ），男，上海中医药大学骨伤科研究所副研究员，上海中医药大学附属曙光医院骨伤科副主任医师。先后师从岳阳医院推拿科俞大方主任、龙华医院骨伤科吴诚德主任、上海市气功研究所张文江医师、香山医院骨伤科施维智主任、龙华医院骨伤科施杞教授、曙光医院骨伤科石印玉教授、岳阳医院骨伤科王绪辉主任、复旦大学附属华东医院童永祥主任等，从事骨伤科医疗、教育、科研工作 43 年，善于运用手法、针灸、火罐、运动、中药等方法，治疗颈椎病、腰椎病、颈椎病源性的内科妇科等病症、闭合性骨折、膝骨关节炎等。先后参加或主持各级课题 6 项，撰写专著 1 部、科普著作 1 部、论文 20 多篇、科普文章 10 多篇，获得国家中医药管理局和上海市科技进步奖二等奖 1 项，上海市科技进步奖三等奖 1 项，中国中西医结合风湿病协会优秀论文三等奖 1 项，国家发明专利 1 项，国家实用新型专利 1 项，国家创造发明二等奖 1 项，上海市优秀发明三等奖 5 项。

【绝技揭秘】

一、技术渊源

据文献报道，脊柱的生理弧度有利于维持椎间关节的强度及稳定性。当脊柱弧度发生异常改变后，脊柱的内在平衡丧失。

临床实验研究表明：颈椎所组成的颈脊柱是一种链状结构，可由于受到应力而发生解剖变形；正常的颈椎应该具有正常的解剖形态，表明其处于生物力学平衡态，而异常的颈椎往往具有异常的解剖形态，表明其处于生物力学失平衡态，形成颈椎病。

使用度身定制的、数据化、个性化的颈椎平衡支架，通过使用者自身重力的反作用力对颈椎的矫形作用或者维护作用，通过外用途径，对颈椎的解剖形态进行靶向干预，恢复或者保持其原有的生物力学平衡态，对因（治本）对症（治标）地治疗或者预防颈椎病。

二、适应病证

颈椎病以及颈椎病源性的骨伤科、内科、妇科、五官科、神经科、精神科等病症。

三、操作方法

（1）问询颈椎病患者的症状，检查其体征。

（2）颈椎病患者放射学检查，通过测量数据，了解颈椎解剖形态。

（3）颈椎病的分型。

（4）测量颈椎病患者头颅、双肩骨性指标等。

（5）度身定制数据化、个性化的颈椎平衡支架。

（6）医嘱颈椎病患者把颈椎平衡支架作为枕头的替代品，每天晚上睡觉时使用。

（7）多平睡少侧睡不俯睡，左右侧睡时间大致相等，必须终生使用。

（8）根据患者意愿，定期复查。

四、理论阐释

枕头是维护颈椎解剖形态的主要工具。文献研究和临床实验表明，人睡觉时使用的枕头实际上是颈椎的力学支架，不科学的枕头将造成颈椎解剖形态的病理化，属于颈椎的生物力学失平衡态。这时以颈椎为主体的颈项部，包括颈椎骨、肌肉、韧带、血管、神经等组织将发生退变，使颈椎获得暂时的、错误的生物力学平衡态，症状获得痊愈或者好转，但是不久，由于某个因素，将会打破这个暂时的错误的平衡态，又将发生颈椎病的症状，如此反复，恶性循环，症状进行性加重。颈椎病的治疗并不困难，但是只有近期疗效，没有远期疗效，反复发作常常使人感到束手无策。

文献报道、流行病学调查认为用枕不当是目前颈椎病权重最大的外因。据报道，颈椎病的发病率，50 岁人群 25%，60 岁人群 50%，70 岁几乎 100%。

近年来，颈椎病发病率不断升高，且呈低龄化倾向。如果能够及时阻断颈椎退变，那么将是很有意义的。

人们应该利用每晚睡眠这一个重要且巧妙的资源，使用科学的枕头（量身定制数据化个性化的颈椎平衡支架），通过使用者自身颈椎重力的反作用力，安全地使颈椎恢复或者维持其生物力学平衡态，属于颈椎病的对因对症治疗。疗效表现为颈椎解剖形态的正常化，以及症状、体征的痊愈或者好转。

睡眠是人的一种生活行为。临床实验表明，如果不能提供科学的枕头治疗或者预防颈椎病，那么，必然会因为使用枕头不当产生颈椎病；临床研究又表明，唯颈椎平衡支架，可望担当阻断颈椎因使用不科学枕头而退变之重任。凡使用颈椎平衡支架者，颈椎病或者终生不发，或者终生少发轻发。

中医理论认为，颈椎病的病机是"骨错缝、筋出槽"。使用颈椎平衡支架治疗颈椎病，相当于"骨对缝、筋入槽"。

颈椎平衡支架不使用任何药物，不使用声光电磁，是无源的。

五、注意事项

应该按照颈椎平衡支架的说明书，把颈椎、头颅、左右面颊部放在颈椎平衡支架的相应部位，如果发生错误，那么影响疗效，及时纠正就可以了，没有危险。

六、典型医案

病案 1

患者：赵某，女，50 岁。

初诊时间：2021 年 2 月 10 日。

主诉：颈椎酸痛，头痛，右肩疼痛，有时呕吐。

病史摘要：教师工作多年，颈椎无急性外伤史，颈椎酸痛，有时呕吐。

西医诊断：颈椎病（颈型）；颈性呕吐。

中医诊断：痹病，逆证。

辨证：风寒湿杂至合而为痹；气机逆乱。

治则：祛风散寒除湿；疏肝理气。

治法：每日使用颈椎平衡支架。

二诊：1 周后随访，所有症状消失。

疗效：痊愈。

按：患者中年教师，伏案工作久矣，易患颈椎病；又文献报道，此年龄往往兼有颈椎退行性改变，颈椎处于生物力学失平衡态，刺激颈椎周围肌肉、神经、血管等组织，产生相关症状，在睡眠中使用颈椎平衡支架，重新恢复颈椎的生物力学平衡态，炎症消除，症状痊愈。

病案 2

患者：沈某，男，49 岁。

初诊时间：2021 年 2 月 4 日。

主诉：颈椎酸痛、头胀、头痛、头重、失眠 9 个月。

病史摘要：颈椎酸痛、头胀、头痛、头重、失眠，感觉脑袋自动打开，虫子会从中爬出来，在头顶上爬，但是抓不到虫子，易流泪。担任经理，工作辛苦，自己练气功，希望提高身体素质，胜任工作，可能出现气功偏差，出现上述症状。患病后，多方寻医问药，甚至求神拜佛，均告未愈。外院诊断"精神病"，给予口服精神病药物，未愈。

西医诊断：颈椎病（交感神经型和椎动脉型）；颈性精神病。

中医诊断：痹病，血虚证，气虚证。

辨证：血虚无以养脑，所以头胀、头痛、失眠、谵妄；气虚经络阻滞，不通则痛。

治则：养血安神，补气理气。

治法：每日使用颈椎平衡支架，推拿针灸火罐，中药内服。

二诊：1 周后随访，所有症状减轻，头顶上爬虫子感觉未愈，继续使用颈椎平衡支架、颈椎推拿、针灸、内服中药。

三诊：1 周后随访，所有症状进一步减轻，头顶上爬虫子感觉减轻，继续使用颈椎平衡支架、内服中药。

四诊：1 周后随访，所有症状消失，只有犯困嗜睡，继续使用颈椎平衡支架，患者拒绝服药。建议患者恢复工作，但是患者希望继续在家休息，暂不复职。

疗效：好转。

按：患者为白领，长期在办公室工作，加班加点，是埋头苦干一族；囿于电脑、手机之负担；中年，文献报道往往兼有颈椎退行性改变；加上从小到大不良的俯卧习惯；经过放射学检查，颈椎处于明显的不稳定状态；参加不恰当的运动；使颈椎处于生物力学失平衡态，累及周围肌肉、神经、血管（影响大脑血供）等，产生相关症状，治疗首选使用颈椎平衡支架，执行正确的睡眠习惯，加上其他辅助治疗，使颈椎逐渐恢复生物力学失平衡态，症状好转。

病案 3

患者：刘某，男，60岁。

初诊时间：2015年5月21日。

主诉：颈痛1个月伴眩晕、手麻、无法写字画图。

病史摘要：患者是工程师，常年伏案工作，退休后返聘工作，但近期颈痛伴眩晕、手麻、无法写字画图，外院医嘱必须住院手术。

西医诊断：颈椎病（椎动脉型＋神经根型）。

中医诊断：晕症，痹病。

辨证：脾虚痰湿阻滞经络。

治则：健脾化痰，疏通经络。

治法：每日使用颈椎平衡支架，推拿针灸火罐1次。

二诊：1周后，患者复诊，诉颈痛眩晕明显减轻，可以工作，手麻减轻大约一半，但仍不可以连续写字画图，只能断续写字画图。嘱继续使用颈椎平衡支架，再做一次推拿针灸火罐治疗。2周后复诊，诉颈痛眩晕无，手麻减轻大约70％。之后患者未来复诊，1个月后，患者复查，诉颈痛眩晕无，手麻减轻80％。

疗效：好转。

按：患者工程师，长期伏案工作；又值老年，文献报道往往颈椎退行性改变；身兼数职过于辛苦；放射学检查显示颈椎解剖系列紊乱；累及周围血管、神经等，产生与放射学相应的症状，治疗首选颈椎平衡支架，恢复或者趋向于恢复颈椎的生物力学平衡态，减轻炎症，症状好转。

【临床体悟】

大道至简。

颈椎病的治疗应该遵循正确的程序学的理论。颈椎平衡支架是治疗颈椎病的首选措施，否则一边治病一边生病。

治病必求其本。

第一对因治疗，第二对症治疗。

遵循临床经济学原则，节约医疗资源。

如果全民推广使用颈椎平衡支架，那么，可望降低颈椎病的发病率和复发率。需要讨论颈椎病的规范化治疗原则。

【参考文献】

[1] 赵定麟. 脊柱外科学 [M]. 上海：上海科学技术文献出版社，1996.

[2] 赵定麟. 颈椎伤病学 [M]. 上海：上海科技教育出版社，1994.

[3] 赵定麟. 现代脊柱外科学 [M]. 3 版. 北京：世界图书出版公司，2017.

[4] 房敏. 推拿学 [M]. 北京：中国中医药出版社，2016.

[5] 穆刚. 颈椎曲度异常与颈椎病 [J]. 中国中医骨伤科杂志，2006，14（3）：63 - 64.

[6] 闵熙敬，詹松华. 三种颈椎支架与颈椎解剖关系的临床研究 [J]. 中国自然医学杂志，2007，9（3）：189 - 191.

[7] 闵熙敬，丁月根，王荣根，等. 八种颈椎支架与颈椎解剖、温度关系的临床试验研究 [J]. 中国预防医学杂志，2008，9（1）：68 - 72.

[8] 闵熙敬，程瑞新，童永祥，等. 支架与颈型颈椎病人颈椎平衡关系的实验研究 [J]. 中国医疗器械杂志，2009，33（6）：413 - 415.

[9] 闵熙敬，童永祥，杨柳，等. 枕头与颈型颈椎病患者颈椎解剖关系的实验研究 [J]. 颈腰痛杂志，2010，31（2）：133 - 135.

[10] 闵熙敬，王荣根. 通用类Ⅰ-1 型颈椎平衡支架治疗颈椎病的临床实验观察 [J]. 中国自然医学杂志，2007，9（2）：115 - 117.

[11] 董福慧. 临床脊柱相关疾病 [M]. 北京：人民卫生出版社，2009.

（闵熙敬）

静养功十八法治疗骨关节、软组织退变和骨质疏松症

【明医小传】

闵熙敬（1948—　），男，上海中医药大学骨伤科研究所副研究员，上海中医药大学附属曙光医院骨伤科副主任医师。先后师从岳阳医院推拿科俞大方主任、龙华医院骨伤科吴诚德主任、上海市气功研究所张文江医师、香山医院骨伤科施维智主任、龙华医院骨伤科施杞教授、曙光医院骨伤科石印玉教授、岳阳医院骨伤科王绪辉主任、复旦大学附属华东医院童永祥主任等，从事骨伤科医疗、教育、科研工作 43 年，善于运用手法、针灸、火罐、运动、中药等方法，治疗颈椎病、腰椎病、颈椎病源性的内科妇科等病症、闭合性骨折、膝骨关节炎等。先后参加或主持各级课题 6 项，撰写专著 1 部、科普著作 1 部、论文 20 多篇、科普文章 10 多篇，获得国家中医药管理局和上海市科技进步奖二等奖 1 项，上海市科技进步奖三等奖 1 项，中国中西医结合风湿病协会优秀论文三等奖 1 项，国家发明专利 1 项，国家实用新型专利 1 项，国家创造发明二等奖 1 项，上海市优秀发明三等奖 5 项。

【绝技揭秘】

一、技术渊源

在学习继承中国武术家、伤科老中医王子平发明的、吴诚德主任教授的《祛病延年二十势》（做一遍 1.5 h）和张文江气功师教授的《静养功》（不限时间）的基础上，编写了《静养功十八法》（做一遍 10 min），并且自己每日锻炼，至今 39 年。"静养功十八法"已经在临床上开展了约 25 年，属于运动

医学。

二、适应病证

骨关节、软组织退行性疾病，骨质疏松症。

三、操作方法

第一部分

静力态的锻炼：立正，足跟足尖都并拢，挺胸收腹，双肩放松，两眼平视正前方，既不低头也不抬头，两上肢自然放在身体两侧。

第二部分

动力态的锻炼：十八节动作、腹式呼吸、大周天。

▲十八节动作：

第一节　山海朝真

准备：两足开立，足尖向前，与肩同宽。左手在后，右手在前，手心朝后，轻按丹田。双眼自然张开，凝视前方，也可轻轻闭合。

动作：一吸。想象"气"从丹田经躯体前面下沉，经过涌泉，再经躯体后面上行，经过会阴，到达百会。一呼。想象"气"从百会，经躯体前面下沉到达丹田。

第二节　幼鸟受食

准备：两足开立，足尖向前，与肩同宽，双手自然下垂。

动作：一吸。双手于腹前上行，至嘴巴水平。一呼。然后下行，至小腹前。

第三节　大鹏压嗉

准备：两足开立，足尖向前，与肩同宽。双手掌按胸前胸骨处，左手后右手前。

动作：一吸。双手向左、下、右、经脐、右、下、左，经丹田、左、上、右，经脐、右、上，回至胸前起点处，画一个"8"字。一呼。再继续画一个"8"字。再反方向运动，一吸一呼同样。

第四节　左右开弓

准备：两足开立，足尖向前，与肩同宽。双手置额前，手心向前。

动作：一吸。双手拉开，逐渐握拳，作开弓状，眼看左手。一呼。再双手收拢，松拳成掌，手心向前，回至额前。眼看前方。再同样运动，眼看右手，一吸一呼同样。

第五节　仙人推碑

准备：两足开立，足尖向前，与肩同宽。双手握拳，紧贴腰间。

动作：一吸。左拳放开，向前推掌。一呼。然后左掌回缩，握拳，置腰间。一吸。右拳放开，向前推掌。一呼。然后右掌回缩，握拳，置腰间。

第六节　苍龟探穴

准备：两足开立，足尖向前，与肩同宽。双手叉腰，头颈向前用力伸出如乌龟。

动作：一吸。头颈向左侧屈。一呼。再回至起点。一吸。再头颈向右侧屈。一呼。再回至起点。

第七节　黑熊望月

准备：两足开立，足尖向前，与肩同宽。双手叉腰，尽量低头。

动作：一吸。头缓缓左转，目光注视头顶上方。一呼。再回至起点。一吸。头缓缓右转，目光注视头顶上方。一呼。再回至起点。

第八节　风摆荷叶

准备：两足开立，足尖向前，与肩同宽，双拳轻轻叩击腰部 4 次，双手叉腰。

动作：一吸。腰向左、前、右、后活动，回到起点，画圆一圈。一呼。再同样画一圈。一吸。改变方向，腰向右、前、左、后活动，回到起点。一呼。再同样画圆一圈。

第九节　单手擎天

准备：立正。

动作：一吸。左手置小腹前方中线处，向上运动，至额前翻掌，手心向上用力伸直左臂，眼看左手背。一呼。然后左臂向左外方运动，至身背后，上摸右肩胛骨。一吸。右手置小腹前方中线处，向上运动，至额前翻掌，手心向上用力伸直右臂，眼看右手背。一呼。然后右臂向右外方运动，至身背后，上摸左肩胛骨。

第十节　白马分鬃

准备：两足开立，足尖向前，与肩同宽。向前弯腰，双手下垂。

动作：一吸。背屈腰部至直立状，带起双臂，充分上举，双手交叉。一呼。再双手分开，向左右两边下行，眼看左手，弯腰，双手下垂。再做一遍，眼看右手。一吸一呼同前。

第十一节　掌插华山

准备：立正，双手握拳，置腰间。

动作：一吸。横出左脚，上身左转，弓步，左拳不变，右拳松开，向前插掌。一呼。右手再向身前运动，回至右腰间，握拳。一吸。上身右转，弓步，右拳不变，左拳松开，向前插掌。一呼。左手再向身前运动，回至左腰间，握拳。

第十二节　下蹲推碑

准备：两足开立，与肩同宽，双拳置腰间。

动作：一吸。双拳松开，向前推掌，下蹲成马步。一呼。再起立，恢复如初。

第十三节　仙鹤转膝

准备：立正，弯腰，双手摩擦双膝前、内、外侧各4次，后置双膝前。

动作：一吸。双膝画圆圈，先左后右，一遍。一呼。再划一圈。改变方向，先右后左，一呼一吸同前。

第十四节　罗汉伏虎

准备：两足尽量分开，双手叉腰。

动作：一吸。全身向左下蹲。一呼。再起立，恢复如初。一吸。再全身向右下蹲。一呼。再起立，恢复如初。

第十五节　巧匠拉钻

准备：立正，双拳置腰间。

动作：一吸。横出左脚，全身左转，右拳前伸。一呼。再回至腰间。一吸。再全身右转，横出右脚，左拳前伸。一呼。再回至腰间。

第十六节　丹凤朝阳

准备：立正，双拳置腰间。

动作：一吸。横出左脚，全身左转，弓步，推右掌，再推左掌。一呼。双手抱球，向上、右、下、左，一圈，一吸一呼。再如此一圈，一吸一呼。再如此半圈，抱球至身体右方，再向前运动，恢复如初。横出右脚，反方向对称运动，同样一吸一呼。

第十七节　仙人踢碑

准备：立正，双手叉腰。

动作：一吸。左膝伸直向前踢左腿。一呼。右膝伸直向前踢右腿。一吸。左膝弯曲向后踢左腿。一呼。右膝弯曲向后踢右腿。一吸。左膝弯曲向右前方踢左腿。一呼。右膝弯曲向左前方踢右腿。一吸。左膝弯曲向左外方踢左腿。一呼。右膝弯曲向右外方踢右腿。一吸一呼同前，踢腿先右后左。

第十八节　仙踪徘徊

准备：立正，双手叉腰。

动作：双膝弯曲。一吸。左下肢在右膝弯曲的情况下向前走一步，一呼。右下肢在左膝弯曲的情况下走一步。

▲腹式呼吸：吸气时腹部鼓起来，呼气时腹部瘪下去。

▲大周天：想象中，意念的"气"从丹田→涌泉→会阴→百会→丹田，循环不休。

如需进一步了解该功法，请扫二维码关注"海上杏林寻珍"微信公众号，在"历史文章"中搜索"静养功十八法"，观看视频。

四、理论阐释

人体欲得劳动，但不可使极而。

流水不腐，户枢不蠹。

适当运动使全身气血流通，一定程度上有益于肌纤维的保留，治疗和预防少肌症，保持骨关节的稳定；尽量保留骨关节和韧带的柔韧性；科学合理减肥。

WOLLFF 定律：骨是一种应力反馈系统；合理负重是一个治疗和预防骨质疏松症的措施。

五、注意事项

（1）把要求运动的患者组织起来，经过医学实验室相关检查，排除有禁忌证的患者。

（2）教授患者锻炼"静养功十八法"，在安全的前提下，要求患者运动状态达到适宜的数据标准。

（3）医嘱患者必须每日锻炼，因为运动疗法的疗效只能维持 24 h。每次运动需要 10 min。每人需要 1.5 m² 的场地。不需要器械，因为是徒手操。

（4）可以在运动疗法的前后，例如 1 个月时间，进行病灶疼痛度评价、关节活动度测量、骨密度检测（对比数据需要半年或者 1 年）、血压、心率等实验室检查，作为疗效的对比。

（5）必须对患者运动疗法的质量进行测验打分。

六、典型医案

患者：白某，男，60 岁。

初诊时间：2004 年 7 月。

主诉：腰痛 2 年伴活动不便。

病史摘要：患者无明显外伤史，腰痛伴活动不便 2 年，时重时轻，外院检查腰椎间盘突出，经过药物外用、内服等治疗未愈，症状进行性加重。

西医诊断：腰椎间盘突出症，腰椎退变。

中医诊断：痹病。

辨证：肝肾不足，气血亏虚。

治则：补肝肾，强筋骨。

治法：排除腰椎脱位、心血管重症疾病等。适当补充荤菜及进补钙饮食，并进行"静养功十八法"运动疗法。

效果：锻炼 1 周，腰痛好转，活动度改善。患者能够坚持天天锻炼，停止其他治疗，整个人的精神面貌也有明显进步，至 2008 年闵氏退休后无法随访。

按：患者男性，60 岁，职业工人、干部，其病史表明，人随着年龄的增长，中医认为，逐渐天癸将尽、气血不足、肝肾亏虚、气滞血瘀；西医认为，腰椎少肌症、腰椎间盘组织水分减少、稳定度降低、纤维环破裂、髓核突出（参考放射学资料）、刺激窦椎神经等，产生腰痛、僵硬、腰椎活动度降低等症状、体征，运动疗法的实践表明，恰当的运动疗法是可以使腰椎间盘突出症和腰椎退变痊愈或者好转的。

【临床体悟】

自古以来，运动就是一种疗法，例如，华佗编制"五禽戏"，并且身体力行。随着社会的进步，提倡在医生的指导下，辨证施治，开具安全的、个性化的、有中医特色的运动处方，有条件的话，应该终生跟踪随访，建立病史档案。

随着老龄人口的增多，社会需要开展此项有中医特色的、符合西医理论的、规范化的中医运动医学工作。

【参考文献】

［1］曲绵域，高云秋，浦钧宗，等. 实用运动医学［M］. 北京：人民体育出版社，1982.

［2］曲绵域，于长隆. 实用运动医学［M］. 4 版. 北京：北京大学医学出版社，2003.

（闵熙敬）

【中医妇科】

化痰消癥法治疗卵巢囊肿

---【 明 医 小 传 】---

　　沈仲理（1912—2008 年），男，浙江慈溪人。孟河医派丁氏流派传人，师从丁甘仁长孙丁济万先生。从医 70 余年，是著名的中医学家和中医教育家。早年擅治高热型、副伤寒类危重患者，晚年擅治妇科疑难杂症中的子宫肌瘤、卵巢囊肿，有"治子宫肌瘤圣手"之美誉，并带领科研团队研发了 861 消瘤片和消囊肿片，广受好评。沈氏生前在中医界颇具影响力，曾任上海中医学院硕士研究生导师，享受国务院政府特殊津贴，担任过上海中医学院教授、各家学说教研组副主任、医史教研组副主任、临床教研组负责人、妇科教研组主任，曾任上海中医学院学术委员会委员、专家委员会委员、上海市中医药研究院专家委员、上海中医学院附属岳阳医院主任医师和专家委员会副主任委员，曾当选上海市科学技术协会第五次代表大会代表，上海中医药大学"三·五"系统工程学术梯队建设校内特殊津贴业务专家，1995 年荣获上海市卫生局颁发的"上海市名中医"荣誉证书。

　　薛永玲（1952—　　），女，副主任医师，为沈仲理教授学术经验传承人。曾担任中华医学会中医妇科学会秘书长，目前担任海派妇科联盟基层医师培训班导师，长三角妇科流派联盟会理事。继承沈氏治疗子宫肌瘤、卵巢囊肿、内膜异位、更年期综合征等妇科疾病的经验特色，临床擅长运用中医药治疗由生殖内分泌失调引起的月经失调、不孕不育，如多囊卵巢综合征、高雄激素血症、高泌乳素血症、甲状腺功能减退等，有"送子医生"的美誉。先后发表出版《跟名师做临床》《沈仲理教授治疗子宫肌瘤的经验》等专著和论文数十余篇。

【绝技揭秘】

一、技术渊源

卵巢的良性肿瘤占女性生殖器良性肿瘤的 1/4～1/3，可发生于任何年龄，但多见于育龄期妇女。卵巢囊肿属于卵巢良性肿瘤，其中，还有因子宫内膜异位症诱发的卵巢囊肿。因卵巢肿瘤的组织学类型极为复杂，故有一定的恶变率，若病情进一步恶化，容易转化为卵巢癌或其他恶性度较高的肿瘤，给该病的根治带来困难。大约 10％的卵巢良性肿瘤会发生蒂扭转，3％卵巢肿瘤会破裂，引起患者突发下腹部剧烈疼痛，一旦确诊需紧急手术治疗，手术不及时会导致肿瘤坏死、感染、破裂等严重并发症，因此积极治疗卵巢囊肿，预防癌变显得尤为重要。卵巢囊肿这种有形之邪，类似于中医古籍里的"积聚""癥瘕"。《素问·骨空论》曰："任脉为病……女子带下瘕聚。"《校注妇人良方·妇人腹中瘀血方论第十》曰："妇人腹中瘀血者，有月经闭积，或产后余血未尽，或风寒滞瘀，久而不消，则为结聚癥瘕矣。"《医宗必读·积聚》篇指出："积之成者，正气不足，而后邪气踞之。"癥和瘕既有区别又有联系：癥者有形可征，固定不移，推揉不散，痛有定处，病属血分；瘕者假聚成形，聚散无常，推之可移，痛无定处，病属气分。但癥瘕的形成多正气不足，痰瘀互结，气聚不散，日久成癥，临床上难以明确区分，故常以癥瘕并称。

《景岳全书·积聚》曰："凡积聚之治，如《经》之云者，亦既尽矣。然欲总其要，不过四法，曰攻，曰消，曰散，曰补，四者而已。"因此中医治疗卵巢囊肿多以理气化痰、活血化瘀为主。沈氏认为该病是痰瘀互结而成，时有瘀热夹杂，治疗应以清热化瘀、软坚散结为主，选用中医古籍中有消肿散结不伤正的中药，如刘寄奴、半枝莲、海藻等，结合他治疗疑难杂症的用药经验，重用软坚散结中药，配以扶正固本中药，祛邪扶正两不误。

二、适应病证

良性卵巢囊肿、子宫内膜异位症引起的卵巢囊肿；囊肿小于 6 cm 者。

三、方药组成

方药组成：党参 20 g，赤白芍各 9 g，沙氏鹿茸草 30 g，海藻 15 g，半枝莲

30 g，制香附 9 g，刘寄奴 12 g，三棱 15 g，青皮 9 g，陈皮 9 g。临床用药有随证加减，如遇气阴两虚兼症时，加太子参、石斛等，脾虚兼症时，加白术、白芍、炒麦芽、白扁豆、山药、芡实等，湿盛兼症时，加炒黑丑、猪苓等。

服用方法：每日 1 剂，加水 1 000 mL 浸泡 1 h 后煎药，煎 2 遍，每次煎 40 min，煎出 200 mL 左右，一共 400 mL，1 日喝 2 次，趁热服药。3 个月为 1 个疗程。

四、理论阐述

沈氏不但中医知识渊博，还不断学习西医学知识，因此他对良性卵巢囊肿颇有研究和中医见解，他认为《内经》中"肠覃"一症与之十分相似，如《灵枢·水胀》曰："肠覃何如……寒气客于肠外，与卫气相搏，气不得荣，因有所系，癖而内著，恶气乃起，息肉乃生。其始生也，大如鸡卵，稍以益大，至其成如怀子之状，久者离岁，按之则坚，推之则移，月事以时下，此其候也。"卵巢囊肿多是经期或产后，忽视调摄，六淫之邪侵袭，或因七情所伤，引起脏腑功能失调，致使瘀血阻滞胞脉，或气滞痰饮（即指液性物质）内阻，蓄之既久，则搏结成块，形如鸡卵，指出卵巢囊肿的病位在卵巢，相当于古籍中提到的"肠外"，起因于正虚不胜邪，气滞痰凝，或兼夹瘀血而成形，其外形像囊状的鸡卵，内含黏液状物质，可兼夹瘀血浊液，虚实夹杂难愈，属于妇科的疑难杂症。《济阴纲目》曰："盖痞气之中未尝无饮，而血癥、食癥之内未尝无痰。则痰、食、血又未有不先因气病而后形病也。故消积之中，当兼行气、消痰、消瘀之药为是。"沈氏因此在治疗上以痰瘀立论，用消痰软坚、清热化瘀之品组药成方。又因女子有月经期，因此沈氏用方治疗分为两个阶段，即经期和非经期。经期以调理冲任为主，并根据患者体质强弱，经量多少，是否有兼症加减用药，体弱者偏重于扶正固本，经量多者偏于益气固冲，或清热固经，经量少者偏重于补气养血，兼有子宫肌瘤、子宫增大者，偏于活血化瘀，标本同治。非经期以祛邪为主，以大剂量的化痰软坚、清热活血之品攻伐肿块，取意于"坚者削之"之法。另外，沈氏认为该病属于慢性病，有形之邪难消，且病久则虚实夹杂，用药必须固护正气，需较长时间服药，汤剂一时难以见效时，需用丸剂、散剂等其他剂型的中成药治疗，因此他精选汤剂中的组成药物，创制了适合长期服用的"消囊肿片"。

沈氏认为该病治疗宜早发现、早诊断、早治疗，越早对症治疗越有利于患者的卵巢功能修复，有利于妊娠。但对于卵巢囊肿大于 6 cm，或服药 2 个月无效者，首推手术治疗，术后再行中药调养修复卵巢功能，并积极预防复发。

五、注意事项

该类患者饮食需忌口，如鸡、羊、蟹、鳗鱼、带鱼等，饮食清淡，多饮水。早起早睡，注意保暖，适当运动，心情保持舒畅。

六、典型医案

患者：倪某，女，36岁。

初诊时间：1985年3月2日。

主诉：婚后6年未避孕未孕。

病史摘要：婚后不孕，妇科检查近期发现左侧卵巢囊肿。B超提示：子宫大小5 cm×4 cm×3 cm，左卵巢见一液性暗区约5 cm×4 cm×4 cm。月经提前量多，一般7日干净，经期腰酸乏力，少腹左侧酸胀，大便软。

西医诊断：不孕症；卵巢囊肿。

中医诊断：不孕；癥瘕积聚。

辨证：肝脾同病，气滞血瘀胞脉。

治则：养血调经，健脾疏肝，软坚散结。

治法：① 处方药用当归12 g，赤白芍各9 g，川芎6 g，炒白术10 g，夏枯草12 g，鸡内金9 g，刘寄奴15 g。14剂。② 消囊肿片，口服。

效果：按时复诊调整药方，5个月后复查B超提示液性暗区消失，痊愈。

按：患者多年不孕，月经量多且有所提前，证属气滞血瘀、痰瘀互结之证。平时经量过多，日久成瘀，瘀阻胞宫，不通则痛，则可有痛经；胞宫阻滞妨碍孕育，胚胎难于着床，久之则不孕；血瘀日久热甚，炼液为痰，痰凝血瘀，则可见月经血块大而多；腰为肾之府，病久不愈，久病及肾，则可见腰酸乏力。此病治疗需侧重于理气活血，化痰消癥，可用活血养血的四物汤为基础，配合三棱、桃仁、牡丹皮、生山楂加强活血效果，海藻、半枝莲、夏枯草、鸡内金着重于化痰消癥，软坚散结，党参、炒白术、青皮和陈皮以理气健脾，养血活血，蛇床子温阳通络，炒黑丑利水消肿，以加强化痰消癥之力，刘寄奴理气止痛，此方共奏化痰消癥之力，故此病得愈。

【临床体悟】

沈氏治学严谨，平日寡言少语，但带教期间却毫不惜字如金，讲经典古籍，分析病情，遣方用药原理、特色药味讲解等，讲得详细又浅显易懂，让薛氏受益匪浅。学习期间薛氏对于沈氏治疗子宫肌瘤、卵巢囊肿此类常见病、疑难病印象深刻。沈氏出身于内科，熟读中药学、《伤寒论》等临床古籍经典，擅于根据病情灵活地遣方用药，在内科疑难病的中医治疗中常有精妙的组方用药，疗效显著。晚年沈氏转攻妇科疑难病，诊治了大量的子宫肌瘤和卵巢囊肿患者，他辨证精确，研究了中医古籍中消癥瘕的经典方，筛选出匹配的药味，组成治疗此类疾病的经典方。沈氏认为子宫肌瘤和卵巢囊肿等妇科肿块虽形态各异，但其病机都是肝脾不和，气滞血瘀，兼夹痰凝，其中卵巢囊肿是包含液性或浆液性物质等肿块，此为肝脾不和日久，脾失运化，水湿、痰凝内生，肝气运行不畅，阻于胞宫、胞脉，气滞血瘀日久渐至成癥，因此，该病治疗定位于肝脾二脏，祛邪着重活血化瘀、理气化痰，同时该病痰血瘀结日久必夹邪热，用药若过用攻伐力强的虫类药恐伤正气，应以消散为主，活血为辅，选用化痰类药如海藻、昆布、泽漆，配合软坚散结类药如夏枯草、石见穿、半枝莲、血竭等共为君药，配合扶正的黄芪、党参之属，才能邪祛正复，消包块于无形，还不伤正气。然消散囊肿耗时较长，在汤剂得效，患者不能坚持服用的时候需用易吞服的片剂继续治疗，由此沈氏创制了"消囊肿片"配合汤剂，临床疗效显著，多数治愈的患者都没有后遗症，兼有不孕的患者生殖功能也基本恢复正常，这相较于西医的手术后遗症和假绝经疗法更符合人们对治愈要求的理想。可惜沈氏仙逝多年，虽带出过众多优秀的门徒，但都没能连续地、系统地将此类技艺很好地传承和发扬光大，急需后继有人将沈氏的经验和经典药方、药对进行细致的归纳、分析和总结，以传承经典，造福后人。

【参考文献】

［1］上海中医学院中医基础理论教研组. 中医方剂临床手册［M］. 上海：上海人民出版社，1973.

［2］上海第一医学院. 妇产科学（上海市大学教材）［M］. 上海：上海人民出版社，1973.

［3］湖北中医学院. 中医妇科学［M］. 上海：上海科学技术出版社，1980.

［4］上海中医学院妇科教研组. 中医妇科临床手册［M］. 上海：上海科学技术出版社，1981.

［5］黄绳武. 中国医学百科全书·中医妇科学［M］. 上海：上海科学技术出版社，1983.

［6］［宋］陈素庵. 陈素庵妇科补解［M］.［明］陈文昭补解，上海中医学会妇科学会文献

组整理. 上海：上海科学技术出版社，1983.

［7］《科学家传记大辞典》编辑组. 中国现代科学家传记丁甘仁［M］. 北京：科学出版社，1994.

［8］施杞. 上海中医药大学中医学家专集（全国高等中医院校著名中医学家学术集成）［M］. 北京：人民卫生出版社，1999.

［9］肖承棕，吴熙. 中医妇科名家经验心悟［M］. 北京：人民卫生出版社，2009.

［10］沈春晖. 沈仲理临证医集［M］. 北京：人民卫生出版社，2019.

（薛永玲　钱　赟）

通涩清养治疗妇科血证

─── 【明医小传】 ───

朱南孙（1921—　　），女，国医大师，上海市名中医，上海中医药大学终身教授，主任医师，享受国务院政府特殊津贴。从医近80载，接诊患者百余万人次。结合临床实践，创立"动静观"，提出"审动静偏向而使之复于平衡"的观点。总结"从、合、守、变"四法，为诊治妇科疑难病证建立了一套朱氏妇科特色的理论体系和治疗方法。先后主编专著、发表论文50余部，并带领朱氏妇科完成各级课题100余项，推广新技术5项，获国家知识产权2项及上海市科技进步奖等科技奖励10余项。她潜心传承，2001年即以工作室形式开展流派传承工作，鲐背之年仍亲自主持朱氏妇科流派建设工作，培养后学，传承队伍已遍及海外，朱氏妇科也成为全国工作室建设的成功典范。

─── 【绝技揭秘】 ───

一、技术渊源

血乃身之本，循行脉中，周流不息，调和五脏，洒陈六腑，滋养神气，濡润筋骨。女子经孕产乳，皆以血为用。女子出血之期、量异常，皆为病态，乃妇科一大症，如崩漏、月经过多、经间出血、胎漏等，其中以崩漏最为常见。崩，最早记载见于《素问·阴阳别论》："阴虚阳搏谓之崩。"漏，最早记载见于《金匮要略·妇人妊娠病脉证并治》："妇人有漏下者，有半产后，因续下血都不绝者，有妊娠下血者。"在《景岳全书·妇人规》中，提出崩漏乃"经乱之甚"。《临证指南医案·崩漏》云："原其致病之由，有因冲任不能摄血者，有因肝不藏血者，有因脾不统血者，有因热在下焦、迫血妄行者，有因元气大虚，不能收敛其血者，又有瘀血内阻，新血不能归经而下者。"说明其病位在冲任、脾和肝。《女科正宗·崩中漏下》："漏则因房劳过度，伤损冲任二脉，气虚不能约束经血。"说明其病机为冲任损伤，不能制约经血。结合朱氏临证用药经验，临床上归纳总结治疗妇科血证之"通、涩、清、养"四法，每用屡见奇效。

二、适应病证

妇人血证，如崩漏、月经过多、经间出血、胎漏及恶露不绝等。

三、方药组成

1. 通——祛瘀止血，引血归经　通者，通因通用也，祛瘀通络，引血归经，出血自止。朱氏常用祛瘀止血药有蒲黄炭、熟大黄炭、山楂炭、花蕊石、茜草、三七以及仙鹤草合益母草。

2. 涩——止血塞流，勿忘澄源　涩者，收敛固涩，止血塞流。循前人"塞流、澄源、复旧"之法，主张三法相结合，止涩塞流应与澄源并举。故临床多选择具有双相调节或双重作用的止血药组方，如活血止血药如前；凉血止血药：地榆炭、侧柏叶、椿根皮、槐花、贯众炭；养阴止血药：墨旱莲、藕节、地黄炭；益气止血药：焦白术、潞党参、炒怀山药、芡莲须；以及补血止血药、固肾止血药以及温经止血药等。

3. 清——清热凉血，血静则宁　血"静则归经，热则妄行"，而热有实热、虚热之分：出血势急色红，烦热口渴不欲饮，舌深红，苔薄少津，脉弦数，为血热出血，常用生地、大蓟、小蓟、地榆、侧柏叶、椿根皮、炒牡丹皮、白头翁、玉米须、贯众炭等；而阴虚出血，多见舌暗红，脉细弦数，则常用女贞子、墨旱莲、苎麻根、桑螵蛸、龟甲胶、生地炭等，且补阴兼以止崩之法，选用桑椹、枸杞子、麦冬、山茱萸等。

4. 养——扶正固本，复旧善后　养者，一为扶正补虚而止血，一为复旧善后防复发。故临证多遵从以下原则：纯虚无邪则补益兼以固涩之品，治从脾肾，可用八珍、归脾、左归、右归等方；本虚兼有宿疾如子宫内膜异位症、子宫肌瘤等，治宜补虚兼以祛瘀、清热、软坚消瘤；青春期、生育期妇女，注意促排卵、调周期，而更年期则需促其绝经。

服药方法：运用通、涩、清、养四法选药组方，每日1剂，水煎温服，早晚顿服。

四、理论阐释

由瘀血阻络，血不循经所致之崩漏，临床常见，其因或有肝气郁结，气滞血瘀；或有郁久化热，煎熬成瘀；或经期感寒饮冷，寒凝血瘀；或产后残瘀未尽，新生之血不得归经；或气虚运血无力，留滞成瘀；或经水未净，误行房事，热瘀交结。举凡有瘀而致崩漏，必先祛瘀，瘀血散则脉络通而血自止。故妇科血证，尤以"通"法为要。

血证之治，仍以止血为本，故收敛固涩之法不可或缺。然傅山谓："世人一见血崩，往往用止涩之品，虽亦能取效于一时，但不用补阴之品，则虚火易于冲击，恐随止随发。"出血仅为一症状表现，究其病因仍有寒热虚实之分，故主张止涩塞流与澄源并举，此为朱氏独到之"涩"法。

妇科血证"热多寒少"，其因有过食辛辣；有风热外袭，热入血室；有郁怒伤肝，肝火内炽，迫血妄行；有非时行房，热瘀交阻；有年近七七，肝旺肾虚，阴血亏损，虚火内生。故欲使血止，务先清热，热清则血宁而归经，是以投之以"清"法。

血证日久，气血亏耗，脏腑虚损，宋代陈自明《新编妇人良方补遗大全》云："妇人崩中者，脏腑伤损，冲脉任脉血气具虚故也。"《医部全录》曰崩漏"治当大补气血之药"。《叶氏竹林女科》："如不端本，则散失之阳，无以自持。"《丹溪心法附余》谓："若只澄其源而不复其旧，则孤子之阳无以立。"故血证止血之余，应注重顾护脾胃，补益气血，滋养脏腑冲任，此为"养"也。

五、注意事项

嘱患者慎房事、勿劳作、怡情志。如有经漏、胎漏等出血不止，仍需注意有无宫颈息肉等出血原因。对经淋不止，尤其是更年期、老年女性，经断复来者，尤需排除子宫内膜癌等恶性病变。

六、典型医案

患者：丁某，女，30岁。

初诊时间：2012年10月24日。

主诉：月经量多2年。

病史摘要：月经周期（menstrual cycle，MC）：5/23～28，量偏多，色暗，有血块；末次月经（last menstrual period，LMP）：10月4日×5日；生育

史：1-0-1-1（2010年剖腹产，2004年药流1次），产后自觉月经量多，偶有经期提前，2009年体检发现子宫肌瘤。B超（10月13日）：子宫大小50 mm×41 mm×55 mm，右侧肌壁肌层低回声33 mm×31 mm×33 mm，右卵巢ROV：14 mm×9 mm，经期偶延长，淋漓十余日方净。刻诊：渴喜冷饮，心烦易怒，带下色偏黄，量中，有异味。平素乏力，尿频，尿不尽，腰酸，小腹坠胀，纳佳，便不成形，入睡困难，多梦易醒。舌脉：脉弦略数尺弱，舌暗胖有齿印，苔薄腻少津。

西医诊断：功能失调性子宫出血。

中医诊断：崩漏。

辨证：肝火偏旺，肾气不足。

治则：平肝益肾，调理冲任。

治法：内服方药，生地15 g，白芍12 g，黄芩6 g，女贞子12 g，墨旱莲12 g，桑椹12 g，夏枯草15 g，苎麻根15 g，铁刺苓20 g，半枝莲20 g，桑寄生12 g，菟丝子12 g。12剂。

二诊（2012年11月3日）：LMP 10月31日，量较前减少，服药后大便稀薄。舌质暗偏红苔薄黄腻，脉弦细数尺弱。仍属阴虚火旺，肾气不足，无力摄血，上盛下虚之症。治拟平肝益肾，调理冲任。处方药用黄连3 g，黄芩6 g，炒白术9 g，炒白芍9 g，夏枯草15 g，墨旱莲12 g，女贞子12 g，铁刺苓15 g，半枝莲15 g，桑螵蛸12 g，海螵蛸12 g。12剂。

三诊（2012年12月22日）：LMP 11月28日，量较前减少，仍感腰酸神疲，5日净，经期第三日测性激素示FSH：11.94 mIU/mL，LH：3.10 mIU/mL，E_2：31 pmol/L。夜寐安，大便稀溏已瘥。脉弦细略数尺弱，舌淡边尖红有齿印，苔薄腻。证属肝旺肾虚，气不摄血，治拟补肾益气，固摄冲任。处方药用党参20 g，焦白术9 g，怀山药12 g，黄芪20 g，菟丝子12 g，金樱子12 g，桑寄生12 g，桑螵蛸12 g，海螵蛸12 g，地榆12 g，侧柏叶12 g，椿根皮12 g。12剂。

效果：随访痊愈。

按：《素问·阴阳别论》云"阴虚阳搏谓之崩"，朱氏认为崩漏之证，可分虚实二端。本例月经量多，伴渴喜冷饮、心烦易怒，属肝火旺盛、热扰冲任；冲任失调则月经不调、带下异常；热扰心神则多梦易醒。肝气郁结，气滞血瘀则生癥瘕。但同时有全身乏力，尿频，腰酸，小腹坠胀，便不成形等肾气亏损症状，皆因久病失血以致气随血脱，肾气不固，不能制约膀胱，不能温养腰腹而成。对于此类上盛下虚之证，考虑虚实兼顾，以平肝益肾，调理冲任为治则，以铁刺苓、半枝莲等活血散瘀，此为"通"法；桑螵蛸、海螵蛸等补益收敛固摄，此为"涩"法；夏枯草、苎麻根平肝清热，凉血止血，此为"清"法；桑寄生、菟丝子、女贞子等平补肝肾，此为"养"法。四法兼而用之，随证加减，三诊后经量减少，再拟益气补肾固冲而告愈。

【临床体悟】

朱氏妇科自余祖父时起传承已逾百年，起于海门，扬名于沪上。自1916年移诊于沪历三代传承，勤耕不辍，处方用药均殚精竭虑务求其当以是。朱氏妇科诊断以"调理气血，疏肝、健脾、补肾"为纲，用药强调"药必对症，用必够量"，以"药不中鹄，箭成虚发，过量损正，多贻后患"为诫，处方精专，组方严谨，味味有据。基于对证情的精准辨证，以及药性药味的熟练把握，用药力求精简有效，组方尽量不超过12味药，尤以擅用药对为特色。以此治疗妇科血证之朱氏特色"通、涩、清、养"四法，务求辨证精准，用药对证，处方精、简、验、廉，临证应用多见奇效，特与诸君分享之。

【参考文献】

［1］朱南孙. 海派中医朱氏妇科［M］. 上海：上海科学技术出版社，2016.

［2］朱南孙. 中华名中医治病襄秘朱南孙卷［M］. 上海：文汇出版社，2000.

［3］董莉. 朱南孙：继承创新衷中参西［N］. 中国中医药报，2018-03-02（4）.

（朱南孙　董　莉）

补肾活血促排调周法
治疗多囊卵巢综合征

【明 医 小 传】

孙卓君（1945—　），女，主任医师，教授，博士研究生导师。1970年毕业于上海中医学院，从医50年。能博采众长，学以致用，积累了丰富的临床经验。努力继承和发掘中医妇科在防治疾病和辨证论治方面的优势和特点，长期致力于生殖内分泌的研究。在长期临床实践中逐渐形成个人诊疗特点，完成各级科研课题15项，发表论文论著50余篇，主编或参编专著10部。

【绝 技 揭 秘】

一、技术渊源

补肾活血促排调周法，是在前人以中医学"阴阳转化""子午流注""运气学说"等理论为指导而发明的月经周期疗法的基础上，经多年临床实践摸索而得的治疗多囊卵巢综合征的一种疗法。强调以肾虚血瘀作为该病的基本病机，根据月经周期不同阶段的阴阳气血变化特点，以自拟促排方加减进行辨证施治，调周期，因势利导，顺势而为，从而恢复正常的行经和排卵。

多囊卵巢综合征（polycystic ovary syndrome，PCOS）是西医学病名，是一种青春期及育龄期女性临床常见的生殖内分泌紊乱性疾病，临床表现高度异质，以闭经、不孕、高雄性激素血症为主要表现，伴有糖尿病、心血管疾病等远期并发症。近几年PCOS的发病率有上升的趋势，其发病原因尚不确切，故临床治疗较为棘手，属妇科疑难病症。西医治疗一般分三步走：首先提倡调整生活方式，适当减肥，一部分患者随着体重的减轻，病情也能好转；其次是使用药物如炔雌醇环丙孕酮片、枸橼酸氯米芬胶囊、二甲双胍等，也能起到一定作用，但具一定不良反应；若药物无效或急于妊娠者，可借助手术如腹腔镜下卵巢打孔术、卵巢楔形切除术、辅助生殖技术等。

中医学古籍中并无多囊卵巢综合征的专门记载，然而根据本病的症状，其证治可散见于中医"不孕""月经后期""经量过少""闭经""癥瘕"等范畴，中医在治疗方面具有一定特色与优势。中医学认为肾主生殖，《素问·上古天真论》中说："女子七岁肾气盛，齿更发长；二七而天癸至，任脉通，太冲脉盛，月事以时下……七七任脉虚，太冲脉衰少，天癸竭，地道不通，故形坏而无子也。"PCOS患者在青春期或育龄期就有闭经，或月经稀发，或不孕等症状，应与肾气的衰弱密切相关。由于肾精亏虚，导致肾的阴阳功能失调，消长变化紊乱，而难以维持正常的月经周期节律。肾虚既可直接致瘀生痰，又可促使其他脏腑功能低下而间接产生痰瘀。瘀乃血液凝滞，痰乃津液之变，痰与瘀常互结为患，加重病情。现代中医学界多认为PCOS病机以肾虚为本，临床辨证论治多不离肝、脾、肾三脏以及痰瘀为患。

经多年临床观察孙氏认为，肾虚血瘀是多囊卵巢综合征最重要的病因病机。在肾虚血瘀的基础上，可兼夹肝郁、脾虚、痰湿等，从而导致肾的阴阳消长平衡失调，使机体缺乏理想的"氤氲状态"，引起排卵障碍、月经失调、不孕等一系列连锁病证。治疗运用益肾活血调周法，根据月经周期的变化规律，以补肾活血为主，兼以疏肝、健脾、化痰等。主要以自创补肾活血促排方为基本方，根据不同月经周期的不同特点加减进行治疗，在月经期注重配合使用活血药物和利水药物，使经水排出干净；经后初期以养肾阴为主，促进阴血的恢复；排卵期前后肾虚为主者，加强补肾力度，痰浊为主者加重化痰祛湿力度，以促进排卵；经前期主要以补肾活血为主，以促进月经来潮。一般调理数月后，很多患者能够恢复月经周期以及有效排卵，且若与现代辅助生殖技术相结合，往往能够提高受孕成功率。

二、适应病证

多囊卵巢综合征、不孕症、月经不调等属肾虚血瘀者。

三、方药组成

补肾活血促排方由肉苁蓉、三棱、红花、菟丝子、山茱萸、当归、熟地几味药组成。

排卵期，一般单用补肾活血促排方，以达补肾助阳、活血促排之效。

排卵后，在促排方基础上减三棱、红花，选加紫河车、覆盆子、巴戟天、淫羊藿等补肾温阳之品。

行经期，在促排方的基础上，可加选用益母草、香附、乌药、枳壳等理气活血通经之品。

经后期，在促排方的基础上减肉苁蓉、三棱、红花，选加白芍、枸杞子、墨旱莲、女贞子、黄精、怀山药等滋阴养血之品。

服药方法：根据月经周期服用不同的加减处方。每日 1 剂，加水 500 mL，浸泡 30 min 以上，煎煮得约 200 mL 药液，重复再煎 1 次，将 2 次药液混合，分 2 次早晚分服，依次连服 3 个月经周期为 1 个疗程。

四、理论阐释

《景岳全书·妇人规·经脉类》云："月以三旬而一虚，经以三旬而一至，月月如期，经常不变，故谓之月经，又称之月信。"月经具有周期性，一般而言，1 个月经周期可分为 4 个期，分别为经后期、经间期、经前期、行经期。经后期，即行经期结束至排卵前的一段时间，又称为经后卵泡期，为卵泡发育、雌激素水平逐渐上升阶段，阴长阳消；经间期，又称排卵期，一般为月经周期的第 14 日左右，是"重阴转阳"的一个生理转折期，称"氤氲期"或"的候"，此时阴盛阳动，促使卵子排出。排卵后至行经期前的一段时间，称为经前期，又称黄体期，基础体温（basal body temperature，BBT）上升且维持在一定水平，阳长阴消。行经期，即是月经期，一般为 7 日左右，阳气充实到一定程度，"重阳转阴"，阴阳转化剧烈，推动经血排出，开始新的月经周期。如此阴阳相互转化，周而复始，共同推进月经周期节律。

自创补肾活血促排方主要用于"氤氲期"促排卵，起到补肾助阳活血的作用。此期是精化气、阴转阳的一个生理转折期，此时阴精盛，重阴转阳，冲任气血活动显著。应温阳化气，活血化瘀，使阳气内动，气血流畅，使阴阳成功转化，成熟卵泡得以顺利排出。其中菟丝子，辛甘微温，补肾固精，既补阳，又能补阴，温而不燥，补而不滞。山茱萸微温质润，其性温而不燥，补而不峻，能够补益肾精，又能温肾助阳，为补益肝肾之要药。肉苁蓉味甘微温，补而不峻，可补肾阳，益精血。地黄专主入肾，滋肾填精，壮水之主。活血药中使用当归养血活血，三棱破血行气，红花辛散温通，破血通经，少量使用可舒肝郁，共奏补肾活血之效。

排卵后随着胞宫血海日渐充盈，精血满而待泻，阳气活动旺盛，故需顺应阳长之势，强调补肾温阳，在促排方基础上减三棱、红花，加紫河车、覆盆子、巴戟天、淫羊藿等温阳之品，注重阴中求阳。经前期则强调活血通经，以助"重阳转阴"，使机体顺利进入经期，在促排方的基础上减菟丝子、山茱萸、肉苁蓉，加赤芍、川芎、刘寄奴等。其中川芎香窜辛散，既能活血，又能行血，故有气中血药之称。赤芍味苦性凉，可清热凉血，活血散瘀。刘寄奴味苦性温，可化瘀通经，以增强活血之效。

行经期是新旧交替期，此期是重阳转阴期，胞宫血海满盈而溢下，此时胞宫气血泻而不藏，用药当顺势而为，故应适当活血，排出应泄之经血，以利新周期的开始，同时顺势泻除陈旧瘀浊，投药重在活血化瘀、理气调经，以通为用，因势利导。常常在促排方的基础上选用益母草、香附、乌药、枳壳等理气活血通经之品，若经血过多，应减少活血药的用量。

经后期，由于月经来潮，耗伤阴血，血海空虚，阴血趋于不足。此期子宫藏而不泻，肾水、天癸、阴精、气血等渐丰至盛，呈现重阴的状态。用药宜补不宜泻，补肾益天癸，养血调冲任，使冲任精血渐至充盈，促使卵泡发育，为卵子排出打下物质基础。需顺应"阴长阳消"之势，强调补肾填精，在促排方的基础上减肉苁蓉、三棱、红花，加白芍、枸杞子、墨旱莲、女贞子、黄精、怀山药等滋阴养血之品。同时，尊"阳中求阴"之意，常在补肾水的基础上，稍加温阳之品如锁阳、石楠叶、巴戟天等温补肾阳，以期阳生阴亦长。

五、注意事项

正常女子月经规律，以上月行经日期推算本月周期。然而多囊卵巢综合征患者多为月经稀发或闭经，缺乏规律性月经，难以推测周期。可结合妇科 B 超检测子宫内膜的厚薄及卵泡的发育情况、测量基础体温等西医学相关检测手段，结合脉象来综合判断患者处于周期中的哪个阶段，并结合实际情况，适时给予中西药结合治疗，针对育龄期求孕的妇女，强调怀孕即行保胎治疗。

临床诊治多囊卵巢综合征，应考虑患者的个体情况和求治的侧重点，因人而异。青春期少女无生育要求，治疗目的主要是调整周期，缓解多毛、痤疮、肥胖等症状，治疗上无须考虑排卵后活血药的使用；育龄期妇女多以乞麟为主要目的，治疗上可结合西医诊治手段，了解卵泡发育情况，促进优势卵泡的长成与排出，改善机体内环境，并指导夫妻日常生活，增加受孕机会，排卵后应注意考虑控制活血药的使用。

补肾活血调周法治疗多囊卵巢综合征过程中，应该注重辨证，痰湿重者可加石菖蒲、半夏、胆南星、苍术等化痰开窍；气虚者可加党参、黄芪、白术、山药等健脾益气；血虚者可酌加白芍、阿胶、何首乌等补肝养血；肝郁者可加柴胡、香附、郁金等疏肝解郁；气滞者可加青皮、陈皮、延胡索等理气止痛。

六、典型病案

患者：袁某，女，34 岁。

初诊时间：2010 年 11 月 22 日。

主诉：月经延后 3 年余。

病史摘要：3 余年来月经延后，2～3 个月一行。刻下患者停经 2 个月余，末次月经 2010 年 9 月 20 日，BBT 单相。面发痤疮较重，体型偏胖。平素易腰酸，口干，纳眠可，大便偶稍干，小便正常。已婚 4 年，未避孕，0-0-0-0。舌淡黯，舌体胖大，有齿痕，苔白腻，脉沉滑。性激素检查：睾酮 80 nmol/L（正常值：14～76 nmol/L），余正常。B 超示：内膜 7 mm，双侧卵巢增大，均见 10 余个直径＜10 mm 的卵泡。

西医诊断：多囊卵巢综合征。

中医诊断：月经后期。

辨证：肾虚痰瘀证。

治则：补肾，豁痰，祛瘀。

治法：内服处方，药用当归 10 g，熟地 10 g，肉苁蓉 12 g，覆盆子 12 g，三棱 9 g，红花 9 g，菟丝子 12 g，山茱萸 9 g，柴胡 9 g，黄芪 20 g，枳壳 12 g，淫羊藿 12 g，锁阳 12 g，夏枯草 15 g，车前子（包）12 g，麦冬 10 g。7 剂，水煎服。

二诊：服药后月经未行，BBT 单相，白带不多，腰酸，舌淡黯，苔薄，脉弦滑。继续治以补肾活血化痰，加重化痰力度。药用当归 10 g，川芎 9 g，苍术 9 g，制半夏 9 g，陈皮 6 g，枳壳 12 g，夏枯草 15 g，山茱萸 10 g，菟丝子 10 g，锁阳 12 g，柴胡 9 g，鹿角霜 12 g，红花 9 g。7 剂，水煎服。

三诊：腰酸，舌淡黯，苔薄，脉滑。预计月经将行。予以活血祛瘀通经。药用当归 10 g，川芎 9 g，熟地 10 g，赤芍 10 g，刘寄奴 15 g，川牛膝 15 g，路路通 15 g，红花 9 g，泽兰 15 g，马鞭草 30 g，苍术 9 g，枳壳 9 g，桂枝 9 g。7 剂，水煎服。

四诊：月经已行 4 日而净，色红量中，痤疮较重，口干，舌质黯红，脉沉弦。治疗加重补肾阴力度。药用生地 12 g，枸杞子 9 g，白芍 10 g，墨旱莲 15 g，山茱萸 9 g，怀山药 12 g，菟丝子 12 g，制首乌 12 g，茯苓 12 g，苍术 9 g，夏枯草 15 g，当归 9 g，熟地 9 g，红花 9 g，柴胡 9 g，丹参 9 g，牡丹皮 9 g。7 剂，水煎服。

五诊：白带增多，余无不适，舌淡黯苔薄，脉沉弦。预计即将排卵。予补肾、活血、豁痰法以促排卵。药用当归 10 g，熟地 10 g，肉苁蓉 12 g，覆盆子 12 g，三棱 9 g，红花 9 g，菟丝子 12 g，山茱萸 9 g，柴胡 9 g，荷叶 15 g，石菖蒲 12 g，夏枯草 15 g，皂角刺 12 g，枳壳 12 g，黄芪 12 g，鹿角片 12 g。7 剂，水煎服。

六诊：BBT 上升 2 日，舌脉同前。说明卵子已顺利排出。

处方：前方减去柴胡、皂角刺、红花，加淫羊藿、巴戟天、续断以温补肾阳。

效果：如此以促排方为基本方进行补肾填精，化痰祛瘀，并顺应月经周期之阴阳变化序贯调周，加减治疗 4 个月，月经周期逐渐正常，患者 BBT 及 B 超检测显示其排卵功能已然恢复。2011 年 7 月 12 日复查，停经 52 日，查尿 HCG 阳性，B 超显示宫内妊娠。

按：患者试孕多年未孕，究其原因，与多囊卵巢综合征排卵障碍相关。患者初诊时已经月经 2 个月余未行，对于育龄期妇女首先要化验尿 HCG，排除是否妊娠。并予 B 超检查了解子宫内膜厚度和卵巢、卵泡的发育情况。患者平素容易腰酸，此为肾虚腰府经脉失养之象；肾气不足，中阳不振，水化失司，痰湿内阻，流于肌肤，则形体肥胖；痰湿壅滞，气血运行不畅，夹瘀夹痰，痰瘀互结，气血瘀滞，卵子难以排出，则卵巢增大。参合舌脉四诊，诊断为肾虚痰瘀证，根据辨证结合 B 超结果，以自拟补肾活血促排方为基本方加减，进行补肾、祛瘀、豁痰、调周治疗。过程中随症加减，顺应周期，调理近 4 个月，使患者逐渐恢复排卵，最终顺利怀孕。

【临床体悟】

谨察阴阳。

《周易·系辞上》说："一阴一阳之谓道。"阴阳学说是古人用以认识自然和解释自然的世界观和方法论，包含着丰富的辩证法思想，渗透到中医学领域，用于阐释人体生命活动和病理变化，指导人们对疾病的诊断、治疗及预防。《素问·阴阳应象大论》说："阴阳者，天地之道也……治病必求于本。"正如张介宾所言："医道虽繁，而可以一言蔽之者，曰阴阳而已。"故认为治病必求于本，本在阴阳。

《类证治裁·调经》云："女子属阴，其血如潮，应月之盈亏，有常期者也，故谓之经。"月经，是有规律的、周期性的子宫出血，属于人体生物钟样周期节律变化，可生动体现阴阳的消长转化规律。可以说，正是阴阳的互根互用、对立制约，维系着月经的规律性周期变化。月经周期具体由肾气、天癸、冲任共同调节，尤其与肾阴肾阳密切相关。月经经后阴长，阴中有阳；氤氲之时"重阴转阳"，阴盛阳动，促使卵子排出，重阴是转化为阳的必要条件；经前阳长，阳中有阴；经期"重阳转阴"，阴阳转化剧烈，推动经血排出，开始新的月经周期，重阳亦是转化为阴的条件。女性月经具有周期性、节律性，是女性生殖生理过程中肾阴肾阳消长转化、气血盈亏规律性变化的外在表现。

基于阴阳消长转化理论的调周法，实际上调的主要是月经周期过程中肾的阴阳变化，不仅可用于多囊卵巢综合征的治疗，也可用于治疗与月经相关的其他妇科疾病。运用的关键在于诊治过程中要"谨察阴阳所在而调之，以平为期"。正如当代中医妇科名家罗元恺所说："妇科专业理论，也离不开阴阳学说的范畴……研究妇科者不可不深究阴阳学说的原理做基础，否则便成为无源之水、无本之木。"

【参考文献】

［1］宋颖，李蓉. 多囊卵巢综合征中国诊疗指南解读［J］. 实用妇产科杂志，2018，34（10）：737-741.

［2］牟艳艳，徐莲薇，贾曼. 孙卓君治疗多囊卵巢综合征临床经验［J］. 辽宁中医杂志，2012，39（8）：1473-1475.

［3］王宪. 月经周期疗法的中医文献研究［D］. 山东：山东中医药大学，2014.

［4］倪晓容，孙卓君. 孙卓君教授治疗多囊卵巢综合征的临床经验［J］. 陕西中医，2012，33（4）：465-467.

［5］倪晓容，徐莲薇，孙卓君，等. 补肾活血调周法治疗多囊卵巢综合征的临床观察［J］. 四川中医，2012，30（7）：102-104.

（孙卓君　黄兰英）

中药灌肠疗法治疗盆腔炎性疾病后遗症

【明医小传】

胡国华（1952—　），男，主任医师，教授，博士研究生导师，上海市名中医。先后师从全国妇科名家哈荔田教授和朱南孙教授，是海派朱氏妇科代表性传承人，全国名老中医药专家学术经验继承班（第五、六批）指导老师。现任中国中医药研究促进会妇科流派分会会长、上海药膳协会会长、上海中医药学会学术流派分会主任委员、妇科分会名誉主委、世中联妇科分会副会长、上海非物质文化遗产（中医）评审专家等职。发表论文80余篇，出版著作30余部，主编18部。2012年成立上海市名老中医学术经验研究胡国华工作室，培养硕博士研究生30余名。2014年获"全国妇科名师"称号，主编的《全国妇科流派研究》获中华中医药学会著作一等奖。

【绝技揭秘】

一、技术渊源

中药灌肠疗法一直被历代医家所重视，属中医外治法范畴。内、外、妇、儿以及急诊等各科疾病与慢性病、重症、疑难杂症等均可给予中药灌肠疗法治疗。

盆腔炎性疾病后遗症为急性、亚急性盆腔炎未彻底治疗，病程迁移，病情顽固。盆腔内静脉丰富，且与相应器官及其周围形成静脉丛相吻合，并与痔静脉丛交通，药物通过直肠经痔静脉丛吸收，在盆腔内迅速达到有效的浓度，又长时间停留，药物直达病所，起效迅速，充分吸收，通腑排毒，临床效果满意。胡国华教授从事中医妇科临床及基础研究 40 余年，对治疗妇科痛症颇具心得，用中药灌肠疗法治疗慢性盆腔炎经验独到，疗效显著，深受患者的欢迎。

二、适应病证

适用于盆腔炎性疾病后遗症所致疼痛。

三、操作方法

每日晚上睡前，排空二便，取侧卧位，充分暴露肛门，垫一次性垫单；中药浓煎至 100 mL，药液温度（39～41℃），液面距离肛门不超过 30 cm，用石蜡油润滑肛管前段，排液，暴露肛门，插肛管时，可嘱患者张口呼吸使肛门松弛，肛管插入 10～15 cm 缓慢注入药液，注入时间 5 min。灌肠液保留 1 h 以上为宜，保留时间长，利于药物吸收。药液滴完，夹紧并拔除肛管，协助患者擦干肛周皮肤，抬高臀部。

四、理论阐释

《素问·灵兰秘典论》中说："大肠者，传道之官，变化出焉。"大肠具有传化糟粕、吸收部分水液的功能。大肠为传导之官，灌肠可消积除滞、驱邪排毒，不经口服直接注入传导之官的大肠，可加速通腑祛邪，既不伤正又可直达病所，效果显著。随着对肠道吸收、置换及通导作用的不断认识发现：中药灌肠疗法通过直肠给药疗效迅速，即可避免 50%～70% 的药物通过肝脏等消化系统的破坏，并具有直达病所、改变肠内酸碱度、调节肠道菌群、无创伤等优势。

盆腔炎性疾病后遗症是妇女的常见病、多发病，常反复发作，经久不愈，严重影响妇女的健康、生活及工作。临床常有慢性输卵管炎、输卵管积水、卵巢炎、卵巢囊肿、盆腔结缔组织炎等。胡氏秉承海派朱氏妇科的学术观点，认为其病机多为本虚标实。其一因外感内伤，湿热毒邪蕴结于内，冲任气机失畅，胞脉瘀滞，不通则痛；其二因肝肾素亏，过劳复伤，封藏失司，冲任失固，带脉不约而为带下，冲任失养，不荣则痛。初期湿热蕴结、冲任不畅，日久肝肾不足，本虚标实是慢性盆腔炎的主要发病机制。

依据朱氏妇科所提倡的"冲任以通为用"理论，胡氏论治该病以"渐图调摄，补中有消，清中有补"为大法，制订了以清利湿热为先，续以宣畅气机、疏理冲任、通畅血脉，佐以补肾、扶正为本的治疗法则，可以有效改善体质，扶正祛邪，控制炎症复发，标本兼治。常用灌肠方组方为：蒲公英 30 g，红藤 30 g，紫花地丁 30 g，续断 12 g，刘寄奴 12 g，桑枝 12 g，桑寄生 12 g，延胡索 15 g，柴胡 9 g。"久病入络"，方中蒲公英、红藤、紫花地丁清热解毒、活血消瘀、散结止痛；续断、桑枝、桑寄生益肝肾、祛风湿、畅血脉、调冲任、消肿止痛；延胡索、刘寄奴行气止痛；柴胡疏肝解郁，疏散退热，升阳举陷。全方气血并调，肝肾同举，通中有补，动静相宜。诸药相合，标本同治，清热祛湿、疏泄冲任顾其标，补益肝肾、扶助正气治其本。

五、注意事项

操作前注意有无大便失禁、药物过敏、肛周皮肤情况等；做好心理疏导；滴入过程中随时观察询问患者耐受情况，如有不适或便意，及时调节滴入速度，必要时终止滴入。肛门、直肠、结肠术后，孕妇、大便失禁、急腹症、下消化道出血的患者禁用。当患者出现脉搏细数、面色苍白、剧烈腹痛、心慌等，应立即停止灌肠并报告医生。

六、典型医案

病案 1

患者：李某，女，37 岁。

初诊时间：2019 年 11 月 25 日。

主诉：反复下腹疼痛伴腰酸 2 年余。

病史摘要：患者平素月经规律，量中色红，无痛经。2 年前无明显诱因出现下腹疼痛，肛门坠胀，腰骶酸痛，带下量多色黄，经期、劳累后症状反复或加剧。曾间断抗生素治疗，病情反复，迁延难愈。末次月经：2019 年 11 月 18 日，经前乳胀，经行量中，色鲜红，多血块，伴下腹隐痛，腰酸。刻下：下腹隐痛，腰骶酸痛，带下色黄量多，情绪不佳，纳平，夜寐多梦，大便干结，小便调。舌质暗红，苔薄黄，脉细数。妇科检查：外阴：经产式；阴道：通畅，见淡黄色分泌物；宫颈：光滑，举痛（－）；子宫：前位，质中，常大，压痛（＋），活动欠佳；双侧附件增厚，压痛（＋）。辅助检查：阴超示后穹窿积液 28 mm；尿妊娠（－）；血常规（－）。

中医诊断：盆腔炎病。

西医诊断：盆腔炎性疾病后遗症。

辨证：湿热瘀结证。

治则：清热化瘀，疏肝调冲。

治法：处方用灌肠方加减，灌肠治疗，连用7日。

二诊：下腹疼痛及腰酸较前减轻，白带尚可，大便正常，继续予灌肠方加减灌肠治疗7日。

效果：三诊时下腹疼痛偶作，腰酸未作，白带正常，大便正常。

按：患者因调摄不当，湿热之邪侵袭下焦，湿热瘀结，冲任阻滞，不通则痛；病程日久，余邪隐匿，损伤冲任，耗损正气，迁延不愈，转为慢性，虚实兼杂，故见病程反复。治拟清热化瘀，疏肝调冲，扶正固本，运用"清法"有助于炎症的消散和吸收，消法之理气、行气，有助于畅通经络、疏理气机、调理脏腑，使机体之气机调畅，疼痛减轻。"清""消""补"三法合用共奏清热解郁、化瘀消癥、散结止痛之功，对盆腔炎性疾病后遗症的治疗多能效验。而"补法"的运用有助于增强盆腔炎性疾病后遗症的远期治疗效果。

病案 2

患者：宋某，女，34岁。

初诊时间：2020年7月12日。

主诉：反复腹痛伴腰酸1年余。

病史摘要：患者平素月经规律，1年前因胎停清宫后出现两侧少腹隐痛，腰酸，平素带下量多，色黄质稠，有异味。2009年行双侧卵巢囊肿剥离术，自诉术后病理未见恶性病变（未见报告）。2011年输卵管造影示：右侧伞端粘连，左侧通而欠畅。末次月经2020年6月23日，量中色红，夹少量血块，经行腹痛，经前乳胀明显，经后仍有少腹隐痛，腰酸。刻下：两侧少腹隐痛，腰酸不适，纳可，寐安，二便调。舌质暗偏红，有瘀斑，苔黄腻少津。妇科检查：已婚；已产型；阴道：畅，少量淡黄色带，无异味；宫颈：光滑，举摇痛（-）；子宫：前位，常大，活动度好，压痛（+）；附件：压痛（-）。辅助检查：尿妊娠（-），阴超（-），血常规（-）。

中医诊断：盆腔炎病。

西医诊断：盆腔炎性疾病后遗症。

辨证：湿热瘀阻冲任，络道气机受阻。

治则：清热化瘀，疏利气机。

治法：处方用灌肠方加减，灌肠治疗，连用14日，经期停用。

二诊：末次月经2020年8月3日，药后腹痛及腰酸较前改善，经行血块减少，乳胀减轻，脉弦细，舌质暗偏红，苔薄腻少津。继予灌肠治疗 14 日。

效果：三诊时腹痛偶作，余症未作。

按：患者胎停清宫后胞宫受损，体虚未复，湿热邪侵冲任导致正虚邪恋，反复发作；胞宫宿瘀停留，与湿热之邪蕴阻下焦，络道气机不畅，不通则痛，故见下腹隐痛；冲任受损，带脉失约，湿热盘踞下焦，故见带下量多色黄，结合舌质暗偏红，有瘀斑，苔黄腻少津，治拟先以活血化瘀，佐以清热利湿，祛除胞宫内瘀滞，继用清热养阴、理气通络之品，以顾护真阴，祛除余邪，兼以健脾补肾，调理冲任助孕。

【 临床体悟 】

中药灌肠疗法具有历史悠久、简单灵活、副作用小、方便操作等优点，临床中易被患者接纳应用。盆腔炎性疾病后遗症患者苦于病痛反复，迁延难愈，身体、心理及经济方面承受着巨大压力，漫长的治疗过程往往造成患者对口服药的抗拒。中药灌肠疗法的临床疗效显著，操作简便，同时缓解了患者对口服药物的抗拒，经专科医生指导后，可带回自行操作应用，易于临床推广。

胡氏在近 40 年的从医生涯中，尤其重视个体与整体之间的动态关系，除了中医内外治法，还鼓励患者适当参加体育锻炼，保持心情愉快，强调注意饮食起居，饮食清淡，多吃富含蛋白质、维生素的食物，注意经期及性生活卫生，综合调治以期彻底消除疾病，恢复健康。

【参考文献】

［1］LAREAU S M，BEIGI R H. Pelvic inflammatory disease and tubo-ovarian abscess ［J］. Infect Dis Clin North Am，2008，22（4）：693－708.

［2］徐淑民. 中药保留灌肠治疗慢性盆腔炎 ［J］. 铁道医学，1994，22（1）：51.

［3］王晨亦，魏绍斌. 中药灌肠疗法在妇科疾病治疗中的应用 ［J］. 江西中医药，2019，50（9）：75-77.

［4］方红哲. 中医治疗慢性盆腔炎的临床观察 ［J］. 中医临床研究，2011，3（24）：29-30.

［5］凌霞，于杰. 中药保留灌肠治疗慢性盆腔炎的规范化研究 ［J］. 中华中医药学刊，2007，25（8）：1631-1633.

［6］庞娟. 中药灌肠与中药封包对治疗慢性盆腔炎的疗效观察及护理体会 ［J］. 中医外治

杂志，2019，28（3）：56 - 57.

［7］司徒仪. 中西医结合妇产科学［M］. 北京：科学出版社，2003.

［8］赵志辉. 中药热敷、灌肠治疗慢性盆腔炎的技术［M］. 北京：北京科学技术出版社，2010.

［9］陈静，王春艳，张静. 胡国华"清""消""补"三法治疗盆腔炎性疾病后遗症经验［J］. 上海中医药大学学报，2014，28（1）：1 - 3.

（陈　静　谷灿灿）

和理肝脾法治月经不调

【明医小传】

何新慧（1952— ），女，上海中医药大学教授，博士研究生导师，曾任中华中医药学会仲景学说分会副主任委员。江南何氏世医第 29 代传人，是上海市非物质文化遗产名录——"竿山何氏中医文化"的代表性传承人。上海近代中医流派临床传承工作室指导老师，上海中医药大学附属岳阳中西医结合医院特聘专家。从事《伤寒论》教学、研究及中医临床工作 40 年，曾任《伤寒论》教研室主任 17 年，培养指导研究生 40 余名，负责《伤寒论》课程建设，于 2009 年获"上海市精品课程"。主编《伤寒经纬》《伤寒论品鉴》《何氏 28 世医著新编》（"十三五"国家重点图书出版项目）等 6 部专著，历任本科、研究生《伤寒论》教材副主编 10 余种。主持和参与国家及市级科研课题 10 余项，发表论文 90 余篇。善于运用何氏内科、妇科疗法调治因免疫异常、代谢障碍、内分泌失调、自主神经功能紊乱等引起的疾病。

【绝技揭秘】

一、技术渊源

月经不调，亦名癸水不调、月事不调、经水无常、经候不调、失信等，泛指月经的周期、血量、血色和经质的异常。常见病证有经行先期、经行后期、经行先后无定期以及月经过多、月经过少等。月经不调患者常伴有不孕。

乌陈和气汤和理肝脾，不仅体现了治疗月经不调的方法，亦是一张不可或缺的基础方。此方源于何氏 13 世医何应璧创制的乌陈汤与和气饮。其著《医方捷径》说："妇人一科有专工，余病皆与男子同，独有胎前并产后，血崩经候滞难通。常使乌陈和气饮，逍遥散服最多功，四物汤中加减用，怀胎凉燥莫交逢。"

妇女正常行经与冲、任脉气血调和有关，《灵枢·海论》说："冲脉者为十二经之海"，又称"血海"；《素问·上古天真论》说："任脉通，太冲脉盛，月事以时下，故有子。"《灵枢·五音五味》说："冲脉、任脉，皆起于胞中，上循背里，为经络之海……今妇人之生，有余于气，不足于血，以其数脱血也。"可见妇女以血为本，且血易亏虚。因血统于脾，而藏于肝，故冲、任脉的功能与肝脾二脏紧密相连。又脾为后天之本，气血生化之源，脾的运化功能正常，气血生化有源，冲任二脉才能有血可蓄；而肝主疏泄，能将所藏冲脉之血有时、有序、有度地输送至胞宫，从而为正常行经准备了条件。因此月经不调与肝脾功能失司密切相关，治当和理肝脾以调冲任之气血。

二、适应病证

妇女月经不调，如经闭，或月经淋漓不尽，或月经量少、量多，或伴有痛经等。胎前产后，如妊娠调摄失宜，胎气不安，或损动漏血伤胎；产后恶露不尽，腹痛隐隐等。中医辨证属肝脾不和，气血失调。

三、方药组成

乌陈和气汤：乌药 9 g，陈皮 6 g，川芎 9 g，甘草 6 g，当归 9 g，香附 9 g，赤芍、白芍各 9 g，茯苓 12 g。

临证加减：经候先期者是血热，加黄连、牡丹皮；过期来者是血虚，加人参、黄芪、白术；过期紫黑有块，血热者，必作痛，加黄连、牛膝；血实气滞加醋炒莪术、延胡索；过期来色淡者痰多，或体肥痰湿，加天南星、半夏、白术。经水过多加黄芩、白术；经水涩少加泽兰、红花；经行不止，加阿胶、地榆、荆芥穗。

肝郁甚者，可加逍遥散。兼肾虚者可加二至丸等。妊娠调摄失宜，胎气不安，或损动漏血伤胎，加阿胶、艾叶。

服药方法：每日 1 剂，煎煮 2 次，早晚分服，一般在饭后 1 h 服药。

四、理论阐释

方中乌药、香附疏肝理气；甘草、陈皮健脾化痰；芍药、甘草柔肝益脾；当归、川芎养血活血。全方肝脾同调，气血兼顾，共奏调和肝脾、和理气血之效。

本方益脾燥湿化痰，脾运健则气血生化有源。然气为主导，气能生血，气能行血，肝主疏泄，肝舒柔和，则气机畅达。故欲调气血，当和肝脾。

五、注意事项

乌陈和气汤中药物配伍兼顾气血、阴阳，因此全方药性平和，但临证还当据辨证而调整各药剂量，如乌药、陈皮性偏温，热偏盛者当减小剂量，或加入清热药；芍药偏阴寒，脾虚寒便溏者慎用，或加入温阳药；川芎、当归活血，出血量多者宜减之，或加入止血摄血药。

六、典型医案

病案 1

患者：章某，女，31 岁。

初诊时间：2018 年 11 月 2 日。

主诉：月经衍期，甚则闭经，症已 10 余年，近年来加剧。

病史摘要：患者有多囊卵巢综合征史，3 年前曾因无胚芽而流产。至今未孕。末次月经 LMP：2018 年 10 月 14 日，量不多，5 日净。近日感冒咽干，大便可。舌偏暗，苔白，脉细。

西医诊断：月经不调。

中医诊断：月经后期。

辨证：冲任气血不和，兼风热外袭。

治则：疏肝理气，健脾补肾，兼以疏散风热。

治法：处方用乌陈和气汤加减。药用柴胡 6 g，赤芍 10 g，白芍 10 g，炒川芎 10 g，制香附 10 g，当归 10 g，茯苓 10 g，乌药 6 g，生甘草 6 g，淫羊藿 15 g，生黄芪 15 g，牛膝 10 g，炒白术 10 g，黄芩 10 g，杜仲 15 g，枸杞子 15 g，菟丝子 15 g，墨旱莲 30 g，女贞子 30 g，金银花 15 g，射干 10 g，桔梗 3 g，玄参 10 g，西青果 10 g，白芥子 10 g。14 剂，水煎服。

二诊（2018 年 11 月 16 日）：LMP 11 月 10 日至 11 月 15 日，量中。感冒愈，咽有不适。舌暗，苔薄腻微黄，右中少苔，脉细。处方：11 月 2 日方去金银花、墨旱莲、女贞子，加鳖甲 10 g，红花 3 g，桑寄生 15 g。14 剂，水煎服。

三诊（2018 年 11 月 30 日）：症同前。舌偏暗，苔薄白，脉细。处方：11 月 16 日方去西青果，加墨旱莲 30 g，女贞子 30 g，泽兰 15 g。14 剂，水煎服。

四诊（2018 年 12 月 14 日）：经未至。舌偏暗，苔薄白，脉细。暂用活血通经治。处方：柴胡 6 g，赤芍 10 g，炒川芎 10 g，当归 10 g，牛膝 10 g，泽兰 30 g，王不留行 15 g，制香附 10 g，小茴香 6 g，炙甘草 6 g，地鳖虫颗粒 6 g。5 剂，水煎服。

五诊（2018 年 12 月 21 日）：经未至。舌暗，苔白，脉细。仍以乌陈和气汤加减。处方：柴胡 6 g，赤芍、白芍各 10 g，炒川芎 10 g，制香附 10 g，当归 10 g，茯苓 10 g，乌药 6 g，炙甘草 6 g，淫羊藿 15 g，生黄芪 15 g，牛膝 10 g，杜仲 15 g，枸杞子 15 g，菟丝子 15 g，墨旱莲 30 g，女贞子 30 g，皂角刺 10 g，鳖甲 10 g，紫河车颗粒 5 g。14 剂，水煎服。

效果：以上法调理至 2019 年 4 月 19 日前来就诊时，告知以上法调治 4 个月，月经分别于 2018 年 12 月 27 日、2019 年 3 月 7 日、2019 年 4 月 9 日 3 次来潮。舌偏暗淡，苔白，脉细。仍以上法调治。于 2019 年 6 月受孕，2020 年 3 月 18 日剖腹产一女，出生时重 3.54 kg。

按：本案经闭不孕，证属本虚标实，本虚以脾肾亏虚，气血不足为主，标实以肝郁气滞，挟痰血瘀为要。本证治疗乃取和理肝脾为基本，合以补肾法，并兼以祛邪。初诊时挟有外邪，故治标祛邪中兼以疏散风热。方中加入皂角刺、鳖甲乃取通络散结促进排卵之功。气血充盈、顺畅，冲任调和，故能经调而受孕。

病案 2

患者：赵某，女，35 岁。

初诊时间：2020 年 6 月 6 日。

主诉：月经淋漓不尽，时多时少 2 个月余。

病史摘要：2020 年 3 月 28 日经至，量多，2 日净。2 周后又阴道出血，淋漓不尽，至 2020 年 5 月 26 日 B 超示：子宫内膜 1.2 cm，左卵巢囊肿 3.9 cm× 2.4 cm。即日起服黄体酮后血止。2020 年 6 月 3 日又有阴道出血，量中，淋漓不尽。以往月经超前 4～5 日。舌暗，苔中黄腻，脉细弦。

西医诊断：月经不调。

中医诊断：崩漏。

辨证：冲任失调，气滞血瘀，血热妄行。

治则：疏肝理气，凉血化瘀，健脾补肾。

治法：乌陈和气汤加减。药用柴胡 6 g，赤芍、白芍各 10 g，牡丹皮 10 g，白术 10 g，茯苓 10 g，制香附 10 g，当归 10 g，炙甘草 6 g，黄芩 10 g，夏枯草 15 g，鳖甲 10 g，生黄芪 15 g，怀山药 15 g，川断 15 g，墨旱莲 30 g，女贞子 30 g，桑寄生 30 g。14 剂，水煎服。

二诊（2020 年 6 月 20 日）：上药服后 2 日，出血量减，嗣后淋漓至今未净。舌暗红，苔中腻秽，脉细。处方：2020 年 6 月 6 日方加陈棕炭 15 g，花蕊石 15 g，侧柏叶 15 g。10 剂，水煎服。

三诊（2020 年 7 月 4 日）：阴道出血于 2020 年 6 月 27 日止。舌暗红，苔中腻秽，脉细。处方：2020 年 6 月 6 日方去川断。加川朴 10 g，制半夏 10 g，生薏苡仁 15 g。14 剂，水煎服。

效果：以上法调理至 2020 年 12 月 19 日前来就诊时，诉近 5 个月来月经偶提前 2～3 日，量中，5～7 净。为防复发，继续调理至 2021 年 3 月 6 日前来就诊，诉 LMP 2 月 23 日，量中，7 日净。舌偏暗，苔薄腻。随访证情稳定。

按：本案崩漏不止，冲任失调，夹瘀夹热，治疗重在和理肝脾，辅以益肾。出血多时，急则治其标，故方中加入牡丹皮、陈棕炭、花蕊石、侧柏叶等药以凉血化瘀止血。肝畅脾健，气血得统，冲任调和，月事自能按时而下。

【临床体悟】

　　肝脾不和在月经不调证候中，多属脾虚肝郁。脾虚者可见月经过多，甚则暴崩，或经期超前，月事频来，或淋漓不尽等症，此多责之脾不统血。然何氏医家对"脾不统血"颇有高见，认为经候不通，月事衍期或闭阻亦谓之，如 24 世何平子在其所著《壶春丹房医案》中诊治月经不调十分重视扶持脾气，常用白术、茯苓、党参，甚则高丽参等健脾药配和血要药当归、理气要药香附一起使用。肝郁者可见经闭腹胀，或经行不畅，或痛经，治宜疏肝理气，香附、乌药、柴胡等均是常用效药。然临证亦有肝寒、肝血虚者，故何氏医家治肝法亦有多种，如 24 世何鸿舫擅用暖肝温胃法，选用吴茱萸、炮黑姜等药，以治月经不调、痛经等病证；23 世何端叔用柔肝补肾法治疗腰酸，月经量少、色淡，他认为此乃肝脏血衰，阴既下虚，阳易上浮，治当柔养，药如芍药、当归、墨旱莲、女贞子等。此外，亦有因脾虚肝郁致血郁水停，症见经停而发肿胀者，可采用从血分疏利法治疗，血脉得通，水气亦随之而去，药如川芎、当归、泽兰等。14 世何镇《本草纲目类纂必读》中有载其妇科用药心得，如谓泽兰为女科常用："调经通血脉，破宿血，治产后血晕腹痛。盖能破宿血，则子宫清洁，自能调经结孕也。"此说对当今临床上颇有启示。又莪术、茜根、王不留行均可用于女科通经行滞，但王不留行下乳尤佳。贯众善治妇人崩漏，但如证属肾虚者，当合用墨旱莲，以益肾摄血。经验之谈，可资参考。

【参考文献】

［1］黄帝内经素问［M］. 北京：人民卫生出版社，1978.

［2］灵枢经［M］. 北京：人民卫生出版社，1979.

［3］［清］何应璧. 医方捷径［M］. 何时希编校. 上海：上海科学技术出版社，1994.

［4］［清］何鸿舫. 清代名医何鸿舫医案［M］. 何时希编校. 上海：学林出版社，1982.

［5］［清］何平子. 壶春丹房医案［M］. 何时希编校. 上海：学林出版社，1987.

［6］［清］何端叔. 何端叔医案［M］. 何时希编校. 上海：学林出版社，1985.

［7］［清］何镇. 本草纲目类纂必读［M］. 清康熙十一年（1672）毓麟堂刊本.

（何新慧）

活血化瘀安胎法治疗复发性流产

━━━━━━━━━━━【 明医小传 】━━━━━━━━━━━

王采文（1954—　），女，副主任医师，硕士研究生导师。从事中医妇科临床及教学工作40余年。1977年毕业于上海中医学院，就职于上海中医药大学附属岳阳中西医结合医院。1990年被卫生部及国家中医药管理局定为全国著名老中医朱南孙教授学术继承人，并在名老中医沈仲理教授门下侍诊，深得两位名师真传。潜心探究中医妇科古代文献，并结合西医学理论，调治各种妇科疾病如月经失调、痛经、闭经、子宫内膜异位症、更年期综合征、不孕症等。对妇科疑难病症如内膜囊肿术复发、子宫肌腺症痛经、重症功能性痛经（膜样痛经）、多囊卵巢综合征、复发性自然流产的保胎等，有独特的疗法与疗效。对一些胎前病如妊娠高血压征预防、单卵双胎单绒输血综合征预防，中孕绒毛膜下血肿的治疗，胎盘纤维化引起死胎的预防等，都有临床经验积累。近年随着体外授精（in vitro fertilization，IVF）患者的大量增加，在治疗反复移植失败、提高卵子质量和配成率方面也颇有心得。曾参加《中国医籍大词典》《朱南孙妇科临床秘验》《丁甘仁临证医集》等书籍的编写。

━━━━━━━━━━━【 绝技揭秘 】━━━━━━━━━━━

一、技术渊源

复发性流产（recurrent abortion，RSA），又称习惯性流产、反复自然流产。一般是指夫妇双方有正常性生活但发生2次或2次以上流产。其病因十分复杂，目前认为有遗传和染色体异常因素、免疫因素、内分泌因素、感染因素及子宫病变因素，另外还与心理应激及全身性疾病等有关。

中医学认为反复自然流产的引起有母体和胎元两方面的原因。胎元原因缘由父母精气不足，致胎元有缺陷，胎多不能成实而易殒堕。母体原因可由母体培养胎元的元气不足，而引起胎元不固。复发性流产属中医堕胎、滑胎范畴。在《景岳全书·妇人规》中称之为"数堕胎"，或称为"屡孕屡堕"。中医古代很多文献都有关于这方面的记载，如《女科要旨》记载有"惯患半产"，还有"应期而堕"。《医宗金鉴·妇科心法》："无故至期数小产"；《明医杂著》："若前次三个月而堕，则下次必如期复然，盖先于此时受伤，故后至期必应，乘其虚也"等。中医学在保胎、安胎方面有自己独具特色的理念与方法，"活血化瘀法"自古为孕妇所忌，但对于反复自然流产有瘀者，视情况结合运用活血化瘀法，却是一种独辟蹊径的孕前、孕中调理的有效方法。

溯源中医文献，养血活血、补肾安胎法自古有之，对于胎漏、胎动不安乃至滑胎的防治效果良好。《素问》载："黄帝问曰：妇人重身，毒之何如？岐伯曰：有故无殒，亦无殒也。"本着这一原则，东汉张仲景创桂枝茯苓丸，在《金匮要略·妇人妊娠病脉证病治》中讲道："妇人宿有癥病，经断未及三月，而得漏下不止，胎动在脐上者，为癥痼害。妊娠六月动者，前三月经水利时，胎也；下血者，后断三月衃也。所以血不止者，其癥不去故也。当下其癥，桂枝茯苓丸主之。"开活血化瘀法治疗因癥瘕致妊娠漏下不止、胎动不安之先河。除此以外，又有《金匮要略》当归芍药散，主妊娠妇人腹中绵绵痛，该方疏肝健脾、活血化瘀、健脾利湿而安胎。至清代王清任独辟蹊径，所著《医林改错》之少腹逐瘀汤可用于安胎和预防流产，此方治疗"孕妇体壮气足……三个月前后，无故小产，常有连伤数胎者"，谓此方"能将子宫内瘀血化尽，小儿生长有容身之地，断不致再小产"，并可预服，则"以后成胎，可保无事"，大赞"此方去疾、种子、安胎，尽善尽美，真良善方也，其效不可尽述"。常用活血药丹参，在《日华子本草》以及《本草纲目》中明确记载有"安生胎，落死胎"之效。孙思邈《备急千金要方·妇人方上·养胎第三》中记载有用于养胎的艾叶汤方，由丹参、当归、麻黄、人参、艾叶、阿胶、甘草、大枣、生姜几味药组成；又有茯神汤，由茯神、丹参、龙骨、阿胶、当归、甘草、人参、大枣、赤小豆组成，可用于"曾三月堕过胎者"预服，这两个方子中都有活血药。

近年来临床上复发性流产发病率有明显增高态势，前来寻求保胎的患者日益增多，一些患者采用传统的中药保胎方法或经西药抗凝，用免疫抑制剂、激素等都效果不佳，王氏经多年临床摸索，采用养血活血、补肾安胎法治疗复发性流产，疗效显著。

二、适应病证

复发性流产有肾虚血瘀者。

三、方药组成

对于复发性流产的调理，不是简单使用一个经验方就能解决问题，需分阶段进行辨证论治，从以下三个方面进行阐述。

1. 预培胎元　一般从补肾益气、调补气血、益气健脾三方面着手。

补益肾气：常用川断、菟丝子、杜仲、覆盆子、桑寄生、淫羊藿、巴戟天、肉苁蓉等。

调补气血：常用当归、熟地、枸杞子、党参、黄芪等。

益气健脾：常用党参、白术、怀山药、补骨脂等。

2. 孕后安胎　一般以平为主。

益气补肾：常用人参、白术、茯苓、杜仲、桑寄生、大枣等。

3. 辨证论治　需贯穿始终。

肾虚：宜补肾安胎，方用寿胎丸加减，由菟丝子、桑寄生、川断、杜仲、阿胶几味药组成。

脾虚：宜益气健脾，常用党参、白术、怀山药、炒防风等。

血虚：宜益气养血安胎，方用胎元饮加减，由党参、当归、杜仲、白芍、白术、怀山药、陈皮、甘草几味药组成。

阴虚血热：宜养血清热安胎，方用保阴煎加减，由生地、白芍、黄芩、川断、苎麻根、麦冬、玄参几味药组成。若有见红，选用藕节、苎麻根、茜草、仙鹤草、黑荆芥、阿胶等以止血安胎；若患者精神紧张伴有夜寐不安，可平肝宁神安胎，选用钩藤、首乌藤、合欢皮等。

血瘀：宜养血荣胚、活血安胎，选用当归、丹参、赤芍、川芎、益母草等药。

服药方法：一般为每日1剂，煎煮2次，早晚分服。

四、理论阐释

中医学认为引起胎元不固而致胎堕的病因病机，主要有肾虚、气血虚弱、血热、血瘀等。如巢元方云："血气不足，故不能养胎，所以致胎数堕。"汪石山曰："堕胎太多，气血耗甚，胎失滋养，故频堕也。"《景岳全书·妇人规》云："夫胎以阴生阳长，气行血随，营卫调和，则及期而产，若或滋养之机少有间断，则源流不继而胎不固矣""胎孕不固，无非气血损伤之病，盖气虚则提摄不固，血虚则灌溉不周，所以多致小产，故善保胎者，必当专顾血虚"。《济阴纲目》云："张叔承曰：气血旺，脾胃和，胎自无虞。一或有乖，其胎即堕，以胎全赖气血以养。气血又籍脾胃饮食化生。"母体培养胎元的元气主要是指肾气和气血。肾气虚弱、气血不足可导致固胎、系胎、养胎之精、气、血亏虚，胎元失固而致流产，阴虚血热也可致养胎之气血失调而胎元不固。

近年西医学对凝血机制异常如抗心磷脂抗体综合征，血小板聚集增高，D二聚体增高等引起的流产亦颇多研究。如抗磷脂抗体，是一组自身免疫抗体，其中包括狼疮抗凝抗体（LAC）及抗心磷脂抗体（ACL），在反复自然流产患者中抗磷脂抗体阳性与复发性流产、死胎、死产及胎儿宫内生长迟缓关系密切。抗磷脂抗体的存在导致胎盘血栓形成及梗死，可能是导致妊娠结局不良的主要原因。再者，它可封闭血管上皮细胞释放花生四烯酸，抑制体内抗血栓形成物（如前列环素）的产生，可能导致反复妊娠失败的患者发生全身性、血栓性疾病或蜕膜血管病变。另外，血小板受损与黏附率增加，前血管舒缓素的生成抑制、蛋白C及蛋白S的缺乏、抗凝血酶Ⅲ的缺乏及活性被干扰等，均可造成胎盘损害引起流产。对这类问题，西医治疗是用抗凝类药物如阿司匹林、肝素等。

上述发生流产的机制可被认为属中医血瘀引起的胎坠、胎堕。由于局部或全身血瘀影响了供养胚胎的气血或营养物质发生障碍，荣养胎儿的营血不足而使胚胎发育受到影响，导致其发育不良，终致殒堕。而引起血瘀的机制有气虚运血无力，血行不畅引起血瘀，或气机阻滞，血行不利导致瘀血形成，或有癥瘕积聚、瘀血凝滞等，都可造成胚胎失于荣养，而致早期妊娠的胚胎发育不良（胚芽小于停经月份）或胚胎发育停止、空胚囊、中孕胎萎不长，甚至胎死腹中。

《景岳全书·妇人规》有专论"数堕胎"，张景岳对安胎的理法方药是历代医家中最完善的，他对滑胎提出了防重于治的观点："凡治堕胎者，必当察此养胎之源，而预培其损，保胎之法无出于此，若待临期，恐无及也。"一般有反复流产史的患者，流产后最好避孕半年再怀孕。根据其检查的结果给予适当的调治，或在准备怀孕前予以调理，以预培胎元，有的可在调理的过程中怀孕。根据其病因病机，选用补益肾气、调补气血、益气健脾三法调理。通过中药调理改善体质，调节免疫机制以防再次流产。对于 D-二聚体、血小板聚集率、抗心磷脂抗体等指标有异常的患者，一般在孕前调理时需注意进行活血化瘀治疗，怀孕后视情况予以调整。

复发性流产患者需要注意孕中安胎，一般在妊娠开始时就要予以保胎调治，不要等到发现胎漏时才去安胎，此时每因胎元已损而难以挽回。可在开放避孕的下半个月就要预先为之计，尤其是需要用养血活血保胎法的患者，在排卵期后就可以加用养血活血药，至怀孕则加入补肾安胎药同用。陈修园《女科要旨》针对"惯患半产"者有言："凡得胎之后，预服扶胎之药，以防漏坠，只用平补之法。"通常以益气补肾法为主，用四君子汤加杜仲、桑寄生之属，进行调理安胎。

无论是预培胎元还是孕中安胎，均需注意辨证论治。如有先天肾气不足和孕前后伤肾史或有流产史，平时经常腰酸或孕后腰酸，头晕耳鸣，尿频，舌质淡边有齿印，脉虽有滑象但尺脉弱，辨为肾虚为主者，宜补肾安胎，常用寿胎丸加减；面色萎黄，纳呆，大便不实或溏薄，舌淡，辨为脾虚为主者，宜益气健脾，用四君子汤或参苓白术散之类加减；见面色不华，神疲乏力，心悸气短，舌淡胖，脉细滑而软重按无力，辨为血虚为主者，宜益气养血安胎，用胎元饮加减治疗；若素体阴血不足或孕后感受热邪，口干，大便干结，面红心烦，舌红苔黄，脉滑数，辨为阴虚血热为主者，宜养血清热安胎，方用保阴煎加减；有见红者，宜止血安胎；精神紧张且伴有夜寐不安者，需注意平肝宁神安胎；若有两次以上流产史、流产原因检查有抗心磷脂综合征、D-二聚体增高、子宫动脉血流阻力增高、血小板聚集率增高、有不明原因的流产史、孕前有多囊卵巢综合征、胰岛素抵抗，或患有肌瘤、子宫内膜异位症、盆腔炎、跌仆损伤，舌质暗或边有瘀点，辨为血瘀为主者，可采用养血荣胚、活血安胎法，适当选用活血药，从小剂量开始。一般在保胎过程中有 HCG 倍翻欠佳、胚芽小于停经月份、胚芽小于 4 mm 尚未见原始心搏的患者，有部分通过活血安胎可保胎成功。

五、注意事项

一般有 2 次流产以上的患者，都应该做流产原因检查，寻找导致流产的确切原因。在中医调理时要注重患者整体体质，注意了解患者以前可能的流产原因，参考其检查参数和依据。如以前怀孕胚胎的情况，是早期妊娠的胚胎发育不良（如胚芽小于停经月份），或是胚胎发育停止（有胚芽、有心搏→无心搏），或是空胚囊，还要了解前次怀孕时的 HCG 值、流产直接因素、胚胎染色体情况等，以供选用合适治疗方案及活血化瘀药。

六、典型医案

病案 1

患者：徐某，女，37 岁。

初诊时间：2015 年 3 月 5 日。

主诉：复发性流产 2 次。

病史摘要：有 2 次不良妊娠史。2011 年怀孕因胚胎不好行流刮术，2013 年因输卵管造影（HSG）检查，提示两侧输卵管阻塞而做了体外授精术（in vitro fertilization，IVF），怀孕后再次流产，以后数次取卵未获卵子，测 FSH 增高。经产史：月经周期 28 日，经期 6～7 日，量中，痛经（一），流产 2 次，末次月经 2 月 25 日，有右侧巧克力囊肿剥除史，随访右侧有小囊肿，目前无冻胚。舌淡苔薄，脉细。

西医诊断：复发性流产伴卵巢囊肿。

中医诊断：滑胎。

辨证：血虚肾亏精少。

治则：益气补肾，养血填精。

治法：内服处方，药用党参 15 g，炙黄芪 15 g，当归 15 g，熟地 15 g，怀山药 12 g，山茱萸 12 g，川断 12 g，菟丝子 12 g，淫羊藿 12 g，丹参 15 g，肉苁蓉 12 g，白术 9 g，补骨脂 9 g，广木香 6 g，仙茅 9 g。14 剂。

二诊：停经 37 日，尿 HCG（＋），已抽血检测 HCG，脉右细滑，左脉细，舌淡苔薄。拟益气养血荣胎，益肾化瘀固胎。处方药用党参 15 g，当归 15 g，丹参 6 g，白术 9 g，怀山药 12 g，炒白术 9 g，荷蒂 15 g，桑寄生 12 g，川断 12 g，杜仲 12 g，炒防风 9 g，焦六曲 9 g。7 剂。

三诊：停经 44 日，二诊检测血 HCG 值 6 299 U/mL，孕酮 P 值 35 ng/mL，守前法。处方中活血之丹参用量加倍。处方药用党参 15 g，当归 15 g，丹参 12 g，荷蒂 15 g，杜仲 12 g，桑寄生 12 g，川断 12 g，菟丝子 12 g，苎麻根 15 g，南瓜蒂 15 g。7 剂。

四诊：孕 51 日，4 日前 B 超见到点状胚芽，心搏（＋），血 HCG（6 299 U/mL→8 329 U/mL），间隔 2 日，孕酮 P（22.83 ng/mL），无出血及腹痛。脉右滑，左细滑，舌淡。仍守前法。处方继续加重丹参用量，药用党参 15 g，炙黄芪 15 g，当归 15 g，丹参 15 g，白术 9 g，川断 12 g，桑寄生 12 g，杜仲 12 g，荷蒂 15 g，菟丝子 12 g，苏梗 6 g，姜竹茹 6 g。7 剂，水煎服。

效果：至孕 65 日复查 B 超，显示胚胎大小与停经月份相符，如上法出入调治至孕 11 周，随访翌年足月诞下一子。

按：患者 2 次流产，由于输卵管阻塞而做试管婴儿，因没有冻胚来调治，在调治过程中自然受孕，孕初，考虑患者有 2 次流产史，肾气不足，营血亏虚，用党参、当归、丹参加补肾安胎药，丹参的用量仅 6 g。在停经 44 日时，血 HCG 值低，仅为 6 299 U/mL，所以王氏在前方基础上加重了丹参的用量，由 6 g 加到 12 g。至孕 51 日时，B 超虽见到心搏，但胚芽点状，小于停经月份，仍有胚胎停止发育的可能，故再次加重丹参的用量至 15 g，并加黄芪 15 g，益气补肾、养血化瘀。至孕 65 日 B 超复查，胚胎大小与停经月份相符，整个治疗过程中丹参用量递增，最大量可加到 20 g。

病案 2

患者：王某，女，32 岁。

初诊时间：2018 年 2 月 22 日。

主诉：早孕 2 周胎不固。

病史摘要：末次月经 1 月 7 日，停经 46 日，月经周期 31～32 日，经期 4～5 日，经量中，不明原因流产史 1 次。此次妊娠，血 HCG 值第 1～2 次翻倍较好，后两次 HCG 上升欠佳，HCG 值 266.70 U/mL（2 月 11 日）→ 673.50 U/mL（2 月 13 日）→ 3 036 U/mL（2 月 18 日）→ 4 344 U/mL（2 月 20 日）→6 023 U/mL（2 月 22 日），B 超示宫内见无回声 0.8 cm×0.5 cm。恶心欲吐，大便正常。舌红苔薄，脉象欠滑利。

西医诊断：早孕（HCG 翻倍不佳）。

中医诊断：滑胎。

辨证：气血不足，肾虚血瘀。

治则：养血化瘀荣胚，补益肾气系胎。

治法：内服处方，药用生地 15 g，当归 15 g，丹参 15 g，赤芍 15 g，苎麻根 15 g，荷蒂 15 g，杜仲 12 g，桑寄生 12 g，川断 12 g，生白芍 15 g，甘草 6 g，佛手 6 g。7 剂。

二诊：停经 52 日，今 B 超测 CRL 值为 7 mm，有心搏，血 HCG 值 15 982 U/mL，恶心呕吐晨晚甚。脉细软滑，舌偏红。药后有便溏，从原意加入健脾之品。处方药用生地 15 g，当归 20 g，丹参 20 g，赤芍 15 g，白术 9 g，山药 12 g，炙黄芪 15 g，苎麻根 15 g，荷蒂 15 g，杜仲 12 g，桑寄生 12 g，川断 12 g，生白芍 15 g，甘草 6 g，佛手 6 g，苏梗 6 g。7 剂。

三诊：停经 60 日，今血 HCG 值 59 236 U/mL，孕酮 P 值 38.153 5 ng/mL。脉滑，舌红。从原意守方加减。处方药用炙黄芪 15 g，生地 15 g，当归 20 g，丹参 20 g，赤芍 15 g，白术 9 g，山药 12 g，苎麻根 20 g，荷蒂 15 g，杜仲 12 g，桑寄生 12 g，川断 12 g，黄芩 9 g，制半夏 9 g。14 剂。

四诊：自 3 月 22 日停经 75 日，B 超示孕囊 40 mm×36 mm×48 mm，CRL 值 28 mm。舌红苔薄，脉滑。前方黄芩改为黄连 3 g，加陈皮 6 g。7 剂。

效果：如此调理五周后停药随访，足月顺利产下一子。

按：这个案例首诊 HCG 值翻倍不好，考虑到有过一次流产史，脉象欠滑利，辨为气血不足、肾虚血瘀，故予以养血化瘀荣胚、补益肾气系胎法，主要选用了当归、丹参、赤芍 3 味养血活血中药，配合杜仲、桑寄生、川断 3 味补肾安胎中药，加苎麻根凉血止血安胎，荷蒂和胃止呕安胎。二诊时怀孕 52 日，HCG 值才 15 982 U/mL，B 超虽见胚芽胎心，但仍有胚胎停止发育的可能，从原意加入益气健脾固胎之品，同时加大丹参、当归的用量。三诊时血 HCG 值已上升至 59 236 U/mL，尚可，脉已转滑，见舌红，继续守方加黄芩清热安胎，四诊时易黄芩为黄连，胎象已稳，故停药随访，顺利产子。本案调理全程用较大剂量的养血活血药配合补肾安胎药，并在辨证的基础上加减治疗后，血 HCG 值上升至与孕期符合，可见活血安胎之效果。

【临床体悟】

活血化瘀，也是保胎法之一。

传统观念认为，怀孕后使用活血化瘀药是一种禁忌，所以一般医生在调理妊娠者时，多不敢使用此类药物。其实不然，在浩如星海的中医古代文献中，我们可以查询到有关保胎用活血化瘀药的论述及方子。可见，保胎用活血化瘀法，古已有之。王氏多年的临床经验也证明，对于某些顽固性流产患者，孕前或孕后使用活血化瘀法可起到意想不到的效果，关键在于辨证，有瘀必用活血药，但要注意活血药的选用、配伍及剂量，特别是孕后使用活血药调理安胎时，须注意以下几点。

（1）用活血化瘀药安胎，必须同补肾、养血或益气健脾药一起运用。

（2）在辨证论治的基础上，参考其他致病原因。

（3）可与患者沟通，说明用药理由及依据，以求患者的配合和理解。

（4）用活血药可从小剂量起步，逐渐加大用量，如当归 12～15 g，丹参 9～20 g，赤芍 6～20 g，川芎 3～6 g，益母草 15 g。

（5）孕前有高胰岛素血症、高血糖、多囊卵巢综合征，孕后血 HCG 值上升欠佳，可尽早足量使用活血安胎药，尤其是前几次流产多是空胚囊的患者。

（6）在保胎过程中有胚胎发育比较慢，即胚芽大小与停经月份不符（小于停经月份）的，或者早期有 HCG 翻倍不好的，酌情尽早足量使用养血化瘀方药。

一般保胎至妊娠 11～12 周时可停药。如有下列情况者，可继续使用活血安胎法。

（1）有胎盘纤维化死胎史，用药至原先发生死胎的时间。

（2）中孕绒毛膜下血肿的完全消失。

（3）单卵单绒双胎预防输血综合征，至少治疗至妊娠 26～29 周。

（4）前胎有妊娠高血压死胎史，再次妊娠预防妊娠高血压的发生，用药到 36 周。

【参考文献】

［1］王唯迪，张华，曹阳，等. 王采文运用活血化瘀法治疗妊娠病经验介绍［J］. 新中医，2020，52（7）：192 - 194.

［2］张雪，须义贞，王采文. 两种中医治则治疗先兆流产 401 例回顾分析［J］. 辽宁中医杂志，2013，40（8）：1599 - 1600.

［3］吕蓓丽，王文君，王采文. 养血化瘀方治疗血瘀型先兆流产临床观察［J］. 上海中医药杂志，2012，46（12）：46 - 48.

（王采文　陈梦娇）

下胎方温经益气活血
治疗胚胎停育

【明医小传】

　　齐聪（1957—　），女，医学博士，主任医师，教授，博士研究生导师。师从著名老中医庞泮池教授。从医 30 余年，临床擅治不孕症（包括单纯性不孕症及辅助试管的不孕症）、妇科肿瘤、月经病等妇科疑难杂症，提出"未病先防，既病防变""溯因求本，预培其损""综合调理，夫妇兼顾""中西结合，及时分流"的特色诊疗理念。精研医理，善于联合多种中医外治疗法，包括敷贴、针刺、膏方等。先后获学校优秀教师奖、大学精品课程奖、上海市卫生系统及医院先进个人等奖项。负责国家自然科学基金及省部级科研项目 10 余项，先后承担 5 种国家级中医妇科教材主编、副主编，参与编写著作 10 余部，近 5 年来发表论文 50 余篇。

【绝技揭秘】

一、技术渊源

　　中医对胚胎停育认识已久，并认为胎停后妊娠物部分或完全滞留宫腔均属于中医"堕胎""胎死不下""恶露不尽""胞衣残留"等范畴，早在《诸病源候论》中就有关于胎停的因证记载——"因惊动倒仆，或染温疫、伤寒，邪毒入于胞脏，致令胎死"，临床表现为"胎处冷"。到明代，陈自明的《妇人大全良方》中有记载："夫妊娠不长者，因有宿疾，或因失调，以至脏腑衰损，气血虚弱而胎不长"，认为胎儿停止发育的原因与母体自身的健康状况息息相关，其他疾病造成的脏腑气血亏损会影响胎儿的生长。自宋代始就认识到本病的危重性和治疗的紧要性，正如《圣济总录·难产门·子嗣腹中》曰："子死腹中，危于胎之未下。"张景岳同样认为胎死腹中可危及孕妇生命，应当"速去其胎"以益母。

胚胎停育的病因病机为气滞血瘀，传统的下胎中药大多以破血化瘀药为主，例如桃仁、红花、三棱、牛膝等，单药或组方服用以下胎。齐氏以温经益气活血法独创齐氏下胎方，临床亦可应用于堕胎不全诸病，见效甚佳。

二、适应病证

胚胎停育、不全流产、人流不全、药流不全、产后胎盘植入。其中，胚胎停育适用范围为孕囊＜3 cm、血 β - HCG＜30 000 mIU/L。

三、方药组成

齐氏下胎方由生黄芪 15 g，当归 15 g，川芎 15 g，桃仁 15 g，红花 9 g，莪术 30 g，三棱 15 g，天花粉 15 g，水蛭 15 g，全蝎 6 g，蜈蚣 6 g，枳实 9 g，制附片 15 g，制大黄 15 g，炙甘草 6 g 等组成。

服药方法：睡前以 200 mL 温黄酒送服，嘱跳绳、跑步，借酒性温热，辅以运动促进血液循环，共同加强祛瘀之效。7 日为 1 个疗程。

四、理论阐释

妇女或平素饮食无忌，损伤脾胃，或先天不足，脾肾气弱，或久劳久病，肾气难继，致使气虚血弱，不能濡养胎元，胎死胞宫，留滞不下而成瘀，形成气滞血瘀的病因病机。治宜温化瘀血，佐行气之品促残血外出，同时益气养血兼顾流产后体虚，正如《素问·调经论》记载："气血者，喜温而恶寒，寒则泣而不行，温则消而去之。"

齐氏下胎方中的生黄芪味甘，性微温，入脾、肺经，具有益气健脾之功效。《名医别录》云：主治妇人子脏风邪气，逐五脏间恶血。《大明本草》中记载其有补血之效，可治血崩。当归味甘、辛，性温，入肝、心、脾经，具有补血调经、活血止痛之功效。《大明本草》记载其可"破恶血，养新血"。川芎味辛，性温，归肝、胆、心包经，具有活血祛瘀、祛风止痛之功效，因其性温香燥，走而不守，可入血分，达血海，适用于妇科各种瘀血阻滞之病症，为血中之气药、妇科调经之要药。桃仁味苦、甘，性平，归心、肝、大肠经，具有活血祛瘀、润肠通便之功效，常用于治疗瘀血阻滞之病症。桃仁与红花皆为活血祛瘀之要药，往往配合使用，作用广泛。红花味辛，性温，归肝、心经，具有活血祛瘀之功效，为妇科常用之品。《开宝本草》中记载："主产后血运口噤，腹内恶血不尽，绞痛，胎死腹中，并酒煮服。"《药性赋》云："其用有四：逐腹中恶血而补血虚之虚，除产后败血而止血晕之晕。"《本草经疏》曰："能止绞痛，下死胎。"《景岳全书》中记载："惟入血脉，多用女科。少用可活血引经，多用能破血通瘀。可下死胎。"莪术味苦、辛，性温，归肝、脾经，具有祛瘀通经消癥、行气消积之功效。张锡纯曰："性近和平，而以治女子瘀血，虽坚如铁石亦能徐徐消除。"三棱味苦，性平，归肝、脾经，具有破血行气、消积止痛之功效。《本草纲目》中记载可治疗"产后恶血"。《开宝本草》中认为其有堕胎之效。三棱为血中之气药，善破血中之气，以破血通经为主；莪术为气中之血药，善破其中之血，以破气消积为主。两药相伍，气血双施，疗效更佳。天花粉味甘、微苦，性微寒，归肺、胃经，具有清热生津、消肿排脓之功效。水蛭味咸、苦，性平，有小毒，具有破血、逐瘀、通经之功效。《本经》云："主治恶血、瘀血、月闭，破血瘕积聚。"《别录》中记载其可堕胎。《本草汇言》中称其为"逐恶血、瘀血之药"。全蝎味辛，性平，有毒，归肝经，具有攻毒散结、通络止痛之功效。枳实味苦，性微寒，归脾、胃、大肠经，具有行气除胀满，消积导滞之功效。熟附片大辛，大热，有毒，归心、脾、肾经，具有温脾肾、散寒止痛之功效。制大黄即熟大黄，泻下力缓，味苦，性寒，归脾、胃、大肠、心包、肝经，入血分，具有行瘀通经、攻积软坚之功效。《本草新编》中云："大黄性甚速，走而不守，善荡涤积滞……导瘀血，滚痰涎，破癥结，散坚聚，止疼痛。"炙甘草味甘，性平，入十二经，具有补中益气、泻火解毒、缓和药性、缓急定痛之功效，可降低方中药物的毒性。《名医别录》记载可"解百药毒"。黄酒味苦、甘、辛，具有活血驱寒、通经活络之功效，相较于其他酒类，酒精度适中，是理想的药引，可增强其他药物之疗效。

纵观全方，全蝎通络止痛，黄芪、枳实相伍，补气破气，以促死胎排出，三棱、莪术、水蛭配合桃红四物汤加减以破血逐瘀，制大黄活血软坚，使瘀毒之邪从胞宫排出，炙甘草健脾和中，调和诸药，黄酒为引药。附子和天花粉虽为十八反之一，但历代名家均有应用，非绝对配伍禁忌。且已有实验验证，两者相伍无明显毒性。以上诸药合用，共奏温经益气活血下胎之效。

五、注意事项

（1）服药期间密切观察腹痛、阴道出血及胚胎排出情况，如有大出血，及时就医。

（2）大小便在盆里，收集阴道排出组织以供医师判断。

（3）1周后门诊随访，复查血β-HCG及阴超。

（4）2周内忌食寒凉、辛辣刺激食物。

（5）忌盆浴及性生活直至月经复潮。

六、典型医案

病案 1

患者：方某，女，44岁。

初诊时间：2020年7月22日。

主诉：孕62日，发现胚胎停育1日。

病史摘要：患者末次月经为2020年5月21日，2020年7月22日查阴超示：宫内早期妊娠（孕囊25 mm×11 mm×20 mm，未见心管搏动），2020年7月25日复查阴超示：宫内孕囊22 mm×17 mm×16 mm，未见心管搏动；血β-HCG 40 183 mIU/L。现患者要求中药下胎，求诊于齐氏门诊。刻下：患者无腹痛及阴道出血，纳寐可，二便调。舌黯苔薄白，脉细沉。

西医诊断：胚胎停育。

中医诊断：胎死不下（气虚血瘀证）。

治则：温经益气活血。

治法：内服处方，齐氏下胎方加减。药用生黄芪18 g，白芍15 g，当归30 g，川芎9 g，红花30 g，牛膝30 g，桃仁15 g，水蛭15 g，天花粉15 g，制附片15 g，蒲公英15 g，山药30 g，制大黄15 g，王不留行15 g，莪术30 g，全蝎6 g，蜈蚣2条，炙甘草6 g。7剂。

二诊（2020年7月30日）：未见胎下，7月30日查血β-HCG 26 519 mIU/L。继服上方7剂。

三诊（2020年8月6日）：共服上药2周，8月6日查血β-HCG 14 488 mIU/L。仍未见胎下，思所故，未嘱黄酒、跳绳，复嘱，继上方。

效果：2日后患者胎下。

按：临床应用下胎方，至多2个疗程，胎必下，该患者疗程已至而胎未下，一则为其下胎前血β-HCG已超30 000 mIU/L，胚胎活性仍存，留恋不下。二则虑其年岁较大，未嘱温黄酒送服及运动。由此可见，血β-HCG＞30 000 mIU/L亦有成功案例。另外，服药同时须以黄酒温通经脉，慢跑、跳绳促进血液循环，共促祛瘀下胎之效，缺一不可。

病案 2

患者：刘某，44 岁。

初诊时间：2020 年 7 月 22 日。

主诉：产后腹痛 1 月余。

病史摘要：患者 2020 年 6 月 13 日于某医院顺产一男婴，产中发现胎盘植入，先后手剥胎盘 3 次失败，床旁 B 超提示胎盘植入，活动性出血约 1 200 mL，急予输血，待患者生命体征稳定后转该院产科，2020 年 6 月 13 日行急诊子宫动脉 DSA 栓塞术（甲氨蝶呤＋明胶海绵）。2020 年 6 月 16 日复查 B 超：子宫大小为 110 mm×82 mm，宫腔内混合回声为 96 mm×50 mm，CDFI：可见周围少量血流信号。考虑胎盘植入可能性大，患者存在感染及再次出血风险，建议行子宫切除术，但患者拒绝手术治疗。2020 年 6 月 25 日患者出现高热，先后予注射用亚胺培南西司他丁钠＋左氧氟沙星、头孢唑肟抗感染治疗 7 日后患者体温正常，遂出院。现患者为求治疗，求诊于齐氏门诊。刻下：腹部坠胀，小腹隐痛，阴道少量出血，纳寐可，二便调。舌红，苔薄黄，脉细滑。

西医诊断：产后胎盘植入并发感染。

中医诊断：胞衣残留，产后发热（气滞血瘀热结）。

治则：益气活血，佐以清热解毒。

治法：内服处方，下胎方合薏苡附子败酱散加减。药用生黄芪 18 g，生白芍 15 g，当归 30 g，桃仁 15 g，红花 30 g，杜仲 15 g，牛膝 30 g，天花粉 15 g，制附片 15 g，莪术 30 g，全蝎 6 g，炙甘草 6 g，大黄 15 g，王不留行 15 g，红藤 15 g，生水蛭 15 g。7 剂。

二诊：患者诉药后第三日突发高热，最高体温 39.5℃。予上方加用生石膏 60 g，败酱草 15 g，黄柏 9 g，加强清热解毒之效。

效果：继服上药 1 周，患者于门诊等待时突发剧烈腹痛，自行排出胎盘组织，大小约 18 cm×6 cm×3 cm，伴有恶臭，见图 3。

按：《名医别录》曰："蜈蚣，主心腹寒热结聚，堕胎，去恶血。"上方采蜈蚣配合水蛭、全蝎等虫类药物，取其善走血络，可攻毒散结、通络止痛，以峻猛之力急速下胎。莪术、丹参、枳实加强活血之效。附子与天花粉共用可产生毒性，属"十八反"，历来为医者避之。今恰取其之毒，以击疢血之害，为反其道而行之。全方更以桃红四物汤加减黄芪、白芍、炙甘草，通中寓补，祛

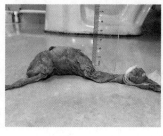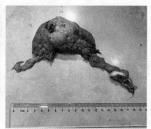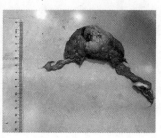

图3　排出的胎盘组织

瘀而不伤正，最大程度养护胞宫，为下一次备孕奠定基石。只此一方，既有"率兵之猛将"，亦有"补益之粮草"，攻下不忘扶正，逐瘀兼有养血。用药大胆，方阵严谨，可窥一斑。

【临床体悟】

未病先防。

药物流产和清宫术是目前治疗胚胎停育的主要手段。前者具有出血时间长、妊娠物残留等缺点，多数需二次清宫；后者可引起宫腔粘连、输卵管阻塞等并发症，损伤女性生育力。对此，现多予以宫腹腔镜、激素补充及对症治疗，其中手术治疗复发率高，激素类制剂疗效欠佳且易致血栓形成、血压升高、水钠潴留、乳房肿痛等不良反应。以下胎方清除胚胎及残留组织，既避免清宫，预防手术损伤内膜及输卵管，又促进产后胞宫复旧，尽可能保护女性生育力，契合中医"未病先防"理念，正如孙思邈于《千金要方》所言："上医，医未病之病。中医，医欲病之病。下医，医已病之病。"

【参考文献】

［1］［隋］巢元方. 诸病源候论［M］. 鲁兆麟主校，黄作阵点校. 沈阳：辽宁科学技术出版社，1997.

［2］［宋］陈自明. 妇人大全良方［M］. 北京：人民卫生出版社，1985.

［3］［宋］赵佶. 圣济总录［M］. 北京：人民卫生出版社，1982.

［4］佚名.《黄帝内经》［M］. 北京：人民卫生出版社，2005.

（齐　聪）

穴位贴敷治疗先兆流产

【明医小传】

殷岫绮（1959—　），女，教授，主任医师，硕士研究生导师。师从已故上海名中医庞泮池教授及现任上海名中医戴德英教授，参师于国医大师朱南孙和夏桂成教授，为长三角妇科流派联盟-海派庞氏妇科负责人，上海市名中医戴德英教授工作室负责人。学术上博采众长、衷中参西、医术精湛、传承创新。从医近40载，善于运用多种中医治疗手段，包括中医外治、膏方调治、饮食疗法、心理疗法等。对不孕症、月经病、更年期综合征、盆腔痛症及产后病的诊治具有一定心得。先后获得过第三届上海"最美女医师"称号、第二届"仁心医者·上海市杰出专科医师奖"、2019年度获上海市"巾帼建功标兵"称号。

【绝技揭秘】

一、技术渊源

穴位贴敷疗法历史悠久，在原始社会里，先民就已学会用树叶、草茎之类涂敷伤口，并逐渐发现某些植物外敷还能有减轻疼痛等作用，这就是中药敷贴治病的起源。有关敷贴的文字记载最早出现于《五十二病方》中："蚖……以蓟印其巅"，即将白芥子捣烂后外敷头顶正中，治疗毒蛇咬伤。而后在《灵枢·经筋》中载有："卒中口僻……治之以马膏，膏其急者，以白酒和桂以涂其缓者。"这一记载被后世称为膏药之祖，开创了现代膏药之先河。之后的甘肃武威汉墓医简，其中57至67、88甲、88乙、89甲、89乙等简方都有用膏药治疗疾病的重要记载。汉代名医华佗也用过敷贴疗法，《后汉书·华佗传》

记载其治疗"肠痈"，开腹缝合后"敷以神膏，四五日创愈"。说明汉代以前通过外敷药物治疗内外诸疾已相当广泛。

三国、两晋时期，针灸学术发展蓬勃向上，同时也为贴敷治疗注入了新的源泉。晋代葛洪的《肘后备急方》除治疗多种病证附有涂敷方外，专门列出"治百病备急丸散膏诸要方"一篇，并有贴穴治内病的记载，如"治疟疾寒多热少，或但寒不热，临发时，以醋和附子涂背上"。虽然文中没有明确指出贴何穴（一般认为是大椎穴），但也是贴敷疗法与针灸穴位相结合进行治疗的最早记载。

唐宋时期医学有了很大的发展，其间有许多综合性的医学著作问世，这些著作中汇集了大量有效的贴敷方药，其中填脐的方剂颇多，如《备急千金要方》中记载："治虚寒腹痛、上吐、下泻，以吴茱萸纳脐，帛布封之。"《千金翼方》中记载："治霍乱吐泻，筋脉挛急……此病朝发夕死，以急救暖脐散填脐。"王焘亦有用盐和苦酒涂脐治疗二便不通等。《圣济总录》中记载："腹中寒冷，泄泻久不愈，暖脐膏贴脐，则病已。"说明在唐宋时期，脐疗已相当普遍，这也为现代医家多选取神阙穴治疗提供了临床依据。

穴位贴敷治疗在明清时期已趋于成熟，明代许多著作已将其作为一种治疗方法专门予以记述。如《普济方》记载："鼻渊脑泻，生附子末，葱涎如泥，罨涌泉。"清代《理瀹骈文》的问世将穴位贴敷推上了一个更高的层次，书中指出："膏药能治病，无殊汤药，用之得法，其响立应。"书中每病治疗都以膏药薄贴为主，对于妇人胎动不安也已有专门论述，书中载有"罩胎饮"，以人参、当归、白术、川芎、黄芩、防风、陈皮、荆芥、生甘草、紫草茸、赤芍、柴胡、白芷、葛根、砂仁组成，煎汤熨敷于脐部。亦有"地榆膏"，以地榆、党参、当归、生地黄、杜仲、续断、桑寄生、砂仁、阿胶、熟地黄、蚕沙组成，为防小产，先贴腰部1个月，7日一换，3个月后，半月一换，满10个月为止。穴位贴敷治疗先兆流产，是殷氏结合古籍并在多年临床实践中而得。

二、适应病证

肾气亏虚，系胎无力之胎漏、胎动不安，可伴有腰酸、下腹坠胀、阴道出血等症状。

三、操作方法

将贴敷药粉加少许陈醋、麦芽糖调成糊状，制成直径3 cm左右药饼，直接外敷于穴位（子宫、天枢、气海），每日 1 次，每次 30 min。

四、理论阐释

"胎漏""胎动不安"常由肾虚、气虚、血热、血虚及癥瘕伤胎所致。历代医家多认为肾虚为其发病的关键。古有傅山，其所著《傅青主女科》云："肾水足而胎安，肾水亏而胎动。"傅山不仅认为肾阴对胎元重要，肾阳的温煦推动也不可或缺；今有哈氏妇科哈荔田，他认为：胎漏、胎动不安多与脾肾、气血、冲任等几个方面有关，其中肾的功能最为紧要，肾不系胎为发病关键。故而安胎之法，重在补肾、健脾，并兼顾益气、养血、清热。

寿胎丸见于《医学衷中参西录》，由清末民初名医张锡纯所创，为安胎名方，此处运用寿胎丸加减，制成贴敷方药，外敷子宫、天枢、气海穴，主要针对的是肾气亏虚，系胎无力之胎漏、胎动不安。该方中以菟丝子为君，张锡纯取菟丝子寄生于草木上之理，比作胎儿寄生于母腹中之理，菟丝子能够促使胎儿吸取母亲的营养，以达安胎之效。原文中如是记载："胎在母腹，若果善吸其母之气化，自无下坠之虞。"现代药理学研究发现菟丝子具有调节生殖系统、内分泌系统和免疫系统的作用。桑寄生，寄生于桑树，侵入寄生植物，分生出许多细小的吸根与寄主的输导组织相连，从中吸取水分和无机盐，以自身的叶绿素制造所需的有机物。其安胎之功效亦如菟丝子，有取类比相之意。张锡纯在《医学衷中参西录》中如是记载："寄生能养血、强筋骨，大能使胎气强壮。续断，性苦、辛、微温，有补益肝肾、强筋健骨、止血安胎之功效。"张锡纯称其"亦补肾之药"。本研究对寿胎丸进行加减，去阿胶而添黄芩，多谓"产前宜凉，产后宜温"，黄芩性苦、寒，具有清热安胎之功效。

气海为任脉之穴，"所以谓之任脉者，女子得之以任养也"。穴位贴敷取气海穴可从阴脉引导阳气下归，而气海穴下左右即为肾，与肾之命门火相和，阴得阳化而生化无穷。子宫为经外奇穴，有调补胞宫、理气和血之功效。天枢为足阳明胃经之穴，又是手阳明大肠经募穴。《素问·六微旨大论》曰："天枢之上，天气主之；天枢之下，地气主之。"天枢是天地阴阳之气交接之处，对生命至关重要。阳明经又是多气多血之经，气血的充盛有助于胞胎的妊养。该三穴均位于中下腹部，除有穴位之近治功效外，又通过经络调节全身，补先天之本，调后天之气血，从而起到固护胎元之功。

从中医传统理论出发，穴位贴敷的作用机制主要通过以下三点：一为药性之偏，中药具有四气五味、升降沉浮和作用归经属性，吴师机指出"外治之理即内治之理，外治之药即内治之药，所异者法耳"，故而外治法亦需根据病情辨证论治，以药性之偏纠人体阴阳之偏颇；二为气穴所发，腧穴是人体脏腑、经络之气血输注于体表的特殊部位，与脏腑脉气相通，同时每个腧穴具有其特殊性，并有双向调节作用；三为经络学说，经络是人体内运行气血的通道，内属脏腑，外络肢节，使人体成为一个有机的整体。穴位贴敷以腧穴为点，激发经络之气，内连脏腑以达到治疗之作用。现代研究认为穴位处较周围皮肤具有高敏性、电容大、电位高等特性，而经络系统是低电阻的运行通道。药代动力学解析结果证实，穴位经皮吸收具有双通道、双过程复合的特征，且穴位可能存在特殊的加速吸收通道。同时药物对机体有局部的刺激作用，使局部的温度增高，毛细血管扩张，促进血液循环，还可刺激皮肤的神经末梢感受器，通过神经反射，激发机体的调节作用。

五、注意事项

选用醋、麦芽糖调敷药粉，效果虽然相对较好，但有些患者可能会出现皮肤过敏现象，可以选择用水调敷，若用水调敷也发生过敏，则立即停用。

选用本法之前需辨明胎之可安与不可安，若存在难免流产、异位妊娠等情况，不可使用本法。

六、典型医案

患者：高某，女，29岁。

初诊时间：2018年8月9日。

主诉：停经39日，腰酸腹坠3日。

病史摘要：患者既往因未避孕未孕1年余，于门诊长期随访，有多囊卵巢综合征病史且曾有一次胎停史，此次末次月经2018年7月2日，3日前出现腰酸腹坠，自测验孕棒（＋），无阴道出血，无乳胀，稍尿频，稍有恶心，无呕吐，纳尚可，夜寐安。舌淡，苔薄白，脉弦滑。今日测血HCG为3 987 mIU/mL，孕酮56 nmol/L。因稍有恶心，觉中药甚苦，难以下咽。

西医诊断：先兆流产。

中医诊断：胎动不安。

辨证：肾气亏虚。

治则：补肾益气安胎。

治法：住院安胎，每日予穴位贴敷，将贴敷药粉加少许陈醋、麦芽糖调成糊状，制成直径 3 cm 左右药饼，直接外敷于穴位（子宫、天枢、气海），每日 1 次，每次 30 min。住院期间定期监测血 HCG，翻倍较好，2 周后查超声示宫腔内见孕囊，大小 24 mm×20 mm×22 mm，卵黄囊 4 mm，胚芽 7 mm，见心搏。

效果：腰酸腹坠症状明显好转，且出现乳胀，恶心症状明显，为胎气渐旺的表现。

按：此患者因妊娠期间，稍有恶心，不愿服用中药治疗。中医外治疗法包括有贴敷、针灸、穴位注射等，但因针灸及穴位注射均为创伤性操作，可能引起孕妇紧张等不良情绪而未使用。穴位贴敷既能通过刺激穴位局部起到疏通经络、协调阴阳、调理气血、抵御病邪的作用，又能使药物经皮肤直接吸收发挥其药理作用，使药物直达病所。见其曾有不良妊娠史，现又伴有腰酸腹坠、尿频等症状，乃肾气亏虚、冲任不固、胎失所系，故用中药穴位贴敷治疗，既有寿胎丸补肾安胎之功，又有天枢、气海、子宫益气养血，固摄冲任之效。

【临床体悟】

外治之理即内治之理。

庞泮池教授早在 20 世纪 80 年代初期即用毫米微波中药离子导入法治疗输卵管性不孕症。戴德英教授在诊治患者，特别是子宫内膜异位症患者之时，常常嘱其将药渣留下，热敷于下腹部。患者在回诊之时，常诉此法温热，敷后下腹不适多缓解。戴德英教授认为外治之理即内治之理，亦需辨证论治，将对证的药物用在局部，经皮吸收，能加强口服药物的疗效。

从庞、戴两位先生中获取外治法治疗妇科病的灵感，再结合多年的临床经验，中医外治法的魅力完全不亚于中药口服汤剂，特别是对于一些不耐受口服药物的患者，外治疗法是不二之选。穴位贴敷治疗先兆流产，就是在多年临床实践中摸索出来的一个疗效确切的外治技术，通过临床观察，发现其不仅在症状缓解上具有较好的疗效，同时能够促进胚胎发育，改善小孕囊的状况。中医外治法简、验、廉，是中医宝库的瑰宝，值得推广与发扬。

【参考文献】

[1] 朱晓龙. 穴位贴敷疗法的历史沿革及现代研究 [J]. 贵阳中医学院学报, 2010, 32 (2): 1-3.

[2] 田从豁，彭冬青. 中国贴敷治疗学 [M]. 北京：中国中医药出版社，2015.

[3] 哈荔田. 哈荔田妇科医案医话选 [M]. 天津：天津科学技术出版社，1982.

[4] 张锡纯. 医学衷中参西录 [M]. 北京：人民卫生出版社，2006.

[5] 李婧，赵颖，罗颂平. 寿胎丸药理作用研究进展 [J]. 新中医，2015，47（5）：282 - 284.

[6] 谢洋，余学庆. 试述穴位贴敷的作用机理及其临床运用 [J]. 中国医药指南，2008，6（24）：320 - 322.

[7] 刘起华，文谨，王菲，等. 中药穴位给药应用研究概述 [J]. 中国中医药信息杂志，2010，17（2）：104 - 106.

[8] 贺艳萍，肖小芹，邓桂明，等. 中药穴位贴敷作用机理研究概况 [J]. 中国中医药信息杂志，2017，24（3）：134 - 136.

（殷岫绮）

【中医儿科】

董氏指压法治疗婴儿吐乳症

董廷瑶（1903—2000年），字德斌，号幼幼庐主。出生于浙江鄞县中医世家。弱冠之年，家父病逝，即继祖业，独立应诊，以其家学渊源，医术精湛，名闻江浙。抗战避难迁沪，悬壶上海，专擅幼科，名噪遐迩，享誉海内外。1959年晋升为沪上首批主任医师之职。历任静安区中心医院中医科主任、上海市中医文献馆馆长、上海市中医门诊部顾问等职。从事中医工作70余年，以其学识渊博，医术精湛，医德高尚，救治危重病患儿无数，被尊为当代中医儿科泰斗。享受国务院政府特殊津贴。董氏学术思想主要体现在"证治九诀"（明理、识病、辨证、求因、立法、选方、配伍、适量、知变）及"推理论病，推理论治"的论点方面。在诊断上强调儿科之望诊，其中尤以面色、舌苔、形态等为要，并以四诊参合，辨别疾病之阴阳表里，寒热虚实及气血之盛衰。在调制儿病处方用药上，提出"轻、巧、简、活、廉、效"六字要诀，开创儿科新治法。

一、技术渊源

小儿中医外治法，即运用于儿科临床的中医外治法。《理瀹骈文》有云："外治之理，即内治之理；外治之药，亦即内治之药，所异者法耳。"外治，其法理与内治相通，单独或与内治配合用于小儿疾病，安全经济，作用迅速，既可增强疗效，又能有效减免药物不良反应及服药、打针带来的不适，被越来越多的临床医生和家长所接受，是小儿疾病重要的治疗手段。

我国最早的医学方书《五十二病方》首开小儿外治法之先河。晋代《小品方》记载了 21 种小儿外治方法。晋代皇甫谧的《针灸甲乙经》提到针刺法治疗小儿疾病。隋代巢元方《诸病源候论》提出药浴、粉身、膏摩、药枕、灸法等小儿外治法。唐代孙思邈《千金备急要方》收载小儿外治法 27 种，290 条之多。《太平圣惠方》记载了针对小儿的多种外治法，针刺、药浴、艾灸、热熨、药袋、肠道给药、滴耳、吹药等。《颅囟经》运用外敷、喷鼻、药浴、洗眼、糁耳等法治疗小儿病症。南宋刘昉《幼幼新书》小儿内外五官的多种疾病均能在书中找到大量外治文献依据。清代陈复正《幼幼集成》在预防治疗诸病时，采用了大量外治法。清代"外科之宗"吴师机作《理瀹骈文》列儿科膏药方 7 首，以贴药的形式治疗小儿痘疹、余毒未清、痞证、惊风。《医宗金鉴·幼科心法要诀》是流传于清代的中医儿科学习读物，其中一些外治疗法优势病种也有涉及。

古代先贤对呕吐症的治疗，大多采用中药辨证论治，以药饵内服治疗，如《幼科发挥·呕吐》曰："哯乳者，胃病虚也，宜补之，理中汤、丸加藿香、木瓜主之。"但味苦量多的中药难以被患者接受，药入即吐，难以奏效，《幼幼集成·呕吐》中就有"大凡呕吐不纳药食者，最难治疗。盖药入即吐，安能有功？又切不可强灌，胃口愈吐愈翻，万不能止"的描述。现代中医专家遵循古训，结合临床，多以药饵内服治疗，或针刺、推拿配合治疗，和胃降逆止吐为主。如外邪犯胃呕吐者宜疏邪解表，藿香正气散加减；乳食伤胃呕吐者宜消食导滞，保和丸或玉枢丹加减；胃中蕴热者宜清热和胃，黄连温胆汤加味等。西医也无特效的药物治疗该病，虽然胃动力药"多潘立酮、西沙必利"可缓解呕吐症状，但有心血管方面和透过血脑屏障等不良作用，婴儿应禁用或慎用。全国著名老中医董廷瑶教授，世业中医儿科，医术精粹，敢于创新，通过对众多呕吐症患儿的观察和诊疗，发现呕吐与患儿咽喉部的"火丁"有关。所谓"火丁"即"蒂丁"，是指悬雍垂相对面的会厌软骨，局部突起，甚至高耸尖硬，董氏认为因浊邪火热熏蒸形成"火丁"高突，胃失和降，秽浊之气循经而上，刺激咽喉而引起呕吐，因此他另辟蹊径，继承家传，创立以振奋胃气，平复"火丁"的手法为治疗呕吐的良方。根据针灸理论，内脏功能失调，沿其经络系统所产生的反应点，也即具有良效的治疗点。呕吐是脾胃疾患，"火丁"之部位正是足太阴脾经、足阳明胃经在体内循行所过之处。《经》曰："足太阴之脉属脾，络胃，上膈，挟咽，连舌本，散舌下""足阳明之脉……循喉咙，入缺盆，下膈，属胃，络脾。"董氏认为脾气宜升，胃气宜降，"火丁"高突，胃气上逆引起呕吐,则按压"火丁"可作为一良效治疗点,促使脾胃气机调畅,通降复常而奏平逆降浊止呕之效。

二、适应病证

新生儿起或 1 个月左右,喂乳后即刻或 30 min,甚至 60 min 后发生呕吐乳食,量多如注,每日数次,吐后婴儿神情舒畅,仍可再喂食。呕吐虽多,患儿却无病态,属功能性呕吐。西医学认为属小儿胃食管反流(GER)导致的功能性呕吐。

三、操作方法

(1)器械准备:指剪、消毒洗手液。

(2)详细操作步骤:医者剪净指甲,双手清洗 3 次,左手 4 指托住患儿下颌,右手示指呈弓状弯曲伸入患儿舌根部,迅速按压在"火丁"上(解剖位置为会厌软骨部位),加压瞬间即退出,如此完成 1 次手法。

(3)治疗时间及疗程:患儿于进食 2 h 后方能施用本法,指压 1 h 后方能进食,5 日 1 次,3 次为 1 个疗程。

(4)关键技术环节:医者手指消毒,手法准确,视患儿月龄大小掌握指力适度。

(5)注意事项:注意患儿是否有兼证,如发热、口腔溃疡等,如有暂停治疗。

四、理论阐述

《颅囟经》曰:"小儿哕逆吐,皆胃气虚,逆气客于脏气所作,当和胃气。"简述小儿呕吐的病因病理,并提出治疗大法"当和胃气"。现代中医专家遵循古训,结合临床,认为呕吐病因虽有外感、伤乳、寒热、虚实之别,但病机总属胃气上逆,受纳失司,呕吐哕逆交作,故均责之于胃。多以药饵内服治疗,或针刺、推拿配合治疗,和胃降逆止吐为主。董氏指出,婴儿吐乳为患儿咽喉部之"火丁"高突所致。"火丁"是指悬雍垂相对面的会厌软骨,局部突起,甚至高耸而尖硬,是因浊邪火热熏蒸形成"火丁"高突,胃失和降,秽浊之气循经而上,刺激咽喉而引起呕吐。针对婴儿吐乳的特点,董氏认为患儿已病呕吐,饮药亦吐,故创用指压法,以按压手法平复突起之"火丁",旨在振奋胃气,促使脾胃气机调畅,通降复常,而奏平逆降浊止呕之功。

五、注意事项

本法不适用于消化道器质性梗阻、消化道感染、全身性感染、脑神经系统疾病、小脑或前庭功能异常、各种中毒及药物引起呕吐等病症；咽喉红肿、口腔黏膜破损的患儿忌用。

六、典型医案

患者：孙某，男，53 日。

初诊日期：2003 年 12 月 29 日。

主诉：呕吐乳汁 1 个月余。

病史摘要：新生儿奶粉喂养，频频吐乳，常于饮奶后数分钟，甚至 1 h 后呕吐奶汁，量多如注，夹有奶块。曾因腹泻、发热住院 6 日，经治已愈。惟喷射样呕吐频次仍如前，时时哭吵，大便每日 2 次，成形偏软，面红发癣干敛。奶粉每次 100 mL，每日 7～8 次。舌质红，苔薄白，指纹紫红未达风关。

西医诊断：婴儿吐乳症。

中医诊断：呕吐。

辨证：先天不足，喂养不当，胃气上逆。

治则：和胃降逆止呕。

治法：先施董氏指压法 1 次，每 5 日指压 1 次，连续 3 次为 1 个疗程。

二诊（2004 年 1 月 2 日）：外治指压 1 次后，呕吐基本向和，偶有恶心微吐奶 1～2 口。大便调，饮奶正常未吐。

仍予指压法 1 次。

三诊（2004 年 1 月 9 日）：偶有回奶 1～2 口，两便调。原法继用。指压法 1 次，巩固之。

效果：随访病愈。

按：指压"火丁"手法，为当代中医儿科泰斗董廷瑶独创的外治法，即以医者示指消毒后快速按压患婴舌根部的"火丁"上，瞬间即退出，为 1 次疗法。董氏所指的"火丁"，是相当于悬雍垂对面的会厌软骨部位。此手法方便简洁，一般按压 3 次即获吐止，收效甚佳，以此看出外治法在儿科临床应用便捷效佳，能及时止吐，保障了婴儿的营养供给，健康发育，家长欣慰配合。

【临床体悟】

1987 年笔者从上海中医学院毕业进入上海市中医门诊部儿科工作，有幸跟随全国名老中医董廷瑶教授及其学生上海市名中医王霞芳教授门诊。王氏二度拜董氏为师，学习 16 年，在名师的严格督教下，刻苦学习，得其真传，在继承董氏学术思想的基础上，对其独特的诊疗方法加以整理研究。王氏带领董氏继承组成员在临床上广泛应用董氏指压法治疗小儿功能性呕吐症，取得很好的疗效，1985 年应用指压法治疗 40 例婴儿吐乳症，有效率为 95％，1986 年 10 月又总结了 105 例临床资料，有效率达 96.2％。与上海中医药大学合作，运用现代医学手段对其作用机制进行了生理学方面的研究，用猫作实验，证实指压"火丁"，能使猫胃容积即刻扩大，胃收缩间歇大为延长，节律性活动受到抑制，有助于遏制呕吐。

实验证实指压"火丁"治疗婴儿吐乳的机制是一种反射活动，传入途径是指压刺激了舌根及咽部机械感受器，冲动沿脑神经传入延髓。反射中枢为迷走背核，传出神经为迷走神经，此神经末梢兴奋时释放嘌呤类神经介质，作用于胃壁平滑肌，使之舒张，其结果是胃内压降低，胃节律性活动受抑制，从而防止胃内容物的反流溢出，达到根治婴儿顽吐的效果。动物实验结果有力地支持了董氏指压法具有和胃降逆止吐的作用，指压"火丁"是一个良效治疗点，具有坚实的生理学基础。

2001 年作为国家中医药管理局课题"董氏指压法治疗婴儿吐乳症的临床规范化研究"（课题编号：[国中医药科 2001ZL553]），经复旦大学附属儿科医院、上海中医药大学附属曙光医院、江苏省中医院、宁波市中医院临床验证，有效率达 91.25％。

2012 年成立董氏儿科流派传承基地后，在王霞芳老师带领下，我们对董氏指压法治疗适应证进行了进一步的研究。一是用董氏指压法治疗小儿神经性呕吐，研究表明能振奋胃气，促使脾胃气机调畅，通降复常，达到止呕之功。二是用董氏指压法治疗小儿积滞症。用董氏指压法治疗积滞患儿 60 例，总有效率为 98.33％。董氏指压法可促使脾胃气机调畅，改善胃肠蠕动。所以我们认为凡是西医诊断为功能性消化不良、排除消化道器质性、系统性或代谢性疾病病变引起的消化不良，均可用董氏指压法治疗。

董氏指压法疗效大大超过中西医药物治疗，能及时止吐，保证了患儿营养供给，手法简便安全，不需服药或手术，无创伤性，无不良反应，有利于婴儿健康发育，同时又能改善或治愈婴儿胃食管反流，国内外未见报道，具有独创性、先进性、科学性。

【参考文献】

［1］王霞芳，邓嘉成. 临床中医家·董廷瑶［M］. 北京：中国中医药出版社，2001.

［2］汪永红，林外丽. 王霞芳论治小儿脾胃病［M］. 上海：上海中医药大学出版社，2008.

［3］吴耀持. 中医药适宜技术社区推广与应用［M］. 上海：上海科学技术出版社，2010.

［4］封玉琳. 王霞芳儿科临床经验撷英［M］. 北京：中国中医药出版社，2015.

（封玉琳）

新定痫丸治疗小儿癫痫症

【明医小传】

陆鸿元（1925—　），男，主任医师，上海市名中医。上海中医药大学附属龙华医院、上海市中医医院特聘专家，龙华医院"徐小圃儿科学术思想研究室"专家顾问，上海市中医药研究院中医儿科研究所"海派中医流派传承基地（徐氏儿科、董氏儿科）"顾问。字少斋，幼禀家传，其父正斋公为江苏名医，悬壶海安镇西大街，执业46年之久，擅长内、妇、儿科，尤善治疗小儿惊、疳诸疾，邻近诸县求治者颇多。陆氏自1938年起随父侍诊，1962年上海中医学院首届六年制医疗系毕业至龙华医院工作并师从沪上中医泰斗徐仲才先生。20世纪60年代参与创建上海龙华医院肝病病房与门诊，曾任上海市中草药防治慢性支气管炎、哮喘协作组组长、上海地区历代名中医学术研究调研组组长，国家中医药管理局《中国中医药年鉴》副主编等职，其研制的胆荚片被收录入1977年《中国药典》，1991年入选《中国当代古籍整理研究学者名录》。著有《咳喘病患者宜忌120条》《陆鸿元谈疑难病》《出汗异常》等书，并带领传承团队主编《儿科名家徐小圃学术经验集》《徐小圃医案医论集》《徐仲才医案医论集》《徐小圃徐仲才用药心得十讲》等书。其父及门弟子王益谦亦为江苏省名中医，根据其师祖传学术经验，整理刊行《运气辩与临证录》。本文验方"新定痫丸"由陆氏传人刘华骅整理介绍，以飨读者。

【绝技揭秘】

一、技术渊源

癫痫证，俗称羊癫疯，中西医都认为是难治之证。其特点表现为发作性神志昏迷及肌肉感觉麻木等神经功能的刺激现象。

癫痫在中医学的病因学上，有谓因惊恐伤肾，有谓因情志失调伤肝，有谓饮食不节，劳累过度伤脾，风痰随气上逆。证见短暂的失神，面色泛白，又目凝神，但即恢复常态；或见突然昏倒，口吐涎沫，双目上视，牙关紧闭，四肢抽搐；或口中发出类似猪羊的叫声，因而方书记载马痫、牛痫、猪痫、犬痫、羊痫五痫者，当痫病发作苏醒之后，除感觉疲劳外，一如常人，但经久失治，便成痼疾。由于此病发无定时，是以罹斯证者，常发生意外危险！

因传统中药汤剂口感偏苦，小儿哭闹畏服，影响药效，正斋公在祖传治惊良法的基础上，加上多年临证，遍览方书，结合《医宗金鉴》定痫丹和《医学心悟》定痫丸方中化裁制出"新定痫丸"。蜜丸喂服方便，适合小儿口感，陆氏在临床运用治疗多例数获良效。

二、适应病证

小儿癫痫，症见短暂的失神，面色泛白，双目凝神，但即恢复常态；或见突然昏倒，口吐涎沫，双目上视，牙关紧闭，四肢抽搐；或口中发出类似猪羊的叫声，当痫病发作苏醒之后，除感觉疲劳外，一如常人，但经久失治，便成痼疾。

三、方药组成

"新定痫丸"组成：羚羊角汁（粉）1 g，沉香汁 1 g，濂珍珠 1 g，元寸香 0.5 g，天竺黄 2 g，别直参 1 g，白附子 4.5 g，金箔 1 g，陈胆星 1 g，飞辰砂 1 g，铁华粉煅（乳钵研细）1 g，制全蝎 2.5 g，漂甘遂 1 g，朱茯苓 3 g，于潜术 3 g，川黄连 4.5 g，煅青礞石 2.5 g，炼丸如梧子大。

服用方法：用雪水煮陈米糊和药粉为丸如桐子大，量儿年龄大小，体质强弱，每服 1～4 丸，开水送下，每周 1～3 次。

体质虚弱者在"新定痫丸"的同时，加服"新河车丸"，组成：胎盘粉 6 g，丹参 10 g，熟地 10 g，别直参 10 g，杜仲 10 g，于潜术 10 g，茯苓神各 10 g，淮牛膝 10 g，炙远志 6 g，当归身 6 g。研末炼蜜为丸如桐子大，每日 1 次服 3 g，开水过口。

四、理论阐述

中医认为，癫痫病机主要在肝、胆、心、肾，旁及奇经的阴、阳跷督诸经，证之临床，妇女每当月经来潮，往往病即发作，前人之说，良有以也。由于心肾虚怯，肝风胆火倏逆，痰涎上壅，心包经脉闭阻，猝然昏仆，这又是虚实错杂的表现。因此，治疗上朱震亨谓治痫主痰与热，李东垣又有安神之治。张石顽谓痫以补肾为本，豁痰为标，也就是本虚标实之意。《幼科要略》谓"褓褓小儿，体属纯阳""六气之邪，皆从火化，饮食停留，郁蒸变热，惊恐内迫，五志动极皆阳"，说明小儿体属纯阳，疾病易从火化，同时，稚子质薄神怯，脏腑娇嫩气弱，这与成人相比，有其实质差异，也是儿科之特点。为此，同一癫痫之病，在治疗用方，成人与小儿固有相同之处，又有不同之点。

癫痫发作时以实证为主，宜先治其标，治疗原则为平肝息风，豁痰宣窍，清热降火，安神镇惊；发作控制后，正气虚馁，宜治其本，多以益气养心、补脾化痰为主，固本培元。要坚持长期、规律服药，以图根治。

"新定痫丸"，由平肝息风、豁痰宣窍、清热降火、安神镇惊、益气养心、补脾化痰五组药物组成。风痰热是本病之标，是矛盾的主要方面，然而豁痰又非一般祛痰之药所能解决，方中礞石、甘遂、胆南星、白附子、竺黄均为豁炎峻剂，盖痰在膈上，清阳被阻，则眩晕甚而昏倒，痰消则胸阳得展而气顺。第二组是羚羊角、黄连、雪水、全蝎，其作用是平肝阳、熄内风、降心火、祛风炎，因肝胆之火内炽，心离之火上炎，火动则风生，风鼓则痰涌，所以四肢强直，抽搐痰壅，口吐涎沫。第三组是珍珠、金箔、铁华粉，方书谓惊则气乱，气乱则痰涌，上药取其得以镇惊镇逆，以止抽搐。第四组为麝香、沉香，则其宣窍顺气，痰热蒙闭心包，机窍受阻，麝香宣窍透络，沉香顺气降气，气顺则火降痰消，妖雾驱散，使心主神明，清灵恢复。第五组为别直参、于术、茯苓、辰砂，《经》云："正气存内，邪不可干"，脾为生痰之源，脾气不足，水谷精微，输布失职，津聚为痰，水谷之津精，不能和调于五脏，洒陈于六腑，心失所养，所谓久病元气必虚，故以人参、于术、茯苓、辰砂培土益气，安神镇心，以起安抚作用，所谓治病必求其本也。再配合"新河车丸"填补肝肾、固本培元，俾肝肾安靖。龙雷不致上冲，此亦张石顽治本之要旨也。

五、注意事项

服药期内，忌食辛辣油腻食品。使用过程中要随时观察患儿发作次数、发作程度，个别病情严重或大发作时还需配合西医处理，方中一些药物相对稀少，缺乏普遍性，还需要在医师指导下适当调整。

六、典型医案

患者：韩某，男，11岁。

初诊时间：不详。

主诉：发作性昏倒抽搐6年，加重1月。

病史摘要：患儿5岁年底，突然发作昏倒抽搐，头项反张，四肢强直，口吐涎沫，面色青白，不省人事，二便自遗，半小时后方苏醒，外院诊断为"癫痫"，此后经常发作，尤其情绪波动或大便干硬时容易发作，但时间不长，3～10 min苏醒，醒后记不清当时情况。常年口服"丙戊酸钠、卡马西平"效不理想，今年以来发作次频，本月基本每日发作，严重时一日2、3次。大便坚硬，数日一行。刻诊：面色萎黄，喉中痰鸣，右上下肢走路不稳，手脚心热，苔微黄腻，舌质红，脉细滑。

西医诊断：癫痫。

中医诊断：痫症。

辨证：肝肾不足，风痰上扰。

治则：固本培元，豁痰熄风。

治法：新定痫丸，每服1～4丸，开水送下，每周1～3次。

效果：服"新定痫丸"后，大便下痢花红黑白痰液甚多，家人惊骇，以后发作症状逐渐改善，有时虽仍有小发，但右肢强直已不存在，痰壅流涎消失，行走稳健，接近正常状态。之后仍接服此药，巩固疗效，加服新河车丸，培元固本，以竟全功。随访今年已31岁，自述服丸方近三年，以后一直未发，大学毕业后娶妻，生一子体健。

按：本案大便坚硬，数日一行，便是发作先兆，仅在"新定痫丸"中加熟大黄一味，取其清热通腑，同时加服"新河车丸"以培元固本，效果显著。另据陆氏回忆，其表弟自幼体弱多病，先天不足，后天失养，癫痫频作，10岁左右来家玩耍，目睹其发病数次，发时突然昏倒，手足抽搐，口吐涎沫，不省人事，3～5 min苏醒。其母忧心不已，央求正斋公以丸药调理，服药2料后发作逐渐控制，少发以至不发，大约发育前，有断续服了半年"新河车丸"体质大见改善，学习工作一如常人，今年4月因"肿瘤，多脏器功能衰竭"去世，享年88岁。其经丸药治疗康复，得享高龄，中医药功不可没！类似上述服用丸药后显效患者，经随访还有多例，获得患者肯定与好评。

【临床体悟】

癫痫症，古有阴痫、阳痫之分，《医宗金鉴》定痫丹用以治疗阴痫，药味多是养心安神、祛痰镇惊之剂，《医学心悟》定痫丸，其方药亦大同小异。但小儿纯阳之质，不用清肝降火、平肝熄风之药，不能起到止痫之效。

近世西药使用苯妥英钠、丙戊酸钠等治疗癫痫病，对抑制症状不能否定疗效，但要根治，尚有困难，据陆氏所治数例患者随访分析，服用"新定痫丸"控制发作后目前尚未发现复发。

"新定痫丸"对治疗小儿癫痫病，也有病情严重者，服之未效。这里当然有很多因素，如症情分型、服用剂量、服药耐心等，期待大家提出宝贵意见，不断改进更新，为儿童健康保驾护航。

【参考文献】

［1］吴谦. 医宗金鉴［M］. 北京：人民卫生出版社，1962.

［2］程钟龄. 医学心悟［M］. 学库山房，光绪壬寅年重校.

［3］［清］叶天士. 临证指南医案［M］.［清］徐灵胎评. 上海：上海卫生出版社，1958.

（刘华骅）

针药联合治疗儿童抽动障碍

————————— 【明医小传】 —————————

　　赵粹英（1940—　　），女，研究员，博士研究生导师，上海市名老中医学术经验研究工作室导师，享受国务院政府特殊津贴。从医50余年，长期从事针灸治疗神经-免疫相关性疾病的临床与机制研究工作。共发表论文80余篇，取得科技成果10余项，主编著作2部。在应用中医针灸治疗儿童抽动障碍、三叉神经痛、面瘫，艾灸治疗难治性肺结核、艾灸延缓衰老、抗肿瘤等方面积累了丰富的经验，取得了系列创新性的研究成果，赢得广大同行的认可和患者的好评。

————————— 【绝技揭秘】 —————————

　　抽动障碍（tic disorder，TD）是学龄期儿童较为常见的一种精神神经系统疾病，初期主要临床表现为眨眼、咧嘴、皱眉、耸鼻、仰颈、耸肩及清嗓样干咳等运动性抽动，或伴有自言自语、口出秽语等发声性抽动；症状严重者，可出现爆发性动作如踢腿、跺脚等四肢性抽动。在多年临床经验的基础上，赵氏以综合论治儿童抽动障碍为特点，形成了针刺配合拔罐、耳穴贴压，严重者辅以中药内服，愈后应用灸法强壮体质、防止复发以善其后的治疗方案，取得了良好的临床疗效。

一、技术渊源

　　早年赵氏曾先后跟随儿科名医徐仲才教授、呼吸科名医邵长荣教授学习中医临床诊疗经验。徐仲才擅长中医治疗儿科疑难杂症，理论功底扎实，临床灵活应用，坚持方药结合，十分重视小儿阳气护养和脾肾兼顾。邵长荣主张衷中参西，扩展中医内涵，强调整体辨证，提高疗效，治病用药推崇以正气为根本。赵氏刻苦耐劳，专研精进，在丰富跟师经验和临床心得的基础上，逐渐形成了自己对于中医理论和小儿疾病治疗的独到见解与诊疗特色。她擅用针灸疗法，在治疗小儿抽动障碍方面，主张多疗法综合运用，推崇针药结合、针灸结合，配合电针、拔罐、耳穴、放血、快针，取穴采用远近结合、腹募结合、症证结合，常可起"沉疴而愈痼疾"之效，取得临床疗效的最大化。其次，推崇调养机体阳气，秉持徐氏"温养阳气"的观点，善用灸法，鼓舞正气，防治抽动障碍的复发。不仅如此，赵氏还延伸了对"正气"的认识，除了滋养"精"这一人体功能的物质基础之外，还注重气调摄神识的功能特点，关注气对脑和情绪相关的影响，除了每每以头部安神定志穴位作为针刺之起始，还善用快针针刺督脉以调节一身之阳；常取肝胆经、心包经、心经上的对穴以疏肝解郁、清心除烦、镇静安神，共奏调神之效。在神志病的治疗，尤其是小儿抽动障碍、更年期综合征的临床应用上，功效卓著。

二、适应证

主要用于治疗小儿抽动障碍，包括运动性抽动障碍、发生性抽动障碍以及多发性抽动障碍等。

三、操作方法

针刺结合电针疗法为主。主要取百会、四神聪、神庭、风池、大椎、足三里、阳陵泉、三阴交、合谷、太冲进行针刺，以补益肝肾、平肝熄风、健脾化痰、行气祛湿、安神定志。结合随证取穴，肝肾阴虚型加太溪，痰湿阻滞型加丰隆、公孙，脾胃虚弱型加中脘、公孙；随症局部取穴。针刺深度均根据患者肥瘦及穴位可刺深度而定，行提插捻转手法，以得气为度。电针可接风池、抽动部位附近穴位，采用连续波，频率 2 Hz，强度以患者感觉舒适为度，留针 30 min。留针期间其他针刺穴位可用捻转手法行针 2 次。每周治疗 2 次，10次为 1 个疗程。

拔罐、耳穴贴压治疗为辅。针刺治疗结束后，配合拔罐和耳穴贴压辅助治疗。选取大椎、身柱、心俞、肝俞、脾俞、肾俞拔罐，留罐 5～10 min，疏通督脉和膀胱经经脉气血，达到宁心安神、调和脏腑、平衡阴阳的作用。同时，选取耳穴肾、肝、脾、心、神门、皮质下、内分泌及相应抽动部位应用耳穴贴压，以延长穴位刺激时间，加强对脏腑功能的调节作用。

病情严重或针灸效不显者配合中药内服。每遇重症、难治症，通常针灸药并举。依据以往多年的临床经验，小儿抽动障碍临床证型较为常见的有肝肾阴虚型、痰湿阻滞型和脾胃虚弱型。基于辨证论治为原则，基本方为天麻钩藤饮合甘麦大枣汤（天麻、钩藤、石决明、栀子、黄芩、牛膝、杜仲、益母草、桑寄生、夜交藤、朱茯神、全蝎、蜈蚣、羚羊角粉、淮小麦、大枣）加减。肝肾阴虚型配合六味地黄丸加减；痰湿阻滞型配合二陈汤、涤痰汤加减；脾胃虚弱型配合归脾汤加减。

注重灸法预防。抽动障碍多因感冒、精神紧张等因素诱发或加重，要重视疾病复发的预防工作。建议在症状完全缓解后应再坚持治疗1～2个疗程以巩固疗效。根据患者体质倡导应用灸法防病保健以善其后，如灸大椎、肺俞以益气固表预防感冒，灸肾俞、关元以补肾益精强壮体质，灸足三里、阴陵泉以健脾胃、祛痰湿、益气血等，有助于防止本病的复发和加重。

四、理论阐述

目前尚无抽动障碍中医病名的记载，但可见相关症状的描述，如宋代钱乙《小儿药证直诀》中："凡病或新或久，皆引肝风，风动而上于头目，目属肝，肝风入于目，上下左右如风动，不轻不重，儿不能任，故目连轧也""肝主风，实则目直，大叫，呵欠，项急，顿闷；虚则咬牙，多欠气，热则外生气，温则内生气"的论述，将其归于肝风证；明代王肯堂《证治准绳·幼科·慢惊》中："水生肝木，木为风化，木克脾土胃为脾之腑，故胃中有风，瘛疭渐生，其瘛疭症状，两肩微耸，两手下垂，时腹动摇不已，名曰慢惊"，将其归于慢惊病。其他还有将该病归于抽搐、震颤、筋惕肉瞤、痉风、郁证、风痰证、梅核气等范畴。

抽动障碍多属本虚标实之证，以风火痰湿为标，肝、脾、肾三脏为本，阴虚阳亢是主要发病机制。该病病情较为复杂，往往虚实并见，风火痰湿并存。该病多发于儿童期，小儿的生理特点为"肝常有余，脾常不足，肾常虚"。小儿先天禀赋不足或后天失养，而致肾亏，水不涵木，肝肾阴虚，肝阳上亢，亢而生风；或恣食肥甘厚味损伤脾胃，或读书压力大、学习紧张，焦虑忧思伐脾，致脾胃虚弱，气血乏源，运化失常而痰湿内生；或因情志所伤，肝失疏泄，郁而化火。风火痰湿，窜筋走络，则见不自主的多发性抽动；风善行而数变，故患者抽动部位多变；风痰上扰，阻于喉咙，故喉出怪声；风阳升腾，上侮清空，则神机被蒙，秽语叠出。

基于以上病变特点和主要病机，赵氏临床治疗儿童抽动障碍，首取百会穴调神定志，百会是人体诸脉之会，对经络系统有统帅作用，督脉与手、足三阳经和足厥阴肝经均在此交会入络脑，针之可宁神开窍，平肝熄风，健脑益智。而后选用风池配合太冲以平肝息风，清泄肝胆之郁火；四神聪、大椎以平肝潜阳，益气补虚，安神定惊；足三里健脾化痰，三阴交活血祛风，两穴合用强壮脾胃，补益后天以益先天；合谷、太冲行气活血祛风，合阳陵泉以熄风阳，缓筋急，泻肝火。同时配合辨证、随症取穴治疗，诸穴合用共达痰消、络通、风止之目的。

五、注意事项

（1）针刺应注重调神。因患者多为学龄期儿童，针刺之前先用温和的语言进行疏导以缓解患者的紧张情绪，针刺之时则首先采用安神定志的穴位进行刺激，使患者脏腑安定，气血调和，而后行针施术补虚泻实。

（2）灸法预防善其后。抽动障碍多因感冒、精神紧张等因素诱发或加重，应特别注意疾病复发的预防工作。首先，在症状完全缓解后应再坚持治疗1～2个疗程以巩固疗效。其次，根据患者体质倡导应用灸法防病保健以善其后，如应用温和灸大椎、肺俞以益气固表预防感冒，温和灸肾俞、关元以补肾益精强壮体质，温和灸足三里、阴陵泉以健脾胃，祛痰湿，益气血等，有效防止本病的复发和加重。艾灸操作简单，安全性较高，患儿和家长可在医生指导下有效开展。

（3）应注意重视调摄。日常生活调摄对于帮助疾病的治疗和防止复发具有重要意义，如注意保暖预防感冒、避免过度疲劳和剧烈运动、少食寒凉厚味以及煎炸烧烤食品以免损伤脾胃等。同时注重患儿的心理健康，注意疏导患儿情志使其正确面对疾病；嘱咐家长对待患儿学习上要适度要求，多予患者安慰或鼓励，耐心帮助和关爱患儿，减少心理压力，防止患儿精神过度紧张，避免情绪波动。

六、典型医案

患者：宋某，女，9岁。

初诊时间：2005年8月24日。

主诉：反复清嗓子半年余，加重1个月。

病史摘要：患者半年前在无明显诱因下出现反复清嗓子，频率尚可，故而家长未予重视。1个月前患者清嗓子频率明显增加，甚至伴有咽喉发声，出现眨眼、点头，曾于多家医院就诊，诊断抽动障碍，予1/4粒氟哌啶醇每日2次口服治疗。症状时轻时重，未见明显缓解，遂来上海市针灸经络研究所门诊就诊。刻下：清嗓子时有，频率较高，偶有眨眼、点头。胃纳可，二便调，睡眠质量一般。脾气急躁，注意力集中较为困难。舌质红偏干，苔薄白，脉细。有慢性鼻炎病史。

西医诊断：抽动障碍（多发性抽动症）。

中医诊断：痉病。

辨证：肝风内动证。

治则：平肝熄风，柔肝止痉。

治法：针刺。主穴：取百会、四神聪、神庭、风池、大椎、曲池、足三里、阳陵泉、三阴交、太冲。随症：取攒竹、天突、上廉泉、廉泉、膻中。天突、膻中平刺，攒竹斜刺，百会、四神聪、神庭、风池、大椎、曲池、太冲、足三里、阳陵泉、三阴交、廉泉、上廉泉选择直刺，针刺深度均根据患者肥瘦及穴位可刺深度而定，行提插捻转手法，以得气为度。廉泉、风池接电针，连续波，输出强度以患者感觉舒适为度。留针45 min。余穴留针期间用捻转手法行针2次，每穴10 s左右。针刺结束，配合拔罐疗法，取大椎、肺、心、肝、肾背俞穴、督脉为主，留罐5～10 min；耳穴贴压，取肾、肝、脾、心、神门、皮质下、内分泌及相应抽动部位，每次每穴30 s，每日4次。

效果：1周后，患儿清嗓子有所好转，原方治疗；1个月后，患儿清嗓子频率、强度明显降低，原方治疗；2个月后，患儿眨眼偶有，无其他症状，考虑原方治疗有效，其间西药逐渐减量；半年后，患儿无明显抽动症状，予针刺巩固治疗半年。

按：抽动障碍的临床表现早期以面部抽动为主，继而出现摇头、耸肩、躯干四肢肌肉多发性不自主抽动、喉中发出奇特叫声等，少数患者不自控地骂人。根据患者病史和临床症状，是一个比较典型多发性抽动障碍的病例。依据其临床特点，应归属于中医病名"痉病"范畴。该病多发于学龄期儿童，生理特点主要为"肝常有余，脾常不足，肾常虚"。儿童抽动障碍主要病机为肝肾阴虚、肝失所养、风动痰阻，属本虚标实之症。针灸治疗应以扶正祛邪立法，多选用补益肝肾、祛风化痰、醒脑开窍、健脾益智的穴位，同时辅以中药、耳穴贴压、拔罐等，达到祛风通络、养肝益肾、安神定志之效。本病例患儿证属肝风内动证，治拟安神定志，平肝熄风，柔肝止痉，故而取百会、四神聪、神庭以开窍宁神；大椎以疏通督脉、清泄风阳、调神导气；风池以清泄肝胆之郁火，镇静安神；合谷、太冲开四关，合阳陵泉以熄风阳、缓筋急、宁神志，选择攒竹、廉泉、上廉泉对症处理眨眼、清嗓子症状。患儿经针灸综合治疗一段时间后，病情有了较好的缓解，但因原本有口服小剂量西药治疗，故而病情稳定期间，考虑进一步撤减西药，严格按照减药原则，2周减一次剂量。数月随访，患儿因学习、感冒等原因症状时有反复，程度较前减轻，随证（症）处理，后未有明显复发。随后几年，患者有不定期前往门诊巩固治疗，病情一直较为平稳。目前该名患者已大学毕业，参加工作，无明显抽动症状。

【临床体悟】

　　抽动障碍目前发病机制尚不十分明确，临床症状的多变性、共患病的产生以及药物治疗的非特异性、不明确性都给患儿和家长带了沉重的心理和经济负担，这是一段需要勇气和耐心才能克服的经历。抽动障碍的治疗目前主要以药物口服为主，足量药物虽能部分控制症状，但其不良反应同样明显，尤其是锥体外系表现，往往使得治疗本身难以持续。因此，进一步寻找和发掘能有效改善临床疗效、降低药物不良反应的治疗方案是患者和家长一直以来关注的重点和需求。基于长期临床经验，赵氏以辨证论治为主要原则，坚持针药联合，配合心理情绪支持，摸索出一套较为系统、行之有效的治疗儿童抽动障碍的针灸综合疗法。应用该方法治疗儿童抽动障碍，临床有效率达80%以上，逐渐形成了特色治疗方案。

　　赵氏常年从事儿童抽动障碍的临床诊疗，过程中积累不少的经验和体会。例如，在选择合理的治疗方案时，慎重权衡治疗效果与副作用之间的利弊，建议早期短暂性抽动和轻度的慢性抽动尽量不用药物，给予针灸早期介入，有助于及时控制症状，缩短病程，减少用药剂量等。例如，根据每位患儿的临床特点，灵活用穴，提高临床疗效。赵氏强调随症处理的重要性，结合抽动部位，选择局部穴位进行针刺，往往能提高临床疗效，如翻白眼可加睛明穴；耸肩可加肩井穴；蹬脚可加承山穴等。例如，针对病情严重、抽动比较明显的患儿，赵氏常常会应用快针治疗，如督脉和膀胱经背俞穴，加强穴位刺激和经络调节效应。本病为一长期慢性、反复波动性疾病，具有病程长、易复发的特点，因此必须坚持3个月至半年以上的治疗。同时，赵氏十分关注患儿可能存在的共患病。约50%抽动障碍患者伴有1种或1种以上心理行为障碍，被称为共患病，如注意缺陷多动障碍、学习困难、强迫障碍、睡眠障碍、情绪障碍、自伤行为以及品行障碍等，不仅增加了疾病的复杂性和严重性，严重影响了学习、社会适应能力、个性及心理品质的健康发展。赵氏治疗时十分注重调神，针刺之前先用温和的语言进行疏导以缓解患者的紧张情绪，针刺之时首先采用安神定志的穴位如百会、四神聪、神庭等进行刺激，使患者脏腑安定，气血调和，而后行针施术。赵氏提出日常生活调摄对于帮助疾病的治疗和防止复发具有重要意义，如注意保暖预防感冒、避免过度疲劳和剧烈运动、少食寒凉厚味以及煎炸烧烤食品以免损伤脾胃等。她还注重患儿的心理健康，注意疏导患儿情志使其正确面对疾病；嘱咐家长对待患儿学习上要适度要求，多予患者安慰或鼓励，耐心帮助和关爱患儿，减少心理压力，防止患儿精神过度紧张，避免情绪波动。抽动障碍尤其是多发性抽动症的临床康复不仅涉及患儿的生长发育，还与生活中各种诱发因素相关，需要患儿、家长和医生的耐心鼓励和坚持不懈。

【参考文献】

［1］马晓芃. 赵粹英针灸学术经验集［M］. 上海：上海科学技术出版社，2020.

［2］沈颖，赵粹英，孙吉山. 电针加耳穴治疗小儿抽动症 150 例临床观察［J］. 中国针灸，1999，19（S1）：187-188.

［3］赵粹英，孙吉山，王哲. 针刺结合中药治疗小儿抽动症 120 例［J］. 辽宁中医杂志，1998，（6）：42.

（张　丹）

【针灸科】

太阳炷燎法治疗寒凝血瘀诸证

━━━━━━━ 【明医小传】 ━━━━━━━

严苍山（1898—1968 年），名云，浙江宁海人。家学渊源，幼受庭训。其后获亲炙于丁甘仁先生，与秦伯未、章次公、程门雪等为同窗知己。20世纪 20 年代，中医事业处于风雨飘摇中，严氏为拯救中医学，1927 年与秦伯未、章次公、许半龙、王一仁筚路蓝缕，创建中国医学院并执教，后又执教鞭于新中国医学院，桃李遍布大江南北。1931 年被聘为中国国医馆发起人。20 世纪 20 年代末，主持前四明医院工作。抗日战争期间，任上海仁济善堂董事，负责难民收容所医疗工作。曾受左翼作家柔石延请为鲁迅治病。解放后，组织卢湾区第二联合诊所。曾任上海中医学会常委兼秘书组长，上海中医文献研究馆馆员，上海市卫生工作者协会执行委员，上海中医学会常务委员兼秘书长。当选为上海市第五届政协委员。严氏擅治急症、重症，所创疫痉（脑膜炎）"三护一防"（护脑、护津、护肠、早防）防治法，颇具创见及疗效。对内伤杂病善于攻补调理，临床擅用北沙参，时有"严北沙"之称。自拟新方治疗慢性肝病、慢性肠炎、风湿性关节炎等病有独到之处。著有《疫痉家庭自疗集》《汤头歌诀续集》等，遗有《严苍山先生医案》稿。

严世芸，严苍山之子，教授，博士研究生导师，上海中医药大学终身教授，从医从教 57 年。曾任上海中医药大学校长、上海市中医药研究院院长。历任全国高等医学教育学会常务理事，全国高等中医教育学会顾问，全国中医药高等教育学会教育评估研究会理事长，中华中医药学会副会长，上海中医药学会会长。1995 年被评为上海市名中医，2017 年获得首届全国名中医称号。上海市文史馆馆员，《辞海》副主编，香港大学中医学院名誉教授，香港中文大学中医学院名誉客座教授，英国伦敦都市大学荣誉博士，泰国华侨崇圣大学荣誉博士，担任 WHO－ICTM（WHO 传统医学国际疾病分类项目）中国专家顾问组组长、ISO/TC 249 国际标准化组织/中医药技术委员会专家顾问。享受政府特殊津贴。上海市第八、第九届政协委员。获得第六届全国高等学校教学名师、第四届上海市高等学校教学名师，获中华医学会医学教育分会终身成就奖。

【绝技揭秘】

一、技术渊源

雷火针，在民间流传已久。唐代陈藏器所撰《本草拾遗》中已有记载，盛行于明清。明初朱权《寿域神方卷三》中云："用纸实卷艾，以纸隔之点穴，于隔纸上用力实按之，待腹内觉热，汗出即瘥。"太乙神针在雷火神针基础上发展而来，它是以经络学说为原理，用中药粉末加上艾绒制成艾条，施灸于穴位上的一种灸法。清代韩贻丰于 1717 年撰成《太乙神针心法》，但未将这一道家特殊灸术及制针方药公诸于世。直至雍正末年（1735 年），范毓馪始将其药方传给周雍和，周氏编有《太乙神针》一书。太乙神针是无痛灸法而且疗效卓著。太阳炷燎法是严苍山先生根据雷火针与太乙神针的原理，经过改良，用多种药物制作炷燎，进行局部或穴位热熨的一种疗法。

二、适应病证

本方能祛风逐寒、行瘀运气，其效可补一般治疗所不及。本燎可用治于风湿性关节炎、四肢腰背酸痛、落枕、面瘫、中风不遂、两手拘急、跌打伤筋、腹中痞块与寒气作痛、头风、哮喘、闪腰、小儿遗尿、产后恶露不止、虚脱、慢性泄泻、痰核瘰疬等。也可用小燎点穴温熨治疗上述疾病。

三、操作方法

药物：蕲艾、苍术、防风、牛膝、草乌、川乌、乳香、没药、麝香等十余味。

制法：上生药晒干（麝香除外），共研细末。先将蕲艾揉软，薄薄摊于纸上（棉纸一层，高方纸三层），次将药末掺匀洒在艾绒上，然后渐渐卷紧，再用线扎好，外用牛皮纸卷封，待干使用。上述一料药，做大燎 2 支（4.5 mm×35 mm），做小燎 3 支（2.5 mm×30 mm）。

用法：用时将燎在烛火上烧着，然后衬粗布七八层，或按穴位、经络，或按患病部位熨之，觉烫则移动，不烫则重燃。病重者每日 1 次，轻者隔日 1 次，以愈为度。

四、理论阐释

灸疗利用药物燃烧时的热量，通过悬灸的方法刺激相关穴位，其热效应激发经气，使局部皮肤肌理开放，药物透达相应穴位内，起到疏经活络、活血利窍、改善周围组织血液循环的作用。其燃烧时的物理因子和药化因子，与腧穴的特殊作用、经络的特殊途径相结合，产生的一种"综合效应"。经络、腧穴对机体的调节是内因，药物的燃烧是外因，两者缺一不可。炷燎灸燃烧时产生的辐射能量是红外线和近红外线，通过对人体面（病灶周围）、位（病灶位）、穴形成高浓药区，在热力的作用下，渗透到组织深部来调节人体各项功能。它可激励人体穴位内生物分子的氢键，产生受激相干谐振吸收效应，通过神经体液系统调节人体细胞所需的能量，达到温通经络、祛风散寒、活血化瘀、散瘿散瘤、扶正祛邪等功效，治疗人体疾病。

严世芸在严苍山太阳炷燎的基础上，对其科学机制、临床应用、剂型改良做了进一步实践探索。"严氏太阳炷燎"2018 年立项"上海市进一步加快中医药事业发展三年行动计划（2018—2020 年）"，2019 年入选中华中医药学会适宜技术国际推广培育项目。根据心、肝、脾、肺、肾五脏辨证配比，针对经络循行线路和特定穴位的刺激，激发全身经气，在局部产生药物浓度的相对优势，有更强的温经散寒、行气化瘀止痛之功，扩大了太阳炷燎的临床应用范围，用于颈肩腰部冷痛，四肢冷痛，心胸部冷痛，哮喘、慢性支气管炎、慢性肺炎，脘腹冷痛，寒湿腹泻，痛经，性功能下降等的调节改善。特别对"苍山贴脐暖宫法对血瘀型患者冻融胚胎移植结局及子宫内膜容受性的影响"进行了实验研究。选自 2019 年 6 月至 2020 年 12 月就诊于上海中医药大学附属曙光医院生殖中心准备行冻融胚胎移植的患者，最终纳入符合标准的 109 例，包含药物贴组 37 例，空白发热贴组 37 例，对照组 35 例。对照组予雌孕激素替代治疗进行子宫内膜准备。空白发热贴组在对照组的基础上加用空白发热贴，药物贴组在对照组的基础上加用根据太阳炷燎法改制而来的"苍山贴脐片"。结果显示对于血瘀型冻融胚胎移植患者在激素替代准备子宫内膜的基础上，由太阳炷燎法改制而来的苍山贴脐片可以增加患者 A 型内膜、子宫内膜下血流；降低患者子宫动脉阻力指数、搏动指数，改善患者中医临床证候，提高有效率；增加小于 35 岁患者胚胎种植率、妊娠率及持续妊娠率的趋势，值得临床关注。

五、注意事项

（1）凡全身发热，关节肌肉灼热、疼痛、红肿之热痹者忌用。

（2）孕妇腰骶部、腹部禁用。

（3）使用本疗法要注意防止发生烫伤现象。

六、典型医案

患者：谷某，男，37 岁。

初诊时间：1961 年 12 月。

主诉：两下肢麻木不仁、疼痛 3 日。

病史摘要：因工作入水 3 日，寒湿之邪，侵袭关节，遂酿成着痹。脉迟畏冷，两下肢麻木不仁，行履乏力，关节肿痛，大便溏泄。

辨证：感受寒湿之邪过甚，脾胃之阳大伤，故血脉不流，肌肉麻痹，酸软不举也。

治则：温经逐寒，活络宣痹，以破阴凝。

治法：

（1）内服处方，药用潞党参 9 g，熟附块 6 g，川桂枝 4.5 g，苍术、白术各 9 g，羌活、独活各 6 g，公丁香 4.5 g，苏梗、苏叶各 6 g，陈皮 6 g，淡干姜 6 g，生姜 3 片，红枣 5 枚，牛膝 9 g（酒炒）。

（2）太阳炷燎外熨。将炷燎点燃，然后用厚布数层包于炷燎之外（包没燃点之端，勿使透入空气），着肉熨于患处。如患者灼痛不可忍，即移动旁边熨之。待炷燎已熄，布包之端已无热感，则去布。第二次将炷燎点燃，包布再熨，每次治疗，可熨二三次。

二诊：进温阳化浊而祛风湿之剂，自云畏冷、肢麻、浮肿、便溏之患，一剂止，二剂已。但时隔 1 个月，两膝酸麻乏力又作，此一曝十寒，阳不胜阴之故。兹变法仿鸡鸣散以逐寒毒下行。治法：① 内服处方，药用苏叶 12 g，陈木瓜 12 g，白桔梗 9 g，花槟榔 15 g，淡吴茱萸 9 g，陈皮 9 g，牛膝 12 g，川桂枝 6 g，防己 9 g，生姜 8 片。② 太阳炷燎外熨。

三诊：破晓冷服鸡鸣散后，便下黑水多次，两脚麻重较前轻松，是阴寒之气已得下也。唯脉仍迟缓，腿软乏力，盖肾主骨，肾阳依然衰弱也。今予温经暖血，壮骨强筋，以冀复原。治法：① 内服处方，药用潞党参 9 g，川桂枝 3 g，制川乌 4.5 g，川牛膝 9 g（酒炒），陈木瓜 4.5 g，全当归 6 g（酒炒），炒川芎 4.5 g，络石藤 12 g，淫羊藿 6 g，巴戟天 9 g，鹿角霜 9 g，淡吴茱萸 2.4 g。② 太阳炷燎外熨。

效果：随访痊愈。

按： 此病治疗用附子丸与三痹汤数方加减，以温经逐寒、养血祛风为主，又用鸡鸣散以泻其寒毒者，服药数十剂，遂获痊愈。治疗过程中均以自制太阳炷燎外熨，内外合治，故获效较速。风、寒、湿三气致痹各有所胜：治行痹以散风为主，祛寒利湿佐之，参以行血，盖血行则风自灭也；治着痹以利湿为主，佐以逐寒祛风，参以健脾益气，盖土强可以胜湿也；治痛痹以辛温为主，佐以渗湿祛风，参以壮火，因辛温可以解凝寒也。去邪须视邪之深浅，辨明表里阴阳，气虚血虚，又须顾其真气，健脾胃，养气血，于是脉络宣通，气血流畅，邪不得留，则诸痹自已。

【临床体悟】

中医外治法是中医学的重要组成部分，其历史悠久，具有简便价廉，操作方便，起效迅速，适应证广及禁忌证、不良反应少等优点，患者也非常容易接受。临床上痛经的患者，包括同事和研究生，每月需要靠止痛药才能度过痛苦的一周，在使用了苍山贴脐片后，症状明显改善。于是萌发了在胚胎移植前给患者使用，同时观察各种指标以明确其疗效的想法。实验结果让笔者感到很欣喜，苍山贴脐片可以改善患者中医临床证候，增加患者适合移植的子宫内膜类型，增加子宫内膜下血流；降低患者子宫动脉阻力，使血行更畅；增加小于 35 岁患者胚胎种植率、妊娠率及持续妊娠率的趋势。

名老中医经验都是造诣深厚的医家长期临床工作后凝练而来的有效技术和经验，有这样的机会学习和传承，也是非常幸运的。我们将老中医的经验结合现代医学技术，进行实验研究，探讨其靶向作用机制，或者优化组方和剂量，进而促进其推广应用及完善，为传承名医经验提供依据。所谓"站在巨人的肩膀上"，作为新一代的中医人，在继承名家经验的同时，更要守正创新，与时俱进。

【参考文献】

［1］潘华信，严世芸，徐燕. 海派中医丁甘仁内科流派严苍山学术经验集［M］. 北京：人

民卫生出版社，2018.

［2］胡卫成，张云霞，吴辛甜，等. 温和灸源流考［J］. 亚太传统医药，2020，16（8）：180-183.

［3］张荷，孟凡琪，陈秀华.《太乙神针心法》灸法内容及学术思想探析［J］. 中医药导报，2020，26（8）：53-54，62.

［4］王家平，尹海燕，卢圣锋，等. 艾灸温热效应研究概况［C］. 2011 中国针灸学会年会论文集：4372-4378.

［5］沈钦荣，毛水泉. 灸疗的作用机理概述［J］. 中国中医药科技，2001（6）：395-396.

（严　骅）

秦氏头八针治疗紧张性头痛

【明医小传】

　　秦亮甫（1924—2019 年），男，教授，主任医师，博士研究生导师。生于中医世家，秦氏医家第六代传人。历任仁济医院中医科主任、教授、中医科教研室主任，中国针灸学会理事，上海市中医药学会理事，上海市针灸学会常务理事，上海中医药大学、上海市中医研究院专家委员会名誉委员。1995 年被评为上海市名中医，全国首批五百名老中医之一，享受国务院政府特殊津贴，被国家中医药管理局授予全国老中医药专家学术经验继承工作优秀指导老师，获中华中医药学会首届中医药传承特别贡献奖等多项国家和市级奖项。曾十余次赴海外讲学，任法国路易斯巴斯德大学医学院客座教授，为澳大利亚全国中国医药针灸联合会高级顾问和墨尔本皇家理工大学中医系高级顾问，获法国对教育贡献卓著的"依堡卡特"奖章，被誉为"东方神针"。临床擅长针药并施、内外结合的治疗方法；强调脏腑辨证与经络辨证相结合的论点，重视奇经八脉的应用，推崇督脉理论；力倡从"肾"论治老年病，注重食疗辅助，擅长治疗各科疑难杂症。

　　赵海音（1966—　　），男，主任医师，硕士研究生导师。两次公派赴德国从事中医针灸临床研究工作，入围"上海市高层次针推伤临床人才培养计划"，师从全国名老中医、海派针灸大师之一的秦亮甫教授。上海针灸学会理事，上海针灸学会康复专业委员会副主任委员，上海针灸学会刮痧专业委员会副主任委员，联邦德国医生协会会员。先后主持、负责各级各类科研课题 10 余项，参编国家级规划教材及学术专著 10 余部，以第一作者及通讯作者发表专业学术论文 20 余篇。从医 30 余年，擅长针药结合治疗颈腰椎病变、紧张性头痛、痛经、月经失调、代谢异常引起的体重异常及亚健康调理。

【绝 技 揭 秘】

一、技术渊源

针灸系我国传统医学中独具特色的疗法，是中医学的重要组成部分。源起于远古时期的火灸砭石，在长期的实践和各代医家的研究总结中，形成这样一门疗效显著的特色学科。中医针灸历史悠久、内涵丰富，并在世界舞台上展现着其独特魅力。

《黄帝内经》作为现存最早且完整的中医经典著作之一，形成了较为完善的经络体系，并对腧穴、刺法、灸法等进行了详细论述。其中，《灵枢》更因其全面而系统的针灸理论被称为《针经》。《灵枢·五乱》已提及头穴治疗疾病的记载，如其曰："气乱于头则为厥逆，头重眩仆……气在于头者，取之天柱、大杼。"东汉时期张仲景在《伤寒杂病论》中记载了多个针灸处方，提出头痛六经辨证，强调辨证论治，针药并用。魏晋时期，皇甫谧编撰的《针灸甲乙经》中，收录300余腧穴、刺灸方法，并对各科病症的针灸治疗进行了归纳总结，"热病汗不出，而呕苦，百会主之"，即为头部腧穴治疗杂病的相关记载。作为现存最早的针灸学专著，在针灸学发展史中起到了承前启后的作用。自明清时期西方医学传入我国，逐渐打破了中医针灸传统的发展模式，医家衷中参西，尝试通过解剖、血液循环等理论诠释经络，王清任在《医林改错》中对瘀血致头痛的认识也出现于这一阶段。这些实证性研究虽有偏误，但为中医针灸的研究发展开拓了新视角，也是针灸传统理论现代转型的开端。

中华人民共和国成立后，随着中医学的蓬勃发展，针灸学科也相继取得了丰硕的成果。20世纪50年代起，通过对古代针灸文献的研究整理及与现代医学的结合，头部腧穴临床运用再次引起医学家的重视。20世纪70年代起，头针正式出现并迅速得到发展，竞相出现了焦氏头针刺激区、汤氏头皮针、靳三针、通脑活络针刺法等各具特色的流派。同一时期，秦氏秉承临床中对督脉的重视，提出"病变在脑，首取督脉"的观点，以平衡阴阳为依据，拓宽了督脉临床应用的思路。在总结大量临床验案基础上，对头部诸要穴的组合反复筛选、验证，并参考了大脑皮层在头皮的投射区域，借鉴了西医学脑电图测试的10极放置法的电极位置，提出了"头八针"（百会、印堂、风池、率谷、头临泣）理论。

2006 年，赵海音参与上海市高层次针推伤临床人才培养计划，师从秦亮甫。在跟师学习过程中，不断吸收、归纳、总结，并于 2007 年将秦氏"头八针"治法发表在《中国针灸》杂志上，首次完整阐述了秦氏的这一治疗理论。

二、适应病证

头痛、失眠、眩晕、慢性泄泻等症，以及癫痫、多发性硬化、帕金森等神经系统疾患等。

三、操作方法

令患者取仰卧位，选穴头八针（百会、印堂、双侧率谷、双侧风池、双侧头临泣），局部皮肤常规消毒，取 0.25 mm×40 mm 毫针快速刺入，百会、印堂、率谷、头临泣平刺 0.5 寸，风池朝向鼻尖方向直刺 1 寸。令患者得气后行平补平泻法，留针 20～30 min。每周 2～3 次，1 个月为 1 个疗程。

四、理论阐释

中医学认为，头为"诸阳之会""清阳之府"，又为髓海所在，紧张性头痛属中医学中头风、头痛范畴。《阴阳十一脉灸经》载"是动则病，渔（肿），头痛，其所产病"，《素问·五藏生成》载"头痛巅疾，下虚上实，过在足少阴、巨阳，甚则入肾"等都是最早关于头痛病症的记述。"风气循风府而上，是为脑风"（《素问·风论》）；"寒气入经而稽迟，泣而不行，客于脉外则血少，客于脉中则气不通，故卒然而痛"（《素问·举痛论》）；"头痛谓邪气外在经络，上攻于头所致也"（《伤寒明理论》）；张仲景在《伤寒杂病论》中强调以六经分治头痛；"头风之证，素有痰饮，或栉沐取凉，或久卧当风，以致贼风入脑入项"（《医学入门》）……历代医家从风邪、寒邪、气滞、痰厥、血瘀等多种病因病机入手，对头痛这一病症进行了探究与论述。

紧张性头痛的病因病机主要为情志内伤，饮食劳倦，局部劳损导致气血失常，气血不通、不荣则筋脉失养，拘急作痛。素体虚弱，阴血亏虚为发病根本。在感受外邪、情志失调、饮食劳倦、局部劳损等情况下，患者阴血亏虚加重，筋脉失养加剧，头痛发作。

秦氏一向重视督脉运用，认为针刺督脉，培补真阳，疏通经气，取督补肾，以使上下贯通、阳气通达。紧张型头痛的不荣、不通恰好与此治法理论相对应。此外在穴位组合上，也颇见其妙思。头八针中前两穴均在督脉——百会乃百脉之会，有"三阳五会"之称，位于人体最高点，为诸阳之会、百脉之宗，有清热开窍、健脑宁神、回阳升气、平肝息风的作用。穴性属阳，又阳中寓阴，故能通达阴阳脉络，连接周身经穴，调节机体阴阳平衡。印堂为经外奇穴，别名曲眉（《千金翼方》），位于督脉经沿线上，有镇静安神、醒脑明目、宣通鼻窍的作用。二穴合用，乃秦氏"病变在脑，首取督脉"的理论，贯通头部督脉，秉承其"贯通督脉，以治杂病"治疗原则。头临泣为足太阳、少阳、阳维脉之会，具有祛风清热、聪耳明目、安神定志的功效。率谷别名耳尖，为足太阳、少阳之交会穴，有平肝息风、通经活络的作用。风池为足少阳胆经和阳维脉之会，有通经活络、调和气血、疏风清热、醒脑开窍、聪耳明目的作用。八穴共用，较之于单一经穴或四神聪等运用，可更好地沟通头部各经脉气血流通。

另外从现代解剖学的角度来看，"头八针"也有其科学之处。这8个穴位附近都分布有脑部重要的神经及血管，而这些血管神经与脑源性疾病关系密切。针刺此八穴能有效刺激脑部动静脉的血流，促使血流通畅，同时对于局部神经的刺激，也能改善神经介质释放，使神经介质紊乱状况得以改善。多因素作用下，共同达到镇静安神、活血舒筋、疏风行气止痛的功效。同时秦氏头八针选穴精简方便，操作安全简单，利于临床应用与推广。

五、注意事项

针刺治疗需注意患者机体状态，勿在过饥过饱过劳时施针，如出现头晕、冷汗出、面色苍白等晕针状况时应该立即起针，嘱患者去枕平躺休息，若出现昏厥可予以人中、合谷穴位点按帮助复苏。

治疗前应排除其他导致头痛的器质性疾病。

六、典型医案

患者：陈某，男，17岁。

初诊时间：2017年9月17日。

主诉：头痛1年余，加重1周。

病史摘要：患者14个月前因学业压力陡增出现枕颈部头痛，疼痛剧烈时可累及双侧太阳穴，疼痛呈钝痛、无搏动性。每月发作次数约10日，发作时通常可忍受，精神压力大或劳累时疼痛加重，服用布洛芬后症状稍缓。至当地医院检查头颅CT示未见异常，颈椎X线片示颈椎曲度稍变直，未予系统性诊治。1周前，因升入高三，学业繁重再次出现头痛，程度明显加重，自诉头部有箍紧感，枕颈部疼痛僵硬，转侧活动时尤甚，持续不缓解，遂来就诊。查体：血压120/80 mmHg，神清语明，表情痛苦，神经系统查体未见异常，肌力5级，肌张力正常。纳可，眼干，便干。舌红，苔薄黄，脉弦数。

西医诊断：紧张性头痛（频发复发型）。

中医诊断：肝阳头痛。

辨证：肝失条达，气郁阳亢。

治则：平肝潜阳，行气止痛。

治法：针刺，选穴百会、印堂、风池、率谷、头临泣。

操作方法：令患者仰卧位，取0.25 mm×40 mm毫针快速刺入，百会、印堂、率谷、头临泣平刺0.5寸，风池朝向鼻尖方向直刺1寸。令患者得气后行平补平泻法，双侧风池穴接电针仪，1 Hz连续波型，留针30 min。起针后自述箍紧感即改善，颈部转侧较前灵活。

二诊：患者隔日复诊，神情轻松，告知治疗后头痛明显缓解，遂要求继续接受治疗。

效果：经过2周治疗，患者头痛消失，能如常完成课业。半年后随访，未有复发。

按：患者证候特征属肝阳头痛，治当以疏肝行气为要。头八针八穴之中，百会乃百脉之会，有清热开窍、健脑宁神、回阳升气、平肝息风的作用，能通达阴阳脉络，连接周身经穴，调节机体阴阳平衡；印堂为经外奇穴，位于督脉经沿线上，配合百会可贯通头部督脉，起到引阳入阴、镇静安神、开窍健脑、调节阴阳的作用。同时，风池、率谷、头临泣属足少阳明胆经，胆经之腧穴有疏肝利胆、清心安神的作用。对症施治，故而病瘥。

【临床体悟】

紧张性头痛为原发性头痛中最为常见的一种，近年来随着现代生活节奏的加快，社会竞争压力的增大，其患病率有逐渐上升趋势。据统计，在国内该类型占头痛的40%，患病率为37%～78%。同时大多数患者常伴有紧张、焦虑、失眠等症状，不仅加重了原有头痛症状，更对患者日常工作及生活产生不小压力。此外，因该病病程较长，病情反复，更是给患者带来莫大痛苦。目前西医对于紧张型头痛的治疗尚无特效的治疗药物，这些药物不仅所需费用较高，停药后复发性高，而且药物本身的不良反应较高。

与此同时，临床上也可发现，越来越多的患者将目光聚焦于寻求中医药的帮助上，中医药治疗优势也得以凸显。其中针刺治疗具有良好的镇痛与镇静、改善机体平衡、解除焦虑、减轻痛苦的作用，疗效好，且不良反应小。另外，头部作为气街所在的部位，通过气街经气内止于脑，加强了头皮与脑髓的紧密联系。因而"直达病所"、操作简便、疗效确切的头皮针也自然从一众治疗方法中脱颖而出。

《内经》言："五脏六腑之精气，皆上注于目而为之精"，即记载了头部腧穴与脏腑间的联系。秦氏"头八针"施治，除对患者头痛症状有明显改善外，对失眠、眩晕，甚至哮喘、便秘等症也有一定程度的缓解。患者在复诊时，常对于"仅取头穴，却治杂病"的疗效大为称叹，也从临床实效上映证了秦氏"首取督脉，以治杂病"理论之切实。并且从临床实用性出发，头八针的取穴简便易行，具有较好的临床优势，亦有相当良好的临床推广前景。

【参考文献】

[1] 徐春花，范刚启，赵杨. 头皮针流派比较及发挥 [J]. 中国针灸，2016，36（6）：663-667.

[2] 赵海音，李璟. 秦亮甫教授"头八针"临床应用撷萃 [J]. 中国针灸，2007（10）：745-748.

[3] 张圣宏，徐炎林，赵海音，等."头八针"治疗紧张性头痛的临床研究 [J]. 安徽卫生职业技术学院学报，2018，17（1）：17-19.

（赵海音）

项丛刺临床应用经验

【明医小传】

华延龄（1924—2002 年），浙江慈溪人，主任医师。大学（文科）毕业后，因父辈从事中药业，故有志于中医。先拜黄少农为师，学习中医内科，继随诸葛文老师专研针灸。5 年的学习生涯，促使他对中医理论有了初步的理解。在此期间，还向沪宁名医黄文东、张简斋、陆春阳、蔡松春等临诊教诲。晚间，进修西医，为嗣后临床打下了扎实的基础。曾先后任龙华医院病房、门诊部主任，上海市针灸经络研究所第四研究室主任，上海市针灸经络研究所学术委员会委员，上海中医药大学针灸临床教研组负责人，曾在各地杂志发表论文 10 余篇。学生遍及世界，曾赴美国、日本讲学，深得国外同道学者的好评。

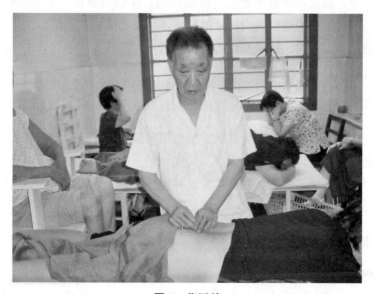

图 4　华延龄

黄琴峰（1951—　），女，副研究员。《上海针灸杂志》主编，《上海针灸推拿医学》副主编、上海市科技期刊学会监督委委员。曾任中国针灸学会实验针灸分会理事、上海市针灸学会常务理事、上海市科技期刊学会理事。长期从事中医针灸现代文献工作，2010 年获上海市科委科技成果三等奖（第二）、2016 年获第七届上海中医药科技三等奖（第一）。主编或执行主编中医论著 10 余册，发表中医针灸论文 80 篇，国内外会议 18 篇。

【绝技揭秘】

华氏在大量临床实践中，用中医辨证论治结合西医病因病机分析矛盾的主要方面，对针灸适应证和疑难杂症刻苦钻研和探索，随着时间的推移和大量病例的积累，逐步形成了其独特的治疗风格，如温通督阳、项丛刺、夹脊刺、骶髂刺、骶丛刺等，现介绍项丛刺临床应用。

一、技术渊源

项丛刺是已故针灸名家华延龄创立的一种刺法，是在后项部多针刺的一种治疗方法。众所周知，颅内是大脑皮层、下丘脑-垂体等高级中枢所在部位，为全身脏腑、器官、肢体各系统指挥中心，其联系通路是借神经、体液、血管等上下传导，而后项部为两者之间必经驿站，深层为脑桥（生命中枢）、交感神经节、网状组织等重要组织，是掌控整体生命功能的重要环节。华氏认为项丛刺法正是通过对这一特定部位的广泛刺激，发挥其良性的调节作用，从而收到应有的效果。

二、适应病证

项丛刺所取部位，主要为督脉、足太阳膀胱经以及足少阳胆经所行。在临床上广泛应用于中风后遗症、癫痫、头痛、帕金森病、脑震荡后遗症等脑源性疾病，对高血压病、哮喘、慢性鼻炎、神经性耳聋、近视、遗尿、风湿性关节炎、感冒、周期性瘫痪、失眠症、神经症、颈椎综合征等都有一定疗效。

三、针刺方法

项丛刺有甲、乙两种刺法。

1. 取穴　**甲组**　纵向取 3 个穴位，即后项正中线的下脑户（位于枕骨粗隆下正中凹陷处）、风府、哑门，横向自风府至完骨（即乳突后下方）作 6 等分，每 1 个等分为 1 个穴位，左右两侧为 12 个穴，甲组共计有 15 个穴位。

乙组 取下脑户、风府、哑门、风池（双），督脉经 3 穴左右旁开 5 分各 1 个穴，第 4~7 颈椎左右旁开 5 分和 1 寸各 2 个穴（左右各为 2 排，每排为 4 个穴，共 16 个穴），乙组共计 27 个穴位。

至于甲乙两组的穴性差异，华氏认为甲组调节作用大于乙组，而乙组直接刺到颈丛，除了调节功能外，对颈丛所经过部位，如心、肺、气管、上肢、脊背上部组织，也能起到一定的影响。

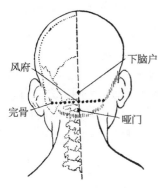

图 5　项丛刺定位图

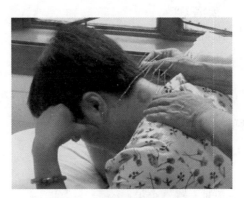

图 6　针刺项丛刺操作图

2. 操作方法　患者俯伏坐位或俯卧位，穴位皮肤常规消毒后，选用直径 0.35 mm，长 40 mm 不锈钢毫针，可用各种方法进针，针刺方向，除下脑户一穴稍偏向下斜刺外，其余均与穴位表面垂直，采用轻度提插，结合小幅度捻转，针刺深度 1 寸左右，达局部酸胀感应为度，留针 20~30 min。

四、理论阐述

项丛刺可用于治疗很多与脑有关的疾病，具有补益脑髓、镇静安神的作用。项丛刺纵向所取下脑户、风府、哑门为督脉经穴，《素问·骨空论》记载了督脉的分支"上额交巅上，入络脑"，《难经·二十八难》："督脉者，起于下极之俞，并于脊里，上至风府，入属于脑。"故该部位与脑有着密切的联系，针灸该部位既可作用于局部，又可作用于全身，有疏通经络、调整气血、补髓益脑、定眩止晕的功能。督脉贯脊属肾，其支脉络肾贯心，其气通于元神之府，故可治元神之府的病患，具有安神益志、健脑调神的功效，对促进睡眠、充养精神、强化记忆具有很大作用。督脉又是人体诸阳经之总汇，具有统摄全身阳气的作用，故针刺该处能引阳入阴，使昼夜阴阳运转得以正常。同时项丛刺所取穴位位于脑府，脑内髓海为元神之府，针刺之还有壮阳气、益精髓、补脑养心神之效，从而达到治疗的目的。

五、注意事项

鉴于上述部位与延髓相近，操作应当谨慎，切忌深刺。

六、典型医案

病案 1

患者：李某，男，19 岁。

初诊时间：1990 年 4 月 15 日。

主诉：尿床 10 余年。

病史摘要：尿床 10 余年，唤之意识模糊，白天小便频，约 10 次左右，头发稀疏，经多种疗法治疗无效。

西医诊断：遗尿症。

中医诊断：遗尿。

辨证：肾气不足。

治则：温通督脉。

治法：纵向取后项正中线的下脑户、风府、哑门，横向自风府至完骨作 6 等分，每 1 个等分为 1 个穴位，左右两侧为 12 穴，共计有 15 个穴位。留针 30 min，每周 3 次。

效果：经 3 次治疗后有效，晚上有尿意能苏醒，又针 2 次后，白天小便次数减少，间隔时间延长，每次量多，每日约 3 次，在治疗期内发现头发稀疏好转。此后嘱其每周治疗 2 次，经治 2 个月，小便正常，头发生长情况良好，基本如常人。

按：正常儿童 3～5 岁神经系统发育日趋完善，膀胱充盈的信号能通过骶脊中枢投射至大脑，产生尿意促使排尿，当其中某一环节出现异常，则发生遗尿。项丛刺通过对特定部位的广泛刺激，提高大脑皮层兴奋性，发挥其良性调节作用，使患儿在膀胱充盈时及时觉醒。根据临床观察，睡眠时较易唤醒的患儿，针刺疗效满意；而唤之意识仍模糊，甚至不能唤醒者，疗效相对较差。

病案 2

患者：张某，男，1 岁。

初诊时间：1989 年 5 月。

主诉：破伤风 2 日。

病史摘要：一婴儿患破伤风，在医院经过多位专家诊治，采用西药治疗，毫无起色，其表现为抽搐、滴水不进、吞咽困难。

西医诊断：破伤风。

中医诊断：筋惕肉瞤。

辨证：邪阻经脉。

治则：通督熄风镇痉。

治法：取后项正中线的下脑户、风府、哑门，横向自风府至完骨作 6 等分，每 1 个等分为 1 个穴位，左右两侧为 12 穴，共计有 15 个穴位。留针 30 min。

效果：用项丛刺治疗 1 次后患儿即能进流质，经过多次治疗，抽搐停止，以后亦无后遗症。曾有多家报社报道过。

按： 静安区中心医院一位医生，参加援摩洛哥医疗队，遇一婴儿患破伤风，在医院经过多位专家诊治，在毫无办法的情况下请医疗队诊治。中医学认为本病多由金创得风，皆因跌仆、金刃或竹木刺戳等破伤皮肉，致风毒乘机侵袭经络，阳邪炽盛引动内风，致经筋功能失常而病，甚至脏气逆乱而成危候。项丛刺具有疏通督脉经气、熄风解毒镇痉的作用。治疗时可采用较强手法，以期通过对该部位的广泛刺激，平调阴阳，尽快缓解全身或局部经脉痉挛。

病案 3

患者：俞某，男，33 岁。

初诊时间：1999 年 6 月。

主诉：15 年前，因摔跤而致头部外伤，此后即时有癫痫发作。

病史摘要：18 岁时因摔跤而致头部外伤，此后即有癫痫发作，平均每月 2～3 次，无明显诱因，口吐白沫，无大小便失禁，约 3～4 min 后逐渐苏醒，泛泛欲吐，昏昏嗜睡，约 1 周后方能康复。由某医院诊断为继发性癫痫，脑电图检查呈阳性。曾服用苯巴比妥、苯妥英钠、三溴合剂等药，仍未能控制发作。针刺前，服用苯妥英钠 0.1 g，每日 3 次，僵蚕片 4 片，每日 3 次。平时头晕失眠，抑郁不畅，记忆力减退。

西医诊断：癫痫。

中医诊断：痫病。

辨证：瘀血阻络。

治则：通督止痛。

治法：取后项正中线的下脑户、风府、哑门，横向自风府至完骨作 6 等分，每 1 个等分为 1 个穴位，左右两侧为 12 穴，共计有 15 个穴位。留针 30 min。

效果：采用项丛刺治疗，每周 2～3 次，发作渐被控制，半年后减去僵蛹片，续治 3 个月后，苯妥英钠改为 0.1 g，每日 2 次。以后逐步减少剂量，乃至停服。头晕失眠等症状缓解，经脑电图复查已正常。

按：本病为颅脑外伤后继发性癫痫，以神经元异常放电导致暂时性突发性大脑功能失调为特征，并且反复发作。项丛刺中下脑户、风府、哑门均属督脉，位于脑部，具有息风解痉、醒脑开窍的作用；其左右两侧 12 穴，位于后项颅底部，与脑有着密切联系，能加强安神醒脑的功效。临床上多数患者都曾用药或正在用药，对这类患者可在维持原有用药得基础上加用针刺疗法，待症情稳定后逐渐减量，直至停药。

【临床体悟】

项丛刺治疗偏头痛。项丛刺所取部位主要为督脉经、足太阳膀胱经以及足少阳胆经所行之处。偏头痛疼痛部位在头，主要为足少阳经循行部位，与足少阳胆经关系密切。因而治疗偏头痛时常针刺与督脉、足太阳、足少阳关系密切的项丛刺。项丛刺能使局部血管舒缩及神经功能紊乱获得调节，使经络通畅，气血调和，通则不痛，从而达到缓解痉挛和镇静止痛作用。采用项丛刺治疗偏头痛，临床观察表明，项丛刺治疗偏头痛总有效率为 87.2%。且病程短患者针刺疗效优于病程长者；轻中度头痛患者疗效优于重度头痛患者；不伴抑郁患者总有效率优于伴抑郁患者。通过简化 McGill 疼痛问卷表，表明项丛刺对偏头痛患者头痛有明显的改善作用。

项丛刺治疗失眠症。项丛刺是在后项部多针刺的一种治法，后项部深层为脑桥、交感神经节、网状组织等重要组织，通过对这一特定部位的广泛刺激，可发挥其良性调节作用。有学者称刺激头部穴位，除了可以解除脑血管痉挛、改善局部微循环外，同时能刺激大脑皮层，抑制大脑异常放电，使人体达到真正放松状态而入睡。采用项丛刺治疗失眠症总有效率为 92.1%，与西药阿普唑仑治疗疗效相当，但其临床痊愈率、愈显率均优于阿普唑仑。项丛刺对 PSQI 各因子评分及总分均有明显的改善。在改善睡眠质量、入睡时间、催眠药物使用、日间功能方面项丛刺明显优于阿普唑仑，且避免了药物的不良反应，患者针后感觉舒适，脑清目明，从而提高了患者的生活质量。

项丛刺治疗颈椎病。夹脊穴位于脊柱两侧，与督脉、足太阳膀胱经相邻，又与督脉之别关系密切，其与多经经气相通。取颈夹脊穴治疗颈椎病，符合局部取穴原则，有疏通经络、荣养脑窍的作用，为临床治疗颈椎病常规用穴。项丛刺所取部位主要为督脉经、足太阳膀胱经以及足少阳胆经所行。故该部位与脑有着密切的联系，针灸该部位既可作用于局部，又可作用于全身，有疏通经络、调整气血、补髓益脑、定眩止晕的功能。项丛刺＋颈夹脊刺治疗椎动脉型颈椎病疗效更好。临床观察显示，颈夹脊刺与项丛刺＋颈夹脊刺比较，临床痊愈率和愈显率项丛刺＋颈夹脊刺疗效高于颈夹脊刺，表明在项丛刺＋颈夹脊刺治疗椎动脉型颈椎病，能明显提高临床痊愈率和愈显率，有较好的疗效。经FS－CSA评分比较，表明颈夹脊刺与项丛刺＋颈夹脊刺患者经治疗后眩晕均有改善，然项丛刺＋颈夹脊刺较颈夹脊刺眩晕改善更明显。

【参考文献】

［1］齐丽珍.华延龄老师学术经验拾零［J］.上海针灸杂志，1995，（3）：97－98.

［2］齐丽珍，马晓芃.项丛刺治疗偏头痛临床观察［J］.辽宁中医杂志，2010，37（5）：911－913.

［3］齐丽珍，马晓芃，杨玲.项丛刺治疗失眠症疗效观察［J］.中国针灸，2008，28（12）：861－864.

［4］齐丽珍，杨玲.项丛刺治疗椎动脉型颈椎病的临床观察［J］.中华中医药学刊，2009，27（2）：306－308.

（黄琴峰　齐丽珍）

头针联合眼针治疗视神经萎缩

【明 医 小 传】

邹菊生（1937—2015 年），男，主任医师，教授，上海市名中医，上海市紧缺临床专科人才带教老师。全国第三届名老中医师带徒指导老师，1964 年毕业于上海中医学院医疗系。曾受范新孚、唐文中、陆南山、姚芳蔚等前辈的教导。曾任上海中医眼科学会名誉主任委员、中西医结合眼科学会顾问、全国中医眼科学会副主任委员、上海市中医药学会常务理事、上海中医及中西医眼科学会主任委员。长期从事中医眼科临床医疗及教学、科研工作。率先开展对眼解剖与中医脏腑分属的研究，通过深部望诊搜集辨证资料，运用于临床。在温病学说的辨证启迪下形成了中医眼科独特的辨证体系。运用古人治疗"风热火眼"的秦皮，在范新孚主任家传秘方基础上，研制秦皮滴眼剂，用于治疗急慢性角结膜炎；用和营清热、清肝泻火法治疗葡萄膜炎；对视网膜脱离手术以后视网膜下积液采用温阳利水法治疗；对慢性单纯性青光眼采用清肝安神利水法治疗等，均获得较好疗效。运用五轮学说进行脏腑分属，创立分层辨证法治疗角膜病。对于视网膜色素变性、视神经萎缩等难治性眼病，邹氏在中医特色针灸治疗上有独到的见解。

朱华英（1978— ），女，中西医结合临床硕士。师从著名眼科老中医邹菊生教授，从医 18 年。以色列 RAMBAM 访问学者；上海中医药学会眼科分会委员；上海市针灸学会眼耳鼻喉专业委员；中国中医药研究促进会眼科分会委员；上海市中西医结合学会眼科专业委员会委员；中国民族医药学会眼科分会理事。擅长中药结合针灸治疗黄斑变性、干眼症、视神经萎缩、葡萄膜炎、糖尿病性视网膜病变、小儿近视、弱视等。率先开展龙华医院眼科"针灸治疗眼病特色疗法"。先后主持及参与各级各类科研课题 10 余项，参编著作 5 部，发表学术论文 20 余篇。

【绝技揭秘】

一、技术渊源

　　眼病针灸作为中医学的一部分，经历了数千年的发展，既是中医眼科学的一个重要组成部分，也是现代针灸医学正在形成之中的一个分支学科。我国古代对眼病的认识可以追溯到上古时期，如早在河南安阳殷墟出土的商期武丁时代的甲骨文中所记载的 20 余种疾病，其中就有"疾目"一项。在我国现存最早的，距今约 2 300 年的针灸医学文献《足臂十一脉灸经》和《阴阳十一脉灸经》中，开始有关于眼与经络的关系和灸所属经脉治疗多种眼病的记载。在两部《脉灸经》中，涉及眼的经脉。晋代皇甫谧的《针灸甲乙经》就有针刺睛明、攒竹等眼周穴位治疗疾病的记载。明清时期是传统针灸学发展的鼎盛时期，正是在这种情况下，针灸治疗眼病的理论和实践在传统层面上也日趋成熟。

　　视神经萎缩是由各种原因引起的视神经纤维、视神经轴索损害而导致的一种临床病理状态。因此，本病并不是一种独立疾病，是由遗传、全身疾病、肿瘤、炎症、缺血、外伤等因素引起的最终结局。本病临床表现为视力减退，视野缩小，甚至最终失明。眼底表现为视乳头颜色变淡甚至呈苍白色。中医学将视神经萎缩纳入"青盲"范畴。"青盲"病名首见于《神农本草经》，后《诸病源候论·目病诸候》对其进行了细致的描述："青盲者，谓目本无异，瞳子黑白分明，直不见物耳。"《灵枢·经脉》记载：目系是"心手少阴之脉"，并与"肝足厥阴之脉"相连。历代医家认为，本病多因先天禀赋不足，肝肾亏损，精血虚乏，目窍萎闭，神光不得发越于外；或目系受损，脉络闭阻，精血不能上荣于目所致。针刺治疗在 20 世纪 50 年代末已有人通过脑电描计研究针刺对大脑皮层的影响，研究认为病态下，针刺可调整皮层的兴奋性，使之恢复正常的生理平衡。且已有研究证实，针刺能够增强视觉中枢的生物电活动，使视神经的细胞新陈代谢与传导功能得到改善，促进局部的血液循环，从而使部分未完全损害的视神经在一定程度上得到修复。既往无论是眼科专著或教科书在讨论本病时均认为视神经萎缩是不可逆转的，因治疗困难，在过去则认为本病属于不治之症。因此，西医学对视神经萎缩尚无疗效确切的治疗手段或干预措施。一般以对症处理为主，常用药物是扩张血管、营养神经等，但疗程冗长，疗效较差。因此，通过我们近几年的摸索和临床反复实践，大胆创新，运用"头针"和"眼针"相结合的方法治疗取得满意疗效。

二、适应病证

炎症、缺血、外伤、青光眼等引起的视神经萎缩病变。

三、操作方法

取穴："颞三针""眼三针"、攒竹、百会、视区、风池、翳明。

配穴：肝肾不足者配太溪、三阴交；脾胃虚弱者配合谷、足三里；肝郁气滞者配太冲、合谷。

操作：选用规格为 $\varphi 0.25\,mm \times 40\,mm$ 和 $\varphi 0.25\,mm \times 25\,mm$ 华佗牌一次性使用无菌针灸针。

头部穴位：① 视区位于枕后隆突，左右最高点（因每个人枕后隆突位置不同，须摸准最高处，左右各一穴）；② 颞三针位置位于颞部，耳尖直上 2 寸处为第 1 针，然后以第 1 针为中点，同一水平向前后旁开 1 寸为第 2 针和第 3 针，针尖与头部呈 $15° \sim 30°$ 向下刺入，针刺深度约占针身 3/4，至局部有酸麻胀或放射至整个头部为度；③ 百会位于后发际正中直上 7 寸，平刺 $0.5 \sim 0.8$ 寸；④ 风池位于胸锁乳突肌与斜方肌之间凹陷处，针刺时针尖微向下，向鼻尖斜刺 $0.8 \sim 1.2$ 寸。以上穴位均采用规格：$\varphi 0.25\,mm \times 40\,mm$ 一次性针具。

眼周穴位：①"眼三针"中的眼 I 针即睛明穴，位于目内眦旁 0.1 寸，行针时嘱患者闭目，医者左手轻推眼球向外侧固定，右手缓慢进针，紧靠眶缘直刺 $0.5 \sim 1$ 寸，进针后不提插；眼 II 针即球后穴，在眶下缘外 1/4 与内 3/4 交界处，操作时轻压眼球向上，向眶缘缓慢进针直刺 1.5 寸，针体与眼球下壁紧贴进入，直达睫状神经节附近患者会有到麻、胀的感觉；眼 III 针位于目正视，瞳孔直上，当眶上缘与眼球之间。嘱患者闭目，医者以左手轻推眼球向下固定，右手持针，紧靠眼眶上缘缓慢直刺 $1 \sim 1.2$ 寸。针尖可先向上微斜进，再向后斜进，针体应在提上睑肌和上直肌之间进针，针下应有较明显的阻力；② 攒竹穴位于两眉头凹陷处，针尖向下平刺 $0.5 \sim 0.8$ 寸；③ 丝竹空位于眉梢处凹陷中，平刺 $0.5 \sim 1$ 寸。以上穴位均采用规格：$\varphi 0.25 \times 25\,mm$ 一次性针具。

注意点：眼周进针时如有抵触感不可强行进入，应避开眼球和血管，进针后不提插。可根据患者病情虚症用平补平泻法，实证用捻转泻法。取针应缓慢操作。取针后嘱患者眼周穴按压 $3 \sim 5\,min$，以免皮下出血。体针针刺方法按常规使用。治疗隔日1次，每次取穴时主穴相同，配穴根据证型选取，每次留针50 min。

四、理论阐释

"颞三针"和"眼三针"是采用了我国著名针灸学家、广州中医药大学首席教授靳瑞教授集历代针灸名家的临床经验之精华，经过反复、系统的临床和实验研究而总结、创造出来的。其中颞Ⅰ针通过率谷及角孙，前者为足太阳、少阳之会，后者为手、足少阳之会，故针刺"颞Ⅰ针"可疏通肝、胆、三焦、膀胱诸经之气，起到平肝息风、清泻肝胆之火，鼓舞少阳生发之气机的作用。"颞Ⅱ针""颞Ⅲ针"均位于颞部——少阳经所在区域，扩大和加强了颞Ⅰ针的治疗作用。且颞三针的位置和颞骨缝有高度重合，此先天发育过程遗留的缝隙，可使头皮处的针感更深入地传入颅内。通过针刺能强烈收缩局部血管，这种收缩会极大程度影响其所伴行营养的神经，大大提高了神经血液的供给。且颅外组织中有丰富血管、神经经颅骨间隙伸入颅内，所以头部穴位对颅内中枢神经的影响极大，这也是我们临床治疗本病强调头针应用的原因所在。

"眼三针"是治疗视神经萎缩的常用穴，能起到调和阴阳、疏通经络、改善眼底血液循环、改善神经传导的功能，进而促进患者的视神经恢复。"三针"的含义源自《道德经》，其云："道生一，一生二，二生三，三生万物。"针灸治疗疾病的精髓也蕴涵于此。其中"眼三针"中的眼Ⅰ针睛明穴，为足太阳膀胱经，又是手足太阳、足阳明、阳跷、阴跷五脉的交会穴。因深层有眼动、静脉本干，布有滑车上、下神经，深层为眼神经，上方为鼻睫神经，故为治目疾的主要穴位。眼Ⅱ针和眼Ⅲ针也分别有动眼神经、眼神经、血管等分布，因此眼三针联合可增强治疗视神经萎缩疗效。

视区穴位头部刺激区，左右各一穴，相当于枕叶在头皮上的投影，布有枕大神经的分支，能有效治疗神经系统疾病及神经系统损伤后遗症等。总之，"选穴精、疗效佳"是针灸临证遵循的基本法则，针刺治疗的优势在于可疏通局部经络气血，对局部病灶的恢复具有重要的意义。

五、注意事项

眼周进针时如有抵触感不可强行进入，应避开眼球和血管，进针后不提插。可根据患者病情，虚症用平补平泻法，实证用捻转泻法。取针应缓慢操作。取针后嘱患者眼周穴按压3～5 min，以免皮下出血。体针针刺方法按常规使用。治疗隔日 1 次，每次取穴时主穴相同，配穴根据证型选取，每次留针 50 min。

六、典型医案

病案 1

患者：陈某，女，70 岁。

初诊时间：2019 年 11 月 7 日。

主诉：左眼视物发暗伴周边区域视物不见加重 3 个月余。

病史摘要：左眼视网膜脉络膜炎致继发性视神经萎缩 1 年。自觉视物不明，周边发暗。口服银杏叶片和甲钴胺片半年余，疗效不佳。自觉视野范围逐渐缩小，视物发暗加重。纳可，大便偏干，夜寐差，梦扰连连，腰膝酸软。舌质红，苔薄，脉细弦。眼科检查：右眼视力 0.8，左眼视力 0.2，双眼压正常。双眼外（一），双眼角膜透明，前房清，晶状体轻度混浊，瞳孔圆，直径 3 mm，光反射迟钝。右眼视网膜平，视神经乳头色正常。左眼视网膜平，视神经乳头色淡，血管细。外院视野检示：左眼四个象限视野均缺损严重，仅存管状视野。

西医诊断：左眼视神经萎缩。

中医诊断：青盲。

辨证：肝肾阴亏。

治则：滋补肝肾。

治法：针刺取穴"颞三针""眼三针"、攒竹、百会、视区、风池、翳明、太溪、三阴交。每周 3 次，每次留针 50 min。

效果：治疗 4 个月后左眼视力提升至 0.6，视野检查示左眼 4 个象限视野缺损范围均明显缩小，视敏度明显提高，部分象限视野基本恢复正常（见图 7）。

按：本病属于中医学"青盲"范畴。主要病机为"玄府之幽源郁遏，脏腑之精华不能上归于目"。有研究表明，视神经萎缩患者普遍存在球结膜微循环障碍，表现为血流速度减慢、血细胞聚集、血流状态改变，而针刺可改善上述情况。故本疗法主穴眼三针均为眼周穴，采用眼周多针深刺，意在疏通目络气血、宣通目窍，其他穴位，如视区穴位头部刺激区，左右各一穴，相当于枕叶在头皮上的投影，布有枕大神经的分支，能有效治疗神经系统疾病及神经系统损伤后遗症等。"颞三针"可疏通肝、胆、三焦、膀胱诸经之气，起到平肝息

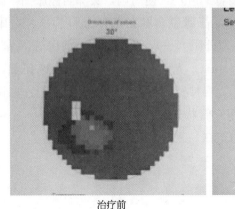 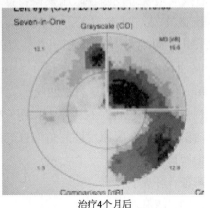

治疗前 治疗4个月后

图7　视网膜脉络膜炎致继发性视神经萎缩治疗前后视野图

风、清泻肝胆之火，鼓舞少阳生发之气机的作用。百会穴又称"气穴"，位居巅顶，头为诸阳之会，故穴性属阳，又于阳中寓阴，能连贯周身经穴，为各经脉气会聚之处，故为百脉之宗，对于调节机体的阴阳平衡起着重要作用，且百会与脑联系密切，又是调节大脑功能的要穴。足少阳胆经循行起于眼部眼外角，胆经之风池穴为足少阳、阳维之会，中医认为："头目风池主"，具有壮阳益气之功效；膀胱经之攒竹穴其气血为睛明穴传来的寒湿水气，至本穴后吸热胀散而变为阳热之气。因此两穴都是临床治疗视神经萎缩的常用穴位。《仁斋直指方・眼目》指出："目者肝之外候也，肝取木，肾取水，水能生木。子母相合，故肝肾之气充，则精彩光明，肝肾之气乏，则昏蒙晕眩。"太溪为肾之原穴，是肾经原气经过和留止部位，取之可补益肾之精气。三阴交为足厥阴、足太阴、足少阴三经的交会穴，为精血的要穴，具有补益肝肾、调理冲任之效。本病主穴与其他配穴共奏调理脏腑、疏经通络、调和气血、补益肝肾之功，使五脏六腑之精气，皆上注于目精，从而获得治疗效果。

病案 2

患者：朱某，男，63 岁。

初诊时间：2018 年 8 月 15 日。

主诉：右眼周边视野发暗伴眼胀视糊半年余。

病史摘要：右眼原发性开角型青光眼病史 5 年余，长期降眼压眼液治疗，眼压基本控制。自觉右眼视力下降和周边视野暗区范围扩大半年，外院视野呈管状。确诊右眼青光眼晚期，治疗效果不佳，为进一步治疗求治中医。刻下症见：右眼周边视野发暗伴眼胀视糊，胃纳可，二便尚调，头部两侧胀痛，眼胀痛，夜寐欠安，时有口苦。舌质红，苔薄腻，脉弦数。眼科检查：右眼视力 0.15，左眼视力 1.0，眼压正常。双外眼（一），角膜透明，前房清，晶状体轻度混浊。右眼瞳孔圆，直径 4.5 mm，光反射略迟钝，左眼瞳孔圆，直径 3 mm，光反射存在。右眼网膜平，视神经乳头色白，C/D＝0.9。左眼网膜平，视神经乳头色可。视野示右眼仅存管状视野，左眼象限性缺损。

西医诊断：右眼原发性开角型青光眼、视神经萎缩。

中医诊断：青盲。

辨证：肝火上扰。

治则：清肝泻火。

治法：针刺取穴"颞三针""眼三针"、攒竹、百会、视区、风池、翳明、太冲、行间。每周 3 次，每次留针 50 min。

效果：治疗 1 个月后右眼视野示部分缺损范围缩小；治疗 3 个月后右眼视野示近一半缺损范围缩小，视敏度提高；治疗 6 个月后右眼视力提高到 0.8，视野基本正常（见图 8）。

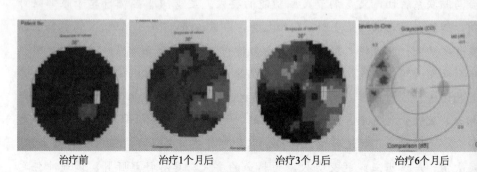

治疗前　　　治疗1个月后　　　治疗3个月后　　　治疗6个月后

图 8　原发性开角型青光眼治疗前后视野图

按：西医学认为视神经萎缩是视网膜节细胞、视神经纤维在各种病因的影响下发生的缺血、变性和传导功能障碍所导致其临床表现特点为视乳头颜色变浅或苍白，视力下降，视野缩小。《灵枢·大惑论》说："五脏六腑之精气皆上注于目而为之精。"所以，眼睛只有得到脏腑精气的涵养，才能神光充沛，视觉正常。我们选取的"眼三针"即睛明、球后、上明，并联合"颞三针"及风池穴对于治疗视神经萎缩取得较好临床疗效。其理论依据为："颞三针"疏通肝、胆、三焦、膀胱诸经之气，平肝息风，鼓舞少阳生发之气机；睛明穴为太阳膀胱经之第一穴，其气血来源为体内膀胱经的上行气血；睛明穴为手足太阳、足阳明、阴阳跷脉、督脉之会；球后穴为经外奇穴，球，指眼球，穴在其外下方，此处眼球与眼眶之间空隙较大，可通达眼球后方视神经部，故名。具有清热活血明目之功，也是临床上治疗视神经萎缩的主要穴位；上明穴位于眉弓中点垂线、眶上缘下凹陷中，为头颈部奇穴，有明目利窍之功效；风池穴为足少阳胆经上的穴位，足少阳胆经起于目外眦，行程从足向上至头，到达眼周循行于头部，入于耳中，足少阳经别散于目，系目系，肝开窍于目，足厥阴肝经连目系，足少阳经与足厥阴经相为表里，风池穴是胆经经穴，同时又是足少阳经和阳维脉的交会穴，故风池穴在治疗眼部疾病方面具有重要作用。百会又名"三阳五会"，是督脉、足太阳、手少阳、足少阳和足厥阴等经脉交会之处，不仅与全身各部分有着广泛的联系，与脑的关系尤为密切，其治疗范围甚为广泛。本患者青光眼证属肝火上扰，故配合远端足厥阴肝经之输穴、原穴太冲，及荥穴行间以清肝息风，疏肝理气。

病案 3

患者：彭某，男，28 岁。

初诊时间：2019 年 5 月 20 日。

主诉：右眼视力下降伴周边视物发暗畏光 3 个月余。

病史摘要：右眼视神经炎 3 个月余。曾用激素冲击及扩血管治疗，自觉右眼周边视区色变暗伴畏光。外院诊断为右眼继发性视神经萎缩，予甲钴胺片治疗无效，故求中医治疗。刻下症见：右眼周边视物发暗伴畏光不适，胃纳欠佳，大便质偏稀，时有头晕乏力，夜寐尚安。舌质淡，苔白，脉沉细。眼科检查：右眼视力 0.4，左眼视力 1.0，眼压正常。双外眼（一），角膜透明，前房清，晶状体透明，瞳孔圆，直径 3 mm，右眼光反射略迟钝。右眼视网膜平，视神经乳头色淡，血管细。外院视野示上半部分大片缺损并累及下方。

西医诊断：右眼视神经炎继发视神经萎缩。

中医诊断：青盲。

辨证：脾阳不足。

治则：温补脾阳。

治法：针刺取穴睛明、球后、攒竹、百会、视区、风池、翳明、合谷、足三里。每周 3 次，每次留针 50 min。

效果：治疗 1 个月后右眼视野部分缺损范围缩小；治疗 6 个月后右眼视力 1.0，视野检查基本正常（见图 9）。

按：视神经萎缩在中医应该属于"青盲"范畴，认为是"脏腑精气不荣于

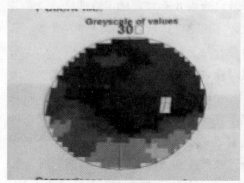 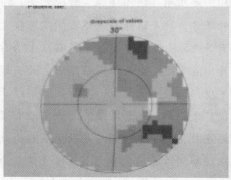

治疗前　　　　　　　　　　　　治疗6个月后
图9　视神经炎继发性视神经萎缩治疗前后视野图

目"所导致的疾病。《灵枢·邪气藏府病形》说："十二经脉.三百六十五络，其血气皆上于面而走于目而为之睛。"经脉周密地分布在眼的周围，为眼部输送气血。一旦经脉失调，就会引起眼病。眼科针刺疗法，是在辨明眼病的寒热虚实、辨明经络的部位后，选取适合的穴位，利用针刺治疗，使经络畅通，气血调和，从而达到治疗眼病的目的。因此本治疗主要选取化瘀通络、明目开窍之"眼三针"和"颞三针"作为主要穴位。其中睛明、球后、风池、百会等穴位经现代医学研究证明，针刺以上穴位可兴奋神经，扩张血管，改善血液循环以营养神经，继而提高视力。针刺视区这区域可疏通眼部经络、调和气血，从而对目系疾病起到治疗作用。有关研究提示，针刺风池、百会、球后会对纹状旁区产生即时影响，增强视觉中枢生物电活动，长期治疗可改善视神经传导功能，促进视神经再修复，起到增加视力、提高视功能的作用。本患者因脾阳不足，精微不化，不能运精于目，故视物昏朦，故配合多气多血之阳明经合谷穴和足三里穴以活血通络，健脾化湿。

【临床体悟】

视神经萎缩的相关研究已成为眼科研究的难点之一，西医学治疗本病手段局限，疗效不理想，病情进展难以控制等，治疗比较棘手。且以往认为视神经萎缩是不可逆的病理损害，早期延误治疗，导致患者严重的视功能损害甚至失明，或是给予昂贵的药物，加重患者家庭经济负担。目前已知眼底视神经纤维有100万～120万根，完全萎缩的视神经纤维恢复虽不可逆，但对于仍未被侵袭到的视神经纤维，早期发现并及时干预，在一定程度上可以恢复及改善视功能，或稳定控制病情。我科自开设"针刺治疗眼病"项目以来，一直致力于视神经病变的针刺治疗研究。通过临床实践证实，头部针刺治疗能在短期内增加颈动脉血流量，提高脑循环供给的总能量，改善微循环。眼针疗法是针刺眼球周围、眼眶边缘的穴位，以治疗全身疾病的方法。

视神经萎缩为临床上难治性眼病，治疗时间比较长，若治疗方法不当，治疗无效，患者容易放弃。所以在治疗中，医者尚需时常疏导患者心情，让患者树立起战胜疾病的信心，积极配合治疗，才能取得更好的疗效。

总之，头针联合眼针治疗难治性视神经萎缩可起到一定的临床效果，尤其是西医治疗效果不佳的中晚期视神经萎缩患者，不失为一种替代的治疗方案，值得临床推广应用。

【参考文献】

［1］李凤鸣. 中华眼科学（下卷）［M］. 北京：人民卫生出版社，1996.

［2］巢元方. 诸病源候论［M］. 北京：人民卫生出版社，1955.

［3］皇甫谧. 针灸甲乙经［M］. 北京：人民卫生出版社，1956.

［4］陈辰，罗燕. 针灸治疗视神经萎缩的临床研究［J］. 云南中医中药杂志，2016，37（4）：76-78.

［5］柴铁劬. 靳三针临症配穴法［M］. 北京：人民卫生出版社，2018.

［6］华佗. 中藏经［M］. 谭春雨整理. 北京：人民卫生出版社，2007.

［7］胥荣东. 灵枢经讲解针法探秘［M］. 北京：中国科学技术出版社，2020.

（朱华英）

养老穴在临床的妙用

徐明光（1944—　），男，生于上海，师从国医大师裘沛然，针灸大师杨永璇。从事中医针灸 50 余年，创立远道取穴的对应疗法，善用养老穴治疗多种病证，有"徐养老"之称誉。编撰《杨永璇中医针灸经验选》，获上海市卫生局科技成果三等奖；研发健胃茶治疗萎缩性胃炎，获上海中医学院科研成果二等奖；发明智能型经络诊疗仪，获第五届全国发明展铜牌。著有《徐氏对应疗法》，由中国中医药出版社 2019 年 12 月出版。发表学术论文 20 多篇。现任上海中医药大学附属曙光医院海派中医杨氏针灸流派传承研究基地顾问，杨氏针灸第二代传人，澳大利亚墨尔本国医堂首席专家。擅长针灸治疗血管性偏头痛、眼疲劳、视模糊、飞蚊症、内耳眩晕症、胃窦炎、萎缩性胃炎、假性截瘫、颈肩背腰腿痛及软组织损伤等。

——————————【绝技揭秘】——————————

一、技术渊源

养老穴是手太阳小肠经之郄穴，《会元针灸学》曰："养老者，元老之称也，因此有折冲经络之能，故名养老。"吴绍德《穴名选释》载："养老，'养'是供养之意……《铜人》：'治目视不明。'养老之意，谓本穴能祛除老人目视不明之疾，为供养老人，调治老人疾病的要穴。"郄穴，是指其处在经脉气血汇聚的孔隙，多可用于治疗急性病证。针刺养老穴无论男女老少均适用，且有立竿见影之效。徐氏 30 多年来在针灸临床上喜用养老穴，从而被人们称为"徐养老"。

该穴位在手腕尺骨小头桡侧凹陷中，要转手寻取养老。考虑到有些初学针灸的医生喜用管针扎，无法针刺养老穴，于是徐氏在养老穴两侧试用之，也有针刺养老穴同样的一些效果，遂将此两侧穴分别取名为内外养老或前后养老（见图 10）。

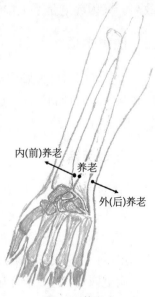

内(前)养老

养老

外(后)养老

图 10　养老穴

二、适应病证

养老穴能治各种眼疾，如眼疲劳、眼模糊、干眼症、飞蚊症、近视眼，以及落枕、颈椎病、颈性眩晕、肩背痛、肩周炎、手指肿痛、腰腿痛、坐骨神经痛、踝扭伤、神疲乏力、失眠等病证。对轻度视神经萎缩、黄斑变性以及耳聋也有一定的疗效。

三、操作方法

先嘱患者闭目养神，体会针感，医者左手拇指指甲压在其手腕背尺骨茎突正中，将其手掌对其胸，即能找到有一凹陷处，然后医者用右手持针从其左手拇指甲缝向其肘方向斜刺，可达 1～2 寸深，行提插捻转手法。

针刺内外养老则不必转手寻，但也要求患者闭目。内养老在尺骨茎突桡侧，向肘部斜刺；外养老在尺骨茎突尺侧，要沿尺骨 15°向肘部平刺至骨膜层，均可针 1～2 寸深。

四、理论阐释

养老穴最早见于《灵枢·卫气》，其称养老穴为"手太阳之本，在外踝之后"，以后《针灸甲乙经》称："养老，手太阳郄，在手踝骨上一空，腕后一寸陷者中"，治"肩痛欲折，臑如拔，手不能上下"；《扁鹊神应针灸玉龙经》治肩背强急，眼痛："肩如反弓臂如折，曲池养老并肩髃"；《医学入门》载："主手挛肩痛，目昏。"古籍记载养老穴主要是用于治疗手太阳小肠经循行部位的病变。古代文献关于刺灸法，《甲乙经》载养老穴"刺入三分，灸三壮"。养老，顾名思义，养者，生养、养护之义；老者，是与少、小之义相对，为长为尊也。《腧穴命名汇解》曰："养老，益者为养，以其该穴主治目视不明，耳闭不闻，肩欲折，手不能上下"，针此穴有益于老年人健康，故名。又因养老是手太阳小肠经之郄穴，临床上多用于急症及顽症疾病。

五、注意事项

针养老穴最好仰卧或坐位，背要靠在椅子上，预防晕针，因针刺养老穴感应较强。双穴针刺顺序一般按男左女右，养生保健可 1 周 1 次，治疗病证以隔日 1 次为好。

六、典型医案

病案 1

患者：庄某，男，59 岁。

初诊时间：1995 年 1 月 26 日。

主诉：头晕发作 2 个月余。

病史摘要：近 2 个月常有头晕眼花，自感天旋地转，难以站立，起卧和上视亦会发作，西医检查，5～7 颈椎椎体前后缘骨质增生，椎间隙变窄，曾做牵引无显效。

西医诊断：颈椎病。

中医诊断：眩晕。

辨证：肝肾亏损，横络卡压。

治则：补益肝肾，舒筋通络。

治法：针双侧养老穴，得气后出针。

效果：针后眼睛较明亮，头晕症状明显好转，2～3 日后患者眩晕消失，但还存有忧惧之心，后在家人护持下，多次做抬头转头动作未出现眩晕症状才真正放心。此后再巩固治疗 2 次。同年 4 月 27 日写来感谢信，称已 3 个月未复发。

按：此例眩晕是因颈椎病造成的，颈椎两侧有手足太阳经所过，按"对应疗法"，养老为"肘膝对置-躯干对应法"，腕对颈，针刺养老穴能疏通颈项部经脉，一穴见效。

病案 2

患者：Elizabeth，女，45 岁。

初诊时间：2012 年 10 月 15 日。

主诉：左臀部痛已 3 月余。

病史摘要：左臀部痛已 3 个月余，入夜加重，侧卧不能超过 3 min，需常服止痛片。检查：痛处当足太阳膀胱经所过。

西医诊断：髋痛。

中医诊断：痛痹。

辨证：气滞血瘀。

治则：行气活血祛瘀。

治法：疏通臀部经脉，取仰卧位，嘱其闭目，针右侧养老穴，行提插捻转手法约 1 min，得气后出针。

效果：睁眼觉双目明亮，左臀痛消失。4 个月后写来感谢信，现已可侧睡及跑步了。

按：此例左髋痛部位属足太阳膀胱经所过，根据"对应疗法"，采用"上肢-躯干顺向对应法"及"上下肢逆向对应法"，腕对髋，交叉针手太阳小肠经右养老穴，能疏通髋部经脉，也符合手足同名经，"同气相通，同气相求"，一针见效。

病案 3

患者：范某，女，32 岁。

初诊时间：2015 年 9 月 5 日。

主诉：左臀跌痛 10 余分钟。

病史摘要：患者因天雨路滑，手提行李箱时走路过快不慎跌伤左臀部，由两位武警护送坐在轮椅上。

西医诊断：臀部外伤。

中医诊断：臀痛。

辨证：气滞血瘀。

治则：行气活血祛瘀。

治法：疏通臀部经脉，患者坐靠在轮椅上，先针右养老穴，得气后感觉患处有血流通过，臀痛缓解；再扎左养老穴得气后出针，患者臀痛消失。

效果：患者臀痛消失，自己从轮椅上起身行走，1 周后寄来感谢信及锦旗。

按：此例臀痛部位属足太阳膀胱经所过，根据"对应疗法"，采用"上肢-躯干顺向对应法"及"上下肢逆向对应法"，腕对臀，针刺养老穴，能疏通臀部经脉，一穴见效。

病案 4

患者：王某，女，62 岁。

初诊时间：2019 年 2 月 17 日。

主诉：右眼飞蚊症已 30 余年。

病史摘要：30 多年前在越南已发现右眼有时似有蚊子在眼前飞来飞去，后发作时伴有右额头痛，甚感烦恼，移民澳大利亚后曾去看西医，诊为飞蚊症，无法医治。

西医诊断：飞蚊症。

中医诊断：目昏。

辨证：肝肾亏损。

治则：补益肝肾。

治法：针双侧养老穴，得气后即出针。

效果：针刺后当时即觉双眼比前明亮，右眼飞蚊症消除，右额痛也随之消失。6 日后复诊，患者诉针后当天睡眠比前好，继用前法巩固治疗一次。已随访一年半，飞蚊症及头痛均未复发。

按：手太阳小肠经是十二经脉中唯一既入目外眦，又入目内眦的经脉，养老穴系郄穴，《铜人》曰能治"目视不明"，故对飞蚊症有很好的效果。

【临 床 体 悟】

《类经图翼》："起坐艰难"，均属老年病，针养老有益于老人健康，故名。针灸治疗离不开腧穴，人体几百个穴道，只有此穴称为"养老穴"，值得医者重视，笔者 50 年来，喜用此穴治病，根据"经脉所过，主治所及"，不仅适用于小肠经循行部位，按照"对应疗法"原理，可治疗与腕部相对应部位的病证。如按"肘膝对置-躯干对应法"，腕对颈项及上背；"四肢两端对应法"，腕对肩臂；"上肢-躯干顺向对应法"及"上下肢逆向对应法"，腕对髋臀；"上下肢顺向对应法"，腕对足踝。所以，养老穴还可治足太阳膀胱经所过部位的病证，如背腰痛、腰腿痛等病证，因手足同名经有"同气相通，同气相求"之功，也符合《易经》"同声相应"之理。根据中医"异病同治"之理，养老一穴可治人体多个部位的病证。徐氏有一次在澳大利亚遇一位马来西亚女士，因在菜园做工，患左项、左肩背及左臀部痛，均是手足太阳经所过，经扎一针右养老穴后，三处痛均好转。因而养老穴，为年老者针，起"老有所养，老而不衰"，为年轻者针，治"积劳成疾，未老先衰"。《经穴选解》载："养老，养，隐藏；老，穴窟。此穴隐藏于骨缝之中，取穴时必转手方得，故名"，转手寻养老，针灸难度较大，徐氏近几年来试用内外养老（也可称前后养老），有近似传统养老穴之功效，这有利于初学针灸者操作。由于养老穴针感较强，见效较快，所以徐氏常随身带几支针具，以备临时救急之用，尤其遇腰腿急性疼痛，若按局部治疗还需治疗床及除衣，现针远道对应的养老穴不受条件限制，且有时一针见效，值得推广。尤其当今人人用手机，近视发病增多，养老穴对眼睛保健效果显著，徐氏试用艾灸，特别是采用上海中医药大学时博士团队研发的"医之爱"艾灸器灸养老穴后，视力提高，值得临床进一步验证。也有人自我按摩尺骨茎突后发现对眼疾及痹痛有改善，受此启发尺骨茎突正中及内外养老穴是否存在人体的"养老区"？有待进一步探讨。总之，养老穴是人体一大治病防病的长寿要穴，正如清代周树冬《金针梅花诗钞》歌曰："老来两目渐昏化，肘臂酸疼又带麻，养老穴真能养老，腕边锐骨缝为佳。"

【参考文献】

［1］徐明光. 养老穴的临床妙用［C］. 中华中医药学会民间特色诊疗技术研究分会第十次学术年会暨上海市中医药学会第六次民间传统诊疗技术研究学术年会论文集，中国上海，2017.

（徐明光）

多元时间针法治疗失眠症

───────【 明 医 小 传 】───────

陈进法（1950— ），男，副主任医师。师从上海中医药大学附属岳阳中西医结合医院针灸科名老中医李润民，继承其辨舌针治、循经取穴、主配分明、重巨缪刺、快进浅刺等针刺经验。从医 40 余年，临床擅长运用多种中医全息诊断法如舌诊、脉诊、目诊、耳诊、手诊等，结合运用辨病、辨证、辨经、辨时、辨穴等法，集预防、保健、康复、心理疏导、临床治疗于一体，善于运用自创多元时间针法，治疗各种内、外、妇、儿疑难杂症，如帕金森病、失眠症、抑郁症、颈肩腰腿痛、难治性腹水等，疗效显著。

───────【 绝 技 揭 秘 】───────

一、技术渊源

上海中医药大学附属岳阳医院针灸科老中医李润民先生，生于 20 世纪 90 年代初，从事针灸 45 年，针法别具一格，疗效显著，陈进法有幸跟随李润民伺诊多年，总结其针法特点，主要有以下几个：注重整体观念，擅长辨证论治；重视四诊合参，精于辨舌针治；注重经络学说，长于循经取穴；取穴少而精当，主穴配穴分明；注重穴位效能，增扩主治范围；活用巨刺缪刺，左右交替针刺；用针短，针刺浅，进针快，手法轻；治疗病种较广，攻治疑难杂症。陈氏在此基础上，根据《内经》理论，经过临床实践总结经验，并融合古代多种时间针法，创立"多元时间针法"，在临床上以此治疗多种疑难疾病，如帕金森病、失眠症、抑郁症、颈肩腰腿痛、难治性腹水等，效果较好。

早在《黄帝内经》中就有关于时间节律的记载。地球的自转产生了十二时辰的变化，即昼夜的更替。一日分四时，旦应春，与肝对应；午应夏，与心对应；黄昏应秋，肺与之对应；夜半似冬，肾与之对应；脾属土，旺于四时。地球的公转产生了四季的交替。《灵枢·顺气一日分四时》曰："藏主冬，冬刺井；色主春，春刺荥；时主夏，夏刺输；音主长夏，长夏刺经；味主秋，秋刺合。"意思是说，井之经气深藏，应冬之潜藏；荥之经气初动而微，应春之发生；输穴气盛，应夏之生长；经穴经气正盛，应长夏之繁茂；合穴气敛，应秋之肃降。五输穴经气出入与四季相通，故针刺的最佳时间应根据四季而易。在不同的时间分别针刺五输穴，就能起到同步调节经气活动的作用，这是中医子午流注针法的雏形。多元时间针法在传统子午流注针法的基础上，融传统针刺方法、多种古代时间针法、全息诊疗法于一身，将辨病、辨证、辨经、辨时、辨穴相结合，在穴位三维结构的基础上增加了时间维和生命维，扩大了穴位的治疗范围。其在临床应用中具有如下特点：① 整体论治，多元辨证；② 取穴精少，配伍精当；③ 进针轻浅，重在调气；④ 开穴灵活，首开时穴；⑤ 巨刺缪刺，左右互取。

多元时间针法，其本意是选择不同时间，针刺不同穴位，具有不同效应，以利提高针刺疗效。其意义是用现代科学来研究探讨时间、人体、针灸三者之间的本质联系，寻求最佳时间针灸。其以"天人相应"的整体观、"气血循环流注"以及"气血应时而旺"为基础理论，按照人体生物节律性的特点，结合阴阳、五行、八卦、时辰等多种元素，并综合子午流注纳子法、简易流注荥输针法、全息疗法等多种时间针法，选取十二经脉特殊经穴作为首开时穴来治疗疾病的一种特定的时间针法。其以"子午为经，卯酉为纬"，将各种时间针法融于一身，这样可以保证随时都有与病证相应的开穴。开穴后一般按十二经脉流注顺序或后天八卦顺序进行针刺，选穴大多为特定穴，如五腧穴、八脉交会穴、原穴、络穴、合穴、八会穴等，每一条经脉选2~3个穴，以肘膝关节以下穴位为主，一般不超过 32 个穴，运用左右交叉的巨刺与缪刺法，只行一侧针刺，一般针刺健侧为多，兼顾十二经脉，通过穴位不同顺序的排列组合，调整十二经脉的阴阳虚实。

多元时间针法对任何疾病治疗都具有一定指导意义。各经所主时辰开穴，对本经、本脏腑及与之相关的病理证候，均有较显著的作用。一般对有明显病理变化节律的、病变具有轻重昼夜改变的病证以及发作时间较长、不限于一个时辰的定时发作性病证效果较好。由于陈氏临床运用多元时间针法治疗失眠症病案较多，且有学生专门做过临床病例随机对照研究，比较多元时间针法与常规针刺法治疗失眠症的疗效差异，结果证实多元时间针法对睡眠质量、睡眠时间、睡眠效率及睡眠障碍积分的改善优于常规针刺法。

二、适应病证

各类顽固性失眠。

三、操作方法

按照患者就诊时间，通常选取该时辰气血旺盛经脉上的特定穴作为首开时穴（见表2），再按照十二经脉肺、大肠、胃、脾、心、小肠、膀胱、肾、心包、三焦、胆、肝的气血循行顺序，依次选取各经脉的特定穴进行针刺。

表2 时辰-经脉-时穴表

时　辰	经　脉	时　穴
03：00～05：00 寅时	手太阴肺经	列缺
05：00～07：00 卯时	手阳明大肠经	合谷
07：00～09：00 辰时	足阳明胃经	足三里
09：00～11：00 巳时	足太阴脾经	公孙
11：00～13：00 午时	手少阴心经	神门
13：00～15：00 未时	手太阳小肠经	后溪
15：00～17：00 申时	足太阳膀胱经	申脉
17：00～19：00 酉时	足少阴肾经	照海
19：00～21：00 戌时	手厥阴心包经	内关
21：00～23：00 亥时	手少阳三焦经	外关
23：00～1：00 子时	足少阳胆经	足临泣
01：00～03：00 丑时	足厥阴肝经	太冲

若患者的就诊时间在上午7：00～9：00，此时胃经气血旺盛，则可首选足三里作为首开时穴，然后依次选取三阴交、神门、腕骨、后溪、飞扬、申脉、照海、太溪、内关、外关、足临泣、阳陵泉、太冲、尺泽、列缺、曲池、合谷进行治疗，每次仅针刺一侧肢体，疗程中一般左右交替进行针刺。肝郁化火者，太冲之后加行间；痰热内扰者，足三里之后加丰隆；心脾两虚者，三阴交后加内关旁刺；心火上炎者，神门后加通里；有胃火者，足三里后加内庭；瘀热明显者，三阴交后加商丘、公孙。针具为0.25 mm×25 mm华佗牌套管针，快速进针，进针深度约10～15 mm，采取平补平泻手法，每次留针30 min，

隔日治疗 1 次，共治疗 10 次，为 1 个疗程。

四、理论阐释

失眠症是指睡眠的始发和维持发生障碍，使睡眠时间减少或睡眠中断，睡眠质量不能满足个体生理需要的一种症状，属于睡眠障碍和伴有精神神经性疾病的睡眠障碍中的一种亚型，是临床上的常见病、多发病。轻者表现为入睡困难，或入睡后易被惊醒、多梦，醒后不能再入睡，重者整夜不能入睡，常伴有头痛、头晕、健忘、乏力、幻听等症状，长期失眠会导致焦虑、抑郁、生活质量下降。

中医学常称失眠症为"不寐""目不瞑""不得卧"，认为是由于人体阴阳气血失衡导致的阴不敛阳、阳不入阴所致。《素问·阴阳应象大论》有云："阴阳者，天地之道也，万物之纲纪，变化之父母，生杀之本始，神明之府也。"古代医家从"天人合一""整体辨证"的角度提出人与自然界的阴阳消长变化规律应该保持一致，人类须遵守"入夜则寐，入昼则寤"的自然规律，才能拥有良好的睡眠质量和健康体魄，顺之则生，逆之则害，这与西医学研究的"昼夜节律"不谋而合。由于"睡眠-觉醒"节律遵循生物内环境的调控，并且需要外界授时因子的刺激，才能保持规律，故认为失眠症主要由于人体阴阳消长规律与大自然相背造成。这种与时间相关的节律失调性疾病，非常适合运用多元时间针法进行调治。

关于多元时间针法治疗失眠症的开穴与选穴，规律中又有一定灵活性。

首先是开穴，即为针刺治疗的第一穴，对于多元时间针法而言尤为重要，应以缓解症状、治愈疾病为首要原则，强调病证"主经"与"开穴"的统一。开穴的选择面较广，除了最常见的代表时穴外，另有该经原穴、对应经脉代表时穴或原穴、同名经代表时穴或原穴、八法穴、通用时穴足三里，或合谷全息区穴几种可选。一般患者来治疗的时间比较随机，我们无法控制，就需要经过全局通盘考虑，以选取针对病证的最佳穴位开穴。比如上述提到的就诊时间在上午 7：00～9：00 的失眠症，此时胃经气血旺盛，如果是个"胃不和则卧不安"的患者，病证与循行经脉正好统一，选择胃经代表时穴足三里开穴为上，但若是个心悸惊惕失眠症患者，则需考虑用与胃经对应的晚上 19：00～21：00 经气最旺的手厥阴心包经上的穴位开穴，由于内关既是心包经代表时穴，又为八法穴，故选择内关开穴。

其次是选穴，要与病证、治法、时间相宜。先开时穴，再选病穴，后取配穴。一般按十二经脉循行顺序辨证取穴，前后选穴，形成对穴。首尾两穴，互相呼应，首尾相贯，穴位对应，经脉联通，功效对证。在掌握多元时间针法按时开穴的同时，必须重视疾病辨证分型论治，辨证时最好从十二正经病变以及奇经八脉病变两方面考虑。比如上述失眠症的治疗，开完穴后即按十二经脉的循行路线依次取穴针刺，每条经脉所取穴位均为肘膝关节以下的常用特定要穴，如原穴、五腧穴、八脉交会穴、络穴、郄穴等，涵盖寒热虚实补泻作用，如小肠经上选后溪偏温，补虚为主，温阳通督效佳；腕骨偏凉，泻实为主，清利湿热效佳。此外，治疗失眠症时应注重安神穴位的选用，比如合谷、足三里、内关、神门、通里、申脉、照海，均有一定的镇静、宁心、安神之效。

上述治疗失眠症用足三里开穴后，按十二经脉循行路线，接脾经三阴交穴，为足三阴经交会穴，可补全身阴，与足三里相配，可扶正祛邪治诸病。后接神门穴，为手少阴心经原穴，可调和阴阳，宁心安神。后接手太阳小肠经腕骨穴及后溪穴，其中腕骨为原穴，可清心除烦；后溪穴，为八脉交会穴，通于督脉，可宣通阳气，宁心安神。后接足太阳膀胱经飞扬穴及申脉穴，飞扬为络穴，可联络五脏六腑背俞穴，以宣通经气，舒筋活络；申脉为八脉交会穴，通阳跷脉，可调谐阴阳，镇静安神。后接足少阴肾经照海穴及太溪穴。照海为八脉交会穴，通阴跷脉，与申脉相配可平衡阴阳，交通心肾，养心安寐；太溪穴为肾经原穴，可滋肾益精，交通心肾。后接手厥阴心包经内关穴，为八脉交会穴，通阴维脉，且为心包经络穴，可引火归原，宁心安神。后接手少阳三焦经外关穴，为八脉交会穴，通阳维脉，且为络穴，与内关相配可调和阴阳，疏利三焦。后接足少阳胆经足临泣穴及阳陵泉穴。前者为足少阳胆经输穴，亦为八脉交会穴，通于带脉，与外关相配可和解少阳经气；后者为胆经合穴，又是八会穴中的筋会穴，与足临泣相配可调理气机，平肝息风。后接太冲穴，为足厥阴肝经的原输穴，与阳陵相配，可调肝利胆，疏肝解郁。后接手太阴肺经尺泽穴与列缺穴。前者为肺经合穴，与太冲相配可益肺涵木，调节升降；后者既是肺经络穴，又是八脉交会穴，通于任脉，可交通阴阳。后接手阳明大肠经上的曲池穴与合谷穴。前者为合穴，后者为原穴，两者相配可调和营卫，且合谷为四总穴，本身可调节全身整体功能，镇静安神。足三里为针刺第一穴，合谷为最后一穴，两者均为阳明经穴，首尾呼应，如环无端。

在注重子午流注理念的同时，也需重视辨证论治，陈氏一般在针刺过程中注重观察舌象变化进行辨证选穴。如在针太冲穴后观察舌象，舌边较红，说明肝郁化火，加刺肝经荥穴行间，以清肝泻火；针足三里穴后观察舌象，见舌胖苔白或黄腻，为痰热内扰，需加刺胃经丰隆穴，该穴为胃经络穴，与足三里相配，可清热健脾化痰，若痰湿重者，可行丰隆穴齐刺；针刺三阴交后，观察舌象，若见舌体舌尖偏淡，或兼有齿痕，为心脾两虚，三阴交后加内关旁刺，加强健脾养心之效；刺三阴交穴后观舌象，若见舌紫或有瘀点，舌下络紫，说明瘀热明显，于三阴交后加刺商丘、公孙。商丘为脾经经穴，公孙为脾经络穴，且为八脉交会穴，通于冲脉，可凉血活血，化瘀通络。刺神门穴后，观舌象见舌尖红，说明心火较旺，神门穴后加刺通里，为心经络穴，可清心安神。

《灵枢·本输》讲："凡刺之道，必通十二经络之所终始。"总之，以值时经为中心，按时间条件开穴，是端本澄源一通百达的治疗方法，可起事半功倍之效。选穴贯穿十二经脉，顾及整体，辨证论治，知常达变，灵活变通，是用针"活"的灵魂。

五、注意事项

多元时间针法的临床应用，不能离开中医辨证论治原则，必须在按时开穴的基础上，根据病情，结合穴位主治功能灵活运用，只有这样才能更好地发挥流注针法效能。

六、典型医案

患者：夏某，女，38 岁。

初诊时间：2017 年 12 月 27 日。

主诉：夜寐欠佳 3 个月余。

病史摘要：患者精神尚可，面色少华，近 3 个月事多，比较劳累，夜寐欠佳。纳食尚可，食入胀少，压力大时，容易心烦。既往有卵巢囊肿手术史，生育时有大出血现象。产后月经量少，经色偏暗。既往有子宫肌腺症，但无痛经。大便通畅。舌苔薄黄，舌尖偏红，舌边偏暗，舌下稍瘀，脉细。

西医诊断：睡眠障碍，卵巢囊肿，疲劳综合征。

中医诊断：不寐。

辨证：肝脾不和。

治法：调和肝脾，宁心安神。

针刺选穴：申时开穴，针右侧。合谷、太冲、行间、鱼际、丰隆、内庭、商丘、三阴交、神门、通里、腕骨、飞扬、太溪、照海、内外关、足临泣、阳陵泉、尺泽、曲池、足三里。留针 30 min。

二诊：近周夜寐好转，精神还好，面色少华，胃纳一般，食入不胀，心情尚可，心烦少些，疲劳好些，有时颈腰会酸，大便通畅，月经量少，经色偏暗。舌苔薄黄，舌质偏红，脉细。继续治拟调和肝脾，申时开穴，针左侧。合谷、足三里、三阴交、神门、通里、腕骨、后溪、申脉、飞扬、太溪、照海、内关、支沟、外关、足临泣、阳陵泉、太冲、行间、尺泽、列缺、丰隆、公孙、商丘、鱼际、曲池、手三里。留针 30 min。

三诊：精神还好，面色少华，夜寐入睡好，一觉能睡到天亮，唯晨起腰酸，稍作活动则缓解，二便正常，疲劳减少，心烦亦少。继以调和肝脾为主，申时开穴，针右侧。合谷、太溪、尺泽、手足三里、丰隆、三阴交、神门、通里、后溪、腕骨、飞扬、照海、内关、支沟、外关、足临泣、阳陵泉、太冲、列缺。留针 30 min。

效果：一诊后不寐即好转，二诊后已能一觉睡到天亮。

按：此案患者因夜寐欠佳前来就诊，诉因事多劳累心烦而夜寐欠安，舌苔薄黄，舌尖偏红，舌边偏暗，舌下稍瘀，脉细，可辨为因肝脾不和而导致的虚证不寐。患者申时就诊，为足太阳膀胱经经气最旺盛的时间段，因考虑到患者不寐属肝郁脾虚引起，适合用"开四关"法，故行右侧针刺，用合谷全息区穴进行开穴，合谷接太冲可开四关，调畅气机，解郁安神，然后按照十二经脉循行路线依次针刺，选穴中用鱼际是由于其有瘢痕。鱼际有消瘤作用，用内庭、通里是因其舌尖偏红有心胃之火，内庭可泻胃火安心神。二诊申时来诊，睡眠明显改善，心情尚可，心烦少些，但胃纳一般，说明肝郁已有所改善，但脾虚尚有，换针刺左侧，还是以合谷开穴，后接足三里以补脾胃之虚，因本月月经量少且色暗，舌质偏红，故认为有瘀热，用公孙、商丘清热活血化瘀。三诊时睡眠已大大改善，能一觉到天亮，但是晨起腰酸，认为在肝脾不和的同时兼有肾虚，故用合谷开穴，后接太溪、尺泽以补肾填精，治五般腰痛。

【临床体悟】

时上有穴，穴上有时；以穴定时，以时定穴。

陈氏在临床运用多元时间针法时，比较注重确定具有最佳针刺时机的穴位，按时针刺，利用穴位最佳治疗时机。重视穴位主治功效的同时，又注重穴位应用的最佳时间。将穴位主治与时间因素有效结合，既可利用穴位功用、主治特性，又可利用穴位时间效用。时间效用，可在针刺时间上赋予穴位新意，其原有的主治功效可增强，原有应用范围可扩大。比如络穴的主要作用是扩大经脉的主治范围，既能发挥穴位时效作用，又可发挥穴位与病证相符的功效，往往临床效果更佳，可见时间因素有时可扩充穴位功效，发挥意想不到的作用。对于节律失常性疾病，需注重选择有促进增加机体功能活动和物质作用的穴位。针刺时间选择在机体生理节律峰值或谷时，可促进节律复常，或者增幅。比如，足三里辰时开穴效最佳；辰时针足三里降血脂作用明显；巳时针商丘清脾热效佳；午时泻心经子穴神门，配太溪治心火偏旺，肾阴不济；未时治呃逆，可选太冲、内关；肾脏泌尿功能在 15～17 点最强，针列缺、飞扬、太溪、照海效佳；酉时针太溪可取得调节阴阳的最好效果；酉时肾经旺盛，针足三里配太溪，天干相合，增效显著等。

　　总之，按时取穴针刺存在独特功效，逢时与辨证结合，更具意义。

【参考文献】

［1］周杰. 多元时间针法治腹水经验 [J]. 辽宁中医杂志，2010，37（增刊）：72-73.

［2］王磊，黄荣高，陈进法，等. 多元时间针法治疗失眠症疗效对照观察 [J]. 中国针灸，2012，32（4）：297-300.

［3］张鹏，李雁鹏，吴惠涓，等. 中国成人失眠诊断与治疗指南（2017 版）[J]. 中华神经科杂志，2018，51（5）：324-335.

（黄兰英　汪存洲　周丽芳）

【其他】

一贯煎古方今用有灵效

【明医小传】

姚少吾（1942—　），男，上海中医药学附属岳阳医院内科主任医师，曾任上海中西医结合学会肾脏病专业委员会副主任委员兼秘书，现任岳阳医院专家委员会委员。曾师承原青海路五门诊老中医张廉卿学中医，深得其亲传。数十年来潜心从事中西医结合临床诊治工作，擅长诊治各种肾脏内科疾病及虚证调理，对内科常见病具有钻研精神。曾获省级科技奖励2项，发表论文近百篇，参编专著2部，自编临床经验集萃浓缩了从医的成就和精华。

【绝技揭秘】

一、技术渊源

从《续名医类案》一书中可知一贯煎是清代一位姓魏名玉璜、号柳州的医家为治疗肝肾阴虚，肝气不舒所致胁痛等病证而制。本方以生地、当归、枸杞子滋养肝阴，沙参、麦冬清补肺胃之虚热，清金以制木，培土以抑木，治肝体以求本。又佐川楝子疏肝理气调肝以治标。此方以补肝与疏肝两法配合，使肝体得养而无滋腻太过之弊，肝气得疏而无伤津耗液之虞。组方严谨，配伍得法，诚为养肝疏肝之效方。晚于魏氏数十年的清代名医王孟英选辑魏氏《续名医类案》中的按语85条，附方29首，单方103方，名为《柳洲医话》。王氏对一贯煎甚为重视，将其辑入书中后，此方遂名扬于世得以广泛流传。后来许多医家医著则直称此方出于《柳洲医话》。

一贯煎的方名出于《论语·里仁》："吾道一以贯之"，可知一贯本指一理贯穿万物而言，魏氏取之为方名比喻此方立法遣药直达脏腑制化之理，亦如环相贯也。煎即把药加水煎煮，是汤剂的另一名称。

现代医家常用此方治疗慢性肝炎、慢性胃炎、胃溃疡、肋间神经痛、神经症、高血压、肺结核、甲状腺功能亢进症、月经病等病任何阶段具有阴虚肝郁证候舌脉者疗效皆著。中华人民共和国成立后，中西医结合工作逐步兴起，中西医结合工作者用现代科学方法研究中医，探讨中医中药的作用机制，取得不少科学成果。有人以慢性激怒法制造大鼠肝肾阴虚证模型，以下丘脑血清甲状腺释放激素、垂体血清促甲状腺激素等为指标观察加味一贯煎对下丘脑-垂体-甲状腺轴的影响，提示加味一贯煎有调节下丘脑-垂体-甲状腺轴的功能。另有报道一贯煎加味可显著降低肝纤维化小鼠模型血清转氨酶的活性，减轻肝组织病理损害程度，具有保护肝细胞、减少肝损伤、抗肝纤维化的作用。

一贯煎名列在 2018 年 4 月 13 日国家中医药管理局会同国家药品监督管理局制定的《古代经典名方目录（第一批）》中。

姚氏在临床实践中常用一贯煎为患者治病，也每每取得良效。

二、适应病证

慢性肝炎、胃及十二指肠溃疡、神经症、高血压、肺结核、妇科月经病及其他一些疾病无论在何阶段只要具有胸胁胃脘疼痛、口苦咽干、干咳口渴、烦躁吐酸、舌红乏津、苔少或光剥、脉虚弦细数或豁大中空等肝肾阴虚、津液枯涸、血燥气滞之证者。

三、方药组成

一贯煎方由生地、北沙参、麦冬、枸杞子、当归、川楝子几味药组成，一般根据患者病证进行加减用药，以水煎汤服之。

四、理论阐释

在中医临床中，肝阴不足是一种常见的证候。肝为刚脏，赖肾水以滋养，肾阴不足，精不化血，血不养肝，则肝阴不足，肝阳上亢。故临床上多见肝肾阴虚之证。而肝气郁结多由情志郁结肝气有余，化火上冲，致阴血不足，也形成肝阴虚。

大凡理气疏肝方药多属香燥伤阴之品，治疗肝气不难，难于肝阴不足而肝气横逆。而滋阴疏郁为一贯煎之要旨。方中以生地、枸杞子滋肝肾阴血为主，用麦冬、沙参清补肺胃阴液为辅，选用当归入肝补血，再加川楝子疏郁清热为佐，合而成方。生地、枸杞子每有腻膈之弊，但伍以当归、川楝子疏郁通络，则无其虑。阴虚肝郁火盛之病常影响肾、肺、脾、胃的正常功能，临床表现为视力减退、两目干涩、夜盲、时有头晕耳鸣、爪甲干枯，或睡眠不酣、多梦、口干少津等症，在妇女可见月经不调、经血减少或经闭。本方选生地、枸杞子滋补肝肾、沙参、麦冬清补肺胃，意在养肺胃并以制约肝，当归、川楝子活血疏气，合为补肾滋肝、益胃养肺疏郁的一首良方。其方组织缜密，配伍精当，因此，可以说它的精确配伍是临床取得显著疗效的关键。本方滋阴、养血、疏郁的功能从西医学观点来看，有止痛、镇静、解热、止咳、祛痰等作用。

五、注意事项

应用本方必须在临床上经过细致的望、闻、问、切，进行缜密的病因病机分析，得出正确的辨证为肝郁阴虚者才可用。凡属气、血、火、食、痰、湿诸郁而无阴虚者忌用，阳虚发热、泄泻及外感未解者，亦忌用。

六、典型医案

患者：徐某，男，84 岁。

初诊时间：2016 年 7 月 16 日。

主诉：食欲不振，消瘦，口干。

病史摘要：食欲不振，消瘦，口干，在其他多家医院看病，做了许多检查，没能确诊，前来中医调治。当时舌质干红，少苔，脉细而无力。血红系、白系减少，血清白蛋白减少，肌酐 126 μmol/L，提示肾功能不全，尿常规提示少许血尿、蛋白尿，血气分析提示代谢性碱中毒，TSH 增高，提示亚临床甲减，醛固酮增多，脑白质病。

西医诊断：肝硬化合并肾功能不全。

中医诊断：积聚。

辨证：肝肾阴虚。

治则：滋阴疏郁，养肝益肾。

治法：内服处方，一贯煎加减，原方根据病情辨证酌加活血化瘀、健脾和胃等药。

按：首先，肝硬化时 RAAS 活力增加，刺激肾近球小体合成肾素，同时由于肝对肾素灭活减少，造成肾素活性增加，进而引起血管紧张素合成增加，刺激近球小管对钠的重吸收，并刺激下丘脑分泌 ADH，刺激肾上腺皮质合成醛固酮。其次，肝硬化患者血清游离 T_3 减少，游离 T_4 正常或增高，严重者 T_4 也降低。此外，肝硬化时血氨增高，多巴胺类物质减少，可使 TSH 水平增高。肝硬化时有效血容量相对不足，HCO_3 从近端肾小管重吸收增多，可以造成代谢性碱中毒。另外，肝硬化由于营养不良、脾功能亢进可以引起贫血、白系减少。也会影响肾脏。这是姚氏从病理生理角度诊断的一例肝硬化，当然，如果能通过肝穿刺确诊更好。但肝穿刺毕竟是创伤性检查方法，对高龄老人还是尽量不采取。病因未查到乙肝指标，考虑他年轻时有血吸虫病史，可能是其原因。

治疗上姚氏用中医方法。肝为刚脏，肝藏血，主疏泄，体阴而用阳，性喜条达而恶抑郁，喜柔润而恶亏阴血。肝病久之，肝气郁而化火，肝阴、肝血及胃液耗伤，津液不能上承，肝体失养则疏泄失常，肝气郁滞，进而横逆犯胃，故食欲减退，口干少津。本例用一贯煎为主，方中重用地黄滋阴养血，补养肝肾为君，内寓滋水涵木之意，当归、枸杞子滋养肝阴，沙参、麦冬滋养肺胃，养阴生津，意在佐金平木，扶土制木，四药共为臣药，佐以少量川楝子疏肝泄热理气止痛，润而不燥，能泄肝通络。加麦芽、谷芽助脾胃消化。另外，用了复方 α-酮酸片、氯沙坦钾片、硫酸氢氯吡格雷片。经过 3 个月治疗，复查上述各项指标基本正常。肌酐92 μmol/L，醛固酮正常、TSH 正常。

【临床体悟】

这是一宗以一贯煎为主中西医结合治疗肝硬化合并肾功能损伤的案例。当前中西医结合临床普遍使用的方法是西医辨病和中医辨证相结合，也就是病证结合。"病"是人体在一定致病因素作用下引起的复杂而有特定临床表现形式的非健康状态，其具备病理变化全过程的特点和规律。诚然，中医也有辨病，但中医的病名太笼统模糊，有的就以症状为病名，是其短板，所以常用西医辨病。"证"是病进展到某一阶段时所处的病理状态，是中医病所属的范畴。"病"是贯穿病理过程始终的全局整体；"证"是疾病过程的局部阶段。病证结合就是要联系中西医理论、整体与局部相结合来认识和处理临床问题。在临床实际操作时是以中医辨证为纵轴，以西医辨病为横轴，纵横两轴线交会点为结合点。以本例来说，首先要明确西医诊断，但该病例临床表现和实验室化验涉及肝、肾、血液、内分泌、电解质、酸碱平衡等多方面，繁杂纷纭，看上去诊断难以入手，但本着诊断要尽量用"一元论"解释的原则，从西医病理生理角度分析，最后作出肝硬化的诊断。至于，中医辨证方面，根据询问病史、观察舌象、切诊脉象，四诊合参，确定为肝气郁滞、肝肾阴虚。而西医诊断肝硬化、肾损伤又与中医的肝肾相契合，以中医辨证论治为根本依据选用一贯煎为主，并在不违背中药性味和辨证论治原则的基础上采用一些有针对西医病症且通过临床与实验研究确实有效的专药专方。

一贯煎与四逆散、逍遥散均能疏肝理气，治疗肝郁不舒的胁痛。但四逆散疏肝理气作用较强，主治肝郁气滞之胁痛，并伴见四肢厥逆症者；逍遥散疏肝健脾作用较强，主治肝郁脾虚之胁痛，并伴见神疲食少，舌淡红等；一贯煎滋养肝肾作用较强，主治肝肾阴虚舌红少津等，比六味地黄汤更胜一筹。

当然，一贯煎也不是对所有的病都一贯见效，也不可能对病的所有阶段都一贯灵，只有医生经过精细诊察，精确辨证，精准施药，才能取得理想的良效。

我们要秉持守正创新的理念，奉行辨证论治的观念，坚守中西医结合的信念，为我国探索出更多更好的疗法，为患者驱病，为人类造福。

【参考文献】

［1］上海中医学院基础理论教研组. 中医方剂临床手册［M］. 上海：上海人民出版社，1973.

［2］湖北中医学院方剂教研室. 古方名方发微［M］. 湖北：湖北科学技术出版社，1986.

［3］凌锡森，何清湖. 中西医结合思路与方法［M］. 北京：人民军医出版社，2005.

（姚少吾）

中医内服、外敷治疗癌性胸腹水

━━━━━━━━━ 【明 医 小 传】 ━━━━━━━━━

　　徐振晔（1947—　　），男，肿瘤科主任医师、上海中医药大学附属龙华医院终身教授、博士研究生导师、上海市名中医、全国第六届老中医药专家学术经验传承指导老师。国内著名中医、中西医结合肿瘤专家。擅长中医中药、中西医结合治疗各种恶性肿瘤。临床辨证精微，用药独到，疗效显著。师从国医大师刘嘉湘教授，创立益气养精、健脾固本、解毒散结治疗恶性肿瘤的学术理论和治疗方法。研制肺岩宁颗粒、双黄升白颗粒、悬饮宁方等10个经验方药。主编主审5部学术专著，发表学术论文200余篇。主持参加国家科技部重大专项、国家自然基金项目等50余个。荣获部市、局级科技奖15项，专利7项。

━━━━━━━━━ 【绝 技 揭 秘】 ━━━━━━━━━

一、技术渊源

　　癌性胸腹水属中医之"悬饮""痰饮"范畴，《金匮要略》中指出"饮后水流在胁下，咳唾引痛，谓之悬饮""其人素盛今瘦，水走肠间，沥沥有声，谓之痰饮"，并确立治疗原则"病痰饮者，当以温药和之"，制定宣散、利水、逐饮、温化等不同治法。常用经方如葶苈大枣泻肺汤、苓桂术甘汤、真武汤、小青龙汤及陷胸汤类。治疗用药以泄水逐饮、健脾益肾、温阳利水、扶正祛瘀类中药为主，代表药物有葶苈子、黄芪、茯苓、桂枝、丹参、瓜蒌等。

　　中医外治法是中医的特色疗法之一。中医外治法最早见于《黄帝内经》。清代徐灵胎提出："疾病由外以入内，其流行于经络脏腑者，必服药乃能驱之，若其病既有定所，在皮肤筋骨之间，可按而得者，用膏药贴之，闭塞其气，使药物从毛孔而入腠理，通达经络或提而出之，或攻而散之，较服药尤有力。"《医学源流论》记载："使药性从皮肤入腠理，通经贯络，较之服药尤有力，此致妙之法也。"清代医家吴师机认为"草木之菁英，煮为汤液取其味乎？实取其气而已……变汤液而为薄贴，由毫孔以入之内亦取其气之相中而已"，并认为"可取汤液之利而无其害"。《理瀹骈文》指出"外治之法即内治之法""外治必如内治者，先求其本"。外敷法是中医外治法治疗癌性胸腹水另一种主要方法，即将药物制成膏剂或研磨成粉剂装入纱袋，贴敷于身体特定部位，通过皮肤吸收，从而激发经络之气，发挥药效的一种治疗方法。如王衮就曾在《博济方》中以牵牛子为君药组成利膈丸外敷治疗三焦气逆，胸膈壅塞，头昏目眩，涕唾痰涎，精神不爽。现代临床多以消水方如十枣汤为主方加减应用。

临床上徐氏应用自拟经验方"悬饮宁方"让患者内服，联合"皮硝大黄粉"外敷治疗癌性胸腹水，安全易行，效果显著。悬饮宁方效能健脾、泻肺、温阳、解毒利水，由生白术、茯苓、葶苈子、川椒目、桂枝、猫人参、龙葵7味组成，临床运用多年，常获桴鼓之效。大黄皮硝粉则取"内病外治""内外同治"的治疗理念，徐氏的弟子——上海中医药大学附属岳阳医院龚亚斌主任发明中药外敷药物"消水贴方"（专利申请号：201910069195.8）即由大黄皮硝粉组成，配合外敷胸水背心（专利号：ZL200820556431.X），形成了无创治疗胸腹腔积液的新技术，该技术已在上海中医药大学附属龙华医院、岳阳医院等的肿瘤科使用，前期研究消水贴方外敷治疗癌性胸水共纳入临床观察100余例，总有效率达80.0%，减少20%的患者行胸腔穿刺，降低15%的患者使用利尿剂，很有临床治疗价值。

二、适应病证

癌性胸腹水，症见呼吸困难、胸闷胸痛、咳嗽咳痰、食欲减退、腹痛腹胀、小便短少不利、大便不成形、舌体胖苔淡白、舌质紫黯有瘀斑瘀点、脉或虚或细、脉涩等。

三、操作方法

悬饮宁方内服：采用常规煎药法，中药加水 1 000 mL，浸泡 30 min，沸腾后文火煎 30 min，取药汁 200 mL；再加水 500 mL，煎 20 min，取药汁100 mL。两汁混合，共得药汁 300 mL，分装 2 袋，每袋 150 mL，早晚分服，每日 1 剂，连续治疗 2 周。

皮硝大黄粉外敷：癌性胸水患者将 1 次用药装入自制纱布袋（30 cm×30 cm），置于定制的治疗背心内衬网状口袋中，贴身穿着。每日 1 次，每次 4～6 h，连续治疗 2 周。

癌性腹水患者避开穿刺点处将 1 次用药装入自制纱布袋（30 cm×30 cm）平摊于腹部，每日 1 次，每次 4～6 h，连续治疗 2 周。

四、理论阐释

《素问·经脉别论》曰："饮入于胃，游溢精气，上输于脾，脾气散精，上归于肺，通调水道，下输膀胱，水精四布，五经并行。"人体水液之运行与肺、脾、肾、肝四脏器密切相关。肺居上焦，有通调水道的作用；脾居中焦，有运输水谷精微的功能；肾处下焦，有蒸化水液、分清泌浊的职责；肝主疏泄，调畅气机。诸脏协调作用，则水液代谢正常。总而言之，癌性胸腹水总属阳衰阴盛，本虚标实，因虚致实，临床表现以实证或虚实夹杂为主。故临床上治疗以逐水祛饮、温阳健脾为基本治法。

悬饮宁方集《金匮要略》中 3 个古方即葶苈大枣汤、苓桂术甘汤和己椒苈黄丸为主，经多年临床经验化裁而来。方中葶苈子泻肺祛痰、利水散结，其有效成分具有类似强心苷的药理作用，可加强心肌收缩力，改善血液循环；生白术健脾利水，攻补兼施，为治疗痰饮水肿之良药。《药性论》载其"味甘辛，逐皮间风水结肿"。现代药理研究显示白术对小鼠 S180 腹水瘤抑制率为 $22.8\%～32.1\%$。根据临床观察，生白术达到一定剂量的时候，排液作用明显增强。葶苈子、生白术二药相伍，消除胸腹水之力更强，共为君药。猫人参、龙葵清热解毒且具有强壮扶正功用，为臣药。茯苓渗湿利水，川椒目行气利水，助生白术消痰饮水肿，又健脾和胃以绝痰湿之源；桂枝温阳化饮，其性温可佐制葶苈子之寒凉之性，且其归肺、膀胱经，引诸药达病所，作佐使药。茯苓桂枝相配，则温阳之中以制水阴，利水之中以复心阳。正如叶天士所言："通阳不在温，而在利小便。"方中诸药寒温并用，散收结合，宣降相宜，相反相成，标本兼治，共奏泻肺、健脾、行气、解毒利水之效。

中药外敷是中医外治法的一种。外治法以针灸、外敷、穴位注射以及综合治疗为代表。其中经皮给药是最和缓的一种给药途径，通过皮肤给药的药效往往发挥缓慢，作用时间较长。中药外敷疗法即通过将药物贴敷于身体特定部位，或经皮肤屏障吸收，或作用于局部完成给药，与口服、静脉注射或胸腔内灌注相比更加安全，也更易于被患者接受。皮硝大黄粉外敷用药的优点即在于对虚实夹杂、本虚标实之癌性胸腹水实行峻药缓攻，徐徐图之，如此方能祛邪不伤正，最大限度地发挥治疗作用。

皮硝的主要成分为十水合硫酸钠（$Na_2SO_4 \cdot 10H_2O$），为芒硝的粗制品。过去用芒硝曾有芒硝、朴硝、玄明粉之别。朴硝杂质较多，芒硝质较纯，玄明粉最纯。现代基本上均用精制芒硝，故不再在杂质多少方面加以区分。口服芒硝时因硫酸根离子不易被肠黏膜吸收，存留于肠内成为高渗溶液，从而引起机械刺激，促进肠蠕动，硫酸钠的化学刺激亦不损害肠黏膜。中医理论认为，芒硝性咸、苦、寒，具有泻下、软坚散结、清热的作用。《中国药典》（2010版）记载芒硝功能为泻下通便、润燥软坚、清火消肿，用于实热积滞、腹满胀痛、大便燥结、肠痈肿痛、外治乳痈、痔疮肿痛等。《神农本草经》中描述芒硝"除寒热之邪，逐六腑之聚……能化七十二种石"。现代药理研究表明芒硝具有止痛消炎、利尿泻下及组织脱水、改善局部循环的作用。芒硝主要含硫酸钠、少量氯化钠、硫酸镁、硫酸钙等无机盐，呈高渗状态，其晶体渗透压明显高于人体组织渗透压，可使组织水分渗出体外，从而可减轻肿胀，改善局部血液循环，有利于水肿消退。在应用上，皮硝常与大黄相须为用，以增强导滞泻热之效。

大黄始载于《神农本草经》，味苦，性寒无毒，泻下攻积，活血化瘀，《本草新编》云其："善荡涤积滞，调中化食，通利水谷，推陈致新，导瘀血，滚痰涎，破癥结，散坚聚，止疼痛，败痈疽热毒，消肿胀，俱各如神。"其性沉而不浮，其用走而不守。夺诸郁而无壅滞，定祸乱而致太平，名之曰"将军"。禀天冬寒之水气，得地南方之火味，气味俱降，为荡涤之品。阴和于阳而寒热止矣，癥瘕积聚，皆有形之实邪，大黄所至荡平，推陈致新，故能破之。外用大黄的研究报道多集中在治疗皮肤疾病和外科疾病领域，适用的范围和病种十分宽泛，如浅表性溃疡性直肠炎、不完全性肠梗阻、急性扁桃体炎、尿毒症、急性腰扭伤、肌注后局部硬结及静脉炎、化脓性中耳炎、流行性腮腺炎、褥疮、乳痈、滴虫性阴道炎、带状疱疹、下肢溃疡、口腔溃疡等。在治疗癌性胸腹水时，大黄发挥作用的可能途径有2条：① 促进胸腹膜上皮细胞离子主动转运，提高胸腹膜毛细血管内渗透压；② 调节免疫，降低内毒素水平，抑制T淋巴细胞增殖。

大黄、皮硝两药，研成粉末，敷于患者胸腹部，既可清热消肿又能抑菌，可充分发挥大黄的活血止血之功，还充分利用了皮硝的吸湿软坚作用，两药相辅相成，能够达到较好的疗效。

悬饮宁方内服联合皮硝大黄粉外敷，将传统中医外治法与中药内服相结合，通过中药外敷患处，使药物直达病所，起到内病外治的作用，同时亦不会应攻伐太过而损伤人体正气，做到祛邪而不伤正，标本兼顾，故而取得了更好的疗效。

五、注意事项

皮硝等硫酸盐在吸收水气后容易凝结成块，皮硝大黄粉外用贴敷于胸腔积液体表投影部位在躺卧状态下可能引起不适，故而使用前叮嘱患者应尽量避免夜间贴敷，以免影响睡眠质量。

另外，外敷部位局部皮肤破溃、感染者不宜应用外治法。

六、典型医案

病案 1

患者：郭某，女，64 岁。

初诊时间：2009 年 8 月 19 日。

主诉：咳嗽咳痰 3 个月，加重伴气急乏力 1 个月。

病史摘要：患者于 2009 年 5 月起无明显诱因下出现干咳，反复抗感染治疗无明显缓解。2009 年 6 月 30 日胸片示：左侧胸腔积液。CA199：90.82 U/mL，CA125：215.14 U/mL，CEA：65.3 ng/mL。2009 年 7 月 17 日我院胸 CT 示：左肺上叶癌，左侧胸水，纵隔胸膜受侵可能，心包内少量积液。CA199：171.58 U/mL，CA125：406.10 U/mL，CEA：93.1 ng/mL。痰找脱落细胞检查找见腺癌细胞。近 1 个月来患者咳嗽加重伴气急乏力。为进一步诊治，遂由门诊收入病房。入院时症见：咳嗽，痰少，动则气急，乏力，纳少，大便艰，寐欠安。查体：神疲乏力。左肺呼吸音低，语音传导减弱。双肺未闻及干湿啰音。心率：105 次/分，律齐，各瓣膜听诊区未闻及明显病理性杂音。腹平软，无压痛和反跳痛，肝脾肋下未及。舌淡红，苔薄白，脉弦滑。理化检查：胸片示左侧大量胸腔积液。B 超示左侧胸腔积液（左肩胛线第 9 肋间 120 mm）。

西医诊断：支气管肺癌原发性中央型左肺上叶腺癌左侧胸腔积液 C－T4N0M0 Ⅲb。

中医诊断：悬饮（饮停胸胁）。

辨证：痰毒袭肺，饮邪内聚。

治则：泻肺利水，佐以健脾温阳化饮。

治法：处方用① 悬饮宁方加减：葶苈子 50 g，生白术 30 g，猫人参 60 g，龙葵 30 g，川椒目 20 g，茯苓 15 g，桂枝 9 g，炙鸡内金 12 g，炒谷麦芽各 30 g，制大黄 9 g，大枣 3 枚。14 剂，水煎服。② 皮硝大黄粉外敷，每日 1 次，每次 4～6 h。

二诊：患者咳嗽气急较前减轻，睡眠较前改善。腹胀，大便仍不畅。查体：神清，精神较前振作。左肺呼吸音较前增强，双肺未闻及干湿啰音。心率：90 次/分，律齐，各瓣膜听诊区未闻及明显病理性杂音。腹平软，无压痛和反跳痛，肝脾肋下未及。舌淡红，苔薄白，脉细。复查胸片示：左侧少量胸腔积液及中上肺野包裹性积液可能；积液量较前减少。B 超示：左侧胸腔积液（左肩胛线第 9 肋间 85 mm）。证治同前：① 内服中药宗前方加减：葶苈子 50 g，生白术 30 g，猫人参 60 g，龙葵 30 g，川椒目 30 g，茯苓 15 g，桂枝 9 g，炙鸡内金 12 g，炒谷芽、麦芽各 30 g，制大黄 9 g，大枣 3 枚，八月札 15 g，佛手 15 g，槟榔 15 g，瓜蒌仁（打）30 g。4 剂。② 皮硝大黄粉继续外敷。

效果：药后患者气急渐平，腹胀明显缓解。

按： 此案患者自述不愿胸腔穿刺引流等创伤性治疗，遂予以中药悬饮宁方为主口服联合皮硝大黄粉外敷，较好地控制了癌性胸水的生长，避免了穿刺抽液及穿刺抽液可能导致的感染、出血、气胸等并发症，给患者带来了更良好的长远预后，较好地体现了中医临床治疗优势，值得临床进一步探究应用。

病案 2

患者：朱某，男，57 岁。

初诊时间：2018 年 11 月 1 日。

主诉：腹胀半年，加剧伴胸闷气促 1 个月。

病史摘要：患者 2013 年行右肺癌切除术。2016 年因肺癌术后残端复发行放化疗。2018 年 4 月 25 日复查 CT 示：右侧胸腔积液，纵膈淋巴结影，附见新发腹腔积液。2018 年 5 月 29 日查腹部 MRI 示：肝脏巨大占位，转移瘤可能。行肝穿刺示鳞状细胞癌转移。2018 年 6 月 11 日腹部超声：腹腔大量积液。2018 年 10 月 9 日查胸水 B 超示：右侧胸腔积液（右肩胛线第 9 肋间 115 mm）。患者现诉运动后心悸气喘，纳差腹胀，小便少，大便 4 日未行，近 1 周体重增加 3 kg。舌淡苔白腻，脉滑数。

西医诊断：支气管肺癌（原发性、中央型鳞癌），肺癌肝转移，胸腔积液，腹腔积液，P－T2aN1M0 R－T2aN2M1b（肝）Ⅳa 期。

中医诊断：肺癌（脾虚湿阻）。

辨证：脾气亏虚，湿邪内阻。

治则：健脾温阳化饮。

治法：处方用① 悬饮宁方加减。葶苈子50 g，生白术30 g，猫人参60 g，龙葵30 g，川椒目30 g，茯苓15 g，桂枝9 g，炙鸡内金12 g，炒谷麦芽各30 g，制大黄12 g，大枣5枚，八月札15 g，佛手15 g，槟榔15 g，瓜蒌仁30 g，炙甘草9 g。14 剂，水煎服。② 皮硝大黄粉外敷，每日1次，每次4～6 h。

效果：服药14剂，患者诉胸闷、气促、腹胀较前大有缓解，二便尚调，复查B超（2018 年12 月15 日）示：右侧胸腔积液（右肩胛线第9肋间58 mm）。患者继服该方，气促腹胀渐平。

按：癌毒袭肺，浊垢壅遏清气之道，葶苈子破水泻肺，大枣护脾通津，泻肺而不伤脾以保全母气。水走肠间，椒目善祛腹中水气。仲景云："病痰饮者，当以温药和之。"甘淡之茯苓既可消除已聚之痰饮，又善平饮邪之上逆。苓、桂相合可温阳化气，利水平冲。白术则治生痰之源以治本。徐氏临证常用炙甘草，用意有三：一则合以化阳，襄助温补之力；二可崇土以利制水；三则调和诸药，功兼佐使，以致全方温而不燥，利而不峻。

【临床体悟】

悬饮宁方乃徐氏经验方，临证应用多年，效若桴鼓，合用大黄皮硝粉，内服外敷，共奏消痰除饮、祛邪降逆之功，对治疗癌性胸腹水颇有奇效。徐氏认为，癌毒侵袭日久，正虚不足为本，邪毒、气滞、水饮为标，纵览古今，荟萃各家，勤求古训，博采众方，选苓桂术甘汤、葶苈大枣泻肺汤、己椒苈黄丸合以化裁而成，药用生白术、茯苓、葶苈子、川椒目、桂枝、猫人参、龙葵七味，兼具泻肺利水、行气利水、温阳利水、解毒利水四法。畅五脏，通六腑，消瘀滞，祛癌毒，重扶正以益气托毒、补血养津、协调阴阳。徐氏深耕杏林数十载，至精至诚，至谨至微，仁心仁术，橘井泉香。为医者，疾厄来求，不问贵贱贫富，长幼妍媸，怨亲善友，华夷愚智，普同一等，皆如至亲。省病诊疾，至意深心，详察形候，纤毫未失，处判方药，无得参差。徐氏临证，察色按脉，望闻问切，辨四诊八纲，别表里阴阳，审虚实标本，清正邪盛衰，观规矩权衡，诊浮沉滑涩，悉脏腑病形，知寒热温凉，熟性味归经，明五行生克，解传舍演化，遵理法方药，谨守病机，屡得奇效，乃吾辈之楷模。岐黄道远，方入门槛，余每从之，感佩万千，日濡耳门，渐染目窗，知中医玄微，非教材所能及，上至炎黄，下临当代；临床慎谨，须实践而致明达，融会贯通，谙熟于用。医道甚远，当累积跬步，上下求索，方能探颐索隐，钩深致远。

【参考文献】

［1］徐振晔，朱晏伟，周卫东，等. 悬饮宁治疗癌性积液的临床与实验研究［J］. 上海中医药杂志，2001（8）：11-13.

［2］苏婉，龚亚斌，徐振晔，等. 皮硝大黄粉外敷联合西医常规治疗恶性肿瘤腹腔积液的临床观察［J］. 河北中医，2018，40（1）：87-90.

［3］符金荣，谢别录. 辨证加泻肺葶苈子桑白皮治疗肺心病急性发作68例［J］. 陕西中医，2010，31（10）：1350-1351.

［4］朱庆均，郑广娟，王江东，等. 白术对S180荷瘤小鼠瘤组织p53基因表达的影响［J］. 山东中医药大学学报，2004，28（5）：387-388.

［5］张印，曹科. 不同剂量生白术对小鼠小肠推进功能的影响［J］. 中国医药导刊，2010，12（5）：847.

（邓海滨　饶志璟）

牙痛漱口方

【明医小传】

蒋健（1956—　），男，上海市文史研究馆馆员，岐黄学者，第六批全国老中医药专家学术经验继承工作指导老师，上海市名中医，上海市领军人才，上海市重点学科负责人，主任医师，二级教授，博士研究生导师。从事中医临床数十余年，崇尚并实践"中医大内科精神"，中医理论功底深厚，临证经验丰富，诊疗能力全面，尤擅长中医郁证、脾胃病及疑难杂症的治疗。先后主持国家科技部"十一五""十二五""十三五"重大新药创制项目。出版学术著作25部，发表学术论文340余篇。

【绝技揭秘】

一、技术渊源

我国自古以来就一直重视齿龈健康。《诗经·卫风·硕人》曾记载"齿如瓠犀"，其意牙齿需要像葫芦子一样洁白整齐。《素问》有"齿龋，刺手阳阴，不已，刺其脉入齿中，立已"，即为针灸治疗龋齿的方法。汉代著名史学家司马迁名著《史记·仓公列传》中有这样的记载："齐中大夫病龋齿，臣意灸其左太阳脉，即为苦参汤，日漱三升，出入五六日，病已。"这记载了齐国名医太仓公用针灸和苦参汤给齐中大夫治疗龋齿的经过。宋代苏轼在《茶说》中记载："吾有一法，常自珍之，每食已，辄以浓茶漱口，烦腻即去，而脾胃不知，凡肉之在齿间，得茶浸漱之，及消缩不觉脱也……"苏轼认为饮茶并餐后用茶水漱口，有助于保护齿龈并预防龋病。《诸病源候论》云："牙齿痛者，是牙齿相引痛，牙齿是骨之所终，髓之所养。手阳明之支脉入于齿，若髓气不足，阳明脉虚，不能荣于牙齿，为风冷所伤，故疼痛也。"指出齿为骨之余，赖髓所养，凡肾虚髓空，或为风冷所伤，易病齿疾。马王堆汉墓出土帛书《足臂十一脉灸经》中还提到用灸法治疗牙病："病齿痛……皆久（灸）臂阳明温（脉）。"明代薛己著有口齿科疾病专著《口齿类要》，其言："齿者肾之标，口者肾之窍。诸经多有会于口者，齿牙是也。徐用诚先生云：齿恶寒热等症，杂之邪，与外因为患。治法：湿热甚而痛者，承气汤下之，轻者清胃散调之；大肠热而龈肿痛者，清胃散治之，重则调胃丸清之；六郁而痛者，越鞠丸解之；中气虚而痛者，补中益气汤补之；思虑伤脾而痛者，归脾汤调之；肾经虚热而痛者，六味丸补之；肾经虚寒而痛者，还少丹补之，重则八味丸主之；其属风热者，独活散；大寒犯脑者，血芷散；风寒入脑者，羌活附子汤。病证多端，当临证制宜。"可以说是对齿痛齿病的内科治疗最为全面的论述。

治疗齿龈疾病，相比较中药汤剂内服，以中药煎汤漱口有直达病所、起效迅速、简便易行、价廉效优等独特优势。蒋氏治疗牙痛漱口方，为蒋氏多年在临床实践中证实确有良效者。

二、适应病证

各种牙体、牙髓、牙周病变引起的牙痛。

三、方药组成

细辛 10 g，艾叶 10 g，花椒 15 g，浮小麦 30 g。上四味，先以冷水浸泡半小时，浓煎半小时后，趁温漱口；漱口时可以尽量含在口中靠近患侧面并保持须臾，然后吐出，不拘次数。

四、理论阐释

牙痛是口腔疾病中最常见、最主要的症状，多由牙龈炎、牙周炎、龋齿（蛀牙）或折裂牙而导致牙髓（牙神经）感染所引起。俗语讲"牙疼不是病，疼起来真要命"。因此牙痛病虽为小疾，却对生活有很大影响，轻则不能吃食物，重则无法学习与工作，被视为"百病熬煎的第一名"。牙痛在中医称为牙痛，又名牙齿风，与感受风寒风热、嗜食辛辣、情志变化、虫蚀疫毒等原因有关。《灵枢·脉度》曰："脾胃开窍于口，齿龈属胃"；《素问·六节藏象论》云："肾在体为骨，主骨生髓""齿为骨之余"；《灵枢·经脉》曰："胃足阳明之脉……入上齿中，还出夹口，环唇""大肠手阳明之脉……入下齿中，还出夹口，交人中。"故牙痛与脾胃、肝胆、心肾、胃经、大肠经等脏经络相关，临床常见有胃火牙痛、风火牙痛、风寒牙痛、肝火牙痛、胃热阴虚牙痛等。自古也有很多代表方剂清胃散、玉女煎、龙胆泻肝汤等。但是治疗牙痛，最求速效，患者一般等不及我们"慢郎中"虚实寒热脏腑辨证一番，再开方煎药徐徐治之。虽也可服用西药止痛药，但往往有引起胃中不舒等不良作用。

用漱口法治疗牙痛其实自古有之，蒋氏的这个漱口方药仅4味：艾叶、花椒、细辛均有辛温止痛之功，浮小麦味甘咸凉亦有甘缓止痛之功。细辛在《御药院方》及《吉林中草药》中均记载其煎汤漱口可治齿痛；《圣济总录》也有将细辛与荜茇同煎含漱治风冷牙痛的细辛汤。花椒在《太平圣惠方》《食疗本草》均记载其漱口可治齿痛，民间也有直接将花椒粒纳于龋齿洞中止痛的方法。蒋氏曾在古书中读到"治风火虫牙疼神方歌：'一撮花椒水一盅，白芷细辛与防风，浓煎漱齿三更后，不论疼牙风火虫'。"《普济方》中有用艾叶、附子煎汤漱口治诸般牙痛的记载。《本草从新》云浮小麦有散血止痛之功。根据古代本草有关记载及民间单秘方，蒋氏综合精简合成了由此四味药组成的验方，可谓辛温、甘凉并用，无需分辨牙痛寒热虚实，均可应用起效。考现代药理研究，花椒、细辛均有局部麻醉作用，可使牙痛缓解迅速；艾叶、花椒、细辛均有抑菌作用；煎汤含漱不仅止痛，还可维护口腔局部微环境平衡。

五、注意事项

煎煮药液宜偏浓，漱口时不宜过热过凉，但宜取温漱口，不拘次数，见效为止。漱口毕，可用温开水洗漱。不可吞下内服。

六、典型医案

病案1

患者：朱某，男，72岁。

初诊时间：2006年4月17日。

主诉：牙龈肿痛多日。

病史摘要：患者牙龈肿痛已有多日，伴口臭、便秘、腹胀、面红。舌红，苔黄，脉细弦。

西医诊断：齿龈炎。

中医诊断：牙痛。

辨证：胃热壅盛。

治则：清胃泻火。

治法：处方用清胃散加味，药用川黄连 6 g，石膏 15 g，升麻 6 g，生地黄 30 g，牡丹皮 15 g，生大黄 10 g。3 剂。

二诊（2006 年 4 月 25 日）：服上药 3 剂，牙龈肿痛缓解，便秘、腹胀减轻，胃火之势得挫。但停药数日，今又牙齿疼痛难忍，舌脉同前。处方用牙痛洗漱方，药用细辛 10 g，艾叶 10 g，花椒 15 g，浮小麦 30 g。3 剂，嘱煎煮后外用漱口。

三诊（2006 年 5 月 9 日）：患者云漱口后牙龈肿痛即止。

按语：本案牙痛伴见一派胃火炽盛之象，故首诊用清胃散清泻胃火，果然齿龈肿痛有所缓解，但停药之后牙痛又如故。二诊为方便起见改予牙痛漱口方，取效若此。

病案 2

患者：黄某，男，35 岁。

初诊时间：2006 年 5 月 30 日。

主诉：反复出现牙痛 3 年余，加重 10 日。

病史摘要：反复牙痛 3 年余，遇冷、热、食硬物辄易牙痛或酸，最近牙痛又起，已有 10 日。舌淡红，苔薄，脉细弦。

西医诊断：牙龈炎，牙髓炎。

中医诊断：牙痛。

辨证：无。

治法：止痛。

处方：防风 12 g，花椒 15 g，细辛 10 g，浮小麦 30 g，3 剂，煎煮后漱口。

二诊时牙痛消失。

按语：本案患者概存在牙龈炎、牙髓炎的情况，遇刺激性食物易引发牙痛。急则治标，漱口方不必细辨寒热虚实即可迅速取效。艾叶亦可易为防风，"风火、虫、虚"兼顾。

【临床体悟】

为医治病，不一定非要正襟危坐开出君臣佐使俱备的内服大处方才算本事，有时几块钱乃至几角钱、几味药组成的小验方就能立马解决患者的痛苦。牙痛漱口方本源自几张民间验方，经蒋氏取舍改造而成。凡是民间能够代代相传下来的方子，通常多是疗效确凿并经得起重复的良方。因此，在大学里当教授的"大医生"千万不可本本主义，对民间单验方嗤之以鼻；另外，作为内科医生也必须懂得其他各科病证的治疗方法，必须掌握一些行之有效、简便验廉的外治法。蒋氏除在临床上多次对患者用此牙痛漱口方外，凡家族亲友遇不时牙痛，也从袖中抽出此方予之，莫不应手。但有一点要提醒，此方虽然止牙痛作用显著，可以止痛于一时，但对于牙痛屡犯并有严重牙病者，建议还是需要去牙科明确诊断，该怎么处理就怎么处理，以免耽搁而使病情发展。另外，嘱咐患者平时保持牙齿的清洁卫生，防止牙病的出现，才是防患于未然的根本之道。

【参考文献】

［1］边甜甜，辛二旦，张爱霞，等. 花椒生物碱提取、含量测定及药理作用研究概述［J］. 中国中医药信息杂志，2018，25（11）：135‐137.

［2］傅钇钧，王英平，张瑞. 细辛化学成分提取方法和药理活性研究进展［J］. 特产研究，2020，42（6）：85‐89，95.

［3］兰晓燕，张元，朱龙波，等. 艾叶化学成分、药理作用及质量研究进展［J］. 中国中药杂志，2020，45（17）：4017‐4030.

（蒋　健）